Os Segredos de Uma
Encantadora de Bebês

Os Segredos de Uma Encantadora de Bebês

COMO ACALMAR, RELACIONAR-SE
E COMUNICAR-SE COM O SEU BEBÊ

Tracy Hogg

COM MELINDA BLAU

Manole

Título do original: Secrets of the Baby Whisperer

Copyright © Tracy Hogg Enterprises, Inc.
Esta edição foi publicada com o consentimento de "The Ballantine Publishing Group",
uma subsidiária da Random House, Inc.

Este livro contempla as regras do Acordo Ortográfico da Língua Portuguesa de 1990, que
entrou em vigor no Brasil.

Tradução: Maria de Lourdes Gianini

Diagramação: Zeta Design

Este livro foi catalogado na CIP.

ISBN: 85-204-1350-1

1ª edição brasileira — 2002

Direitos em língua portuguesa adquiridos pela:
Editora Manole Ltda.
Av. Ceci, 672 – Tamboré
06460-120 – Barueri – SP – Brasil
Fone: (11) 4196 6000
Fax: (11) 4196 6021
www.manole.com.br
info@manole.com.br

Impresso no Brasil
Printed in Brazil

Para
Sara e Sophie

Sumário

Agradecimentos

Quero agradecer a Melinda Blau pela interpretação adequada do trabalho que realizo, por ter trazido a este projeto sua perícia de escritora e por ter feito minha voz soar por todo o livro. Desde nossa primeira conversa, percebi que Melinda nutria total afinidade com minha filosofia sobre o cuidado de bebês. Estou muito grata por sua amizade e seu trabalho árduo.

Obrigada a vocês, Sara e Sophie, minhas filhas maravilhosas. Eu devo a vocês, antes de mais nada, o despertar de meu talento e o desenvolvimento de minha capacidade de relacionamento com os bebês em um plano mais profundo e intuitivo.

Também gostaria de agradecer à minha grande família, especialmente à minha mãe e à minha avó, pela paciência, pelo apoio incondicional, pelo encorajamento constante e pelas bases sólidas que me proporcionaram.

Agradeço, além do que as palavras podem descrever, a todas as famílias que, com o passar dos anos, ofereceram a mim a oportunidade de partilhar suas alegrias e seu precioso tempo. Envio um agradecimento especial a Lizzy Selders, cuja amizade e apoio constantes nunca serão esquecidos.

Finalmente, sou muito grata às pessoas que me ajudaram a trabalhar no ramo editorial, totalmente novo para mim: a Eileen Cope, da Lowenstein Literary Agency, que entrou na dança desde o início e realizou um excelente trabalho de supervisão do projeto; a Gina Centrello, presidente da Ballantine Books, por ter acreditado no meu trabalho; e a nossa editora, Maureen O'Neal, pelo apoio permanente.

— *Tracy Hogg*
Encino, Califórnia

Para mim, foi uma delícia ficar observando Tracy Hogg na execução de sua mágica. Apesar de eu já ter entrevistado muitos especialistas em maternidade e de eu mesma ser mãe, as intelecções e estratégias de Tracy nunca deixaram de me surpreender. Agradeço a ela por sua paciência com minhas inúmeras perguntas e por ter permitido que eu entrasse em seu mundo. Obrigada a vocês também, Sara e Sophie, por terem emprestado sua mãe.

Também agradeço aos clientes de Tracy que me receberam em seu lar, permitindo que eu conhecesse seus bebês e compreendesse na prática o que Tracy fez por sua família. Agradeço especialmente a Bonnie Strickland, Ph.D. em informática, que me apresentou a Rachel Clifton (também Ph.D.); e a esta que, por sua vez, abriu as portas para um mundo de pesquisas sobre bebês; e a todos os outros profissionais que me forneceram informações.

Também sou muito grata a Eileen Cope, da Lowenstein Literary Agency, por ouvir com atenção, julgar com sabedoria e oferecer apoio irrestrito e a Barbara Lowenstein, por disponibilizar seus muitos anos de experiência e orientação. Agradeço também a Gina Centrello, a Maureen O'Neal e a toda a equipe da Ballantine, que promoveram este projeto com entusiasmo sem precedentes.

Finalmente, gostaria de expressar minha gratidão a duas sábias mentoras: minha companheira de caneta, a octogenária Henrietta Levner, e tia Ruth, que é muito mais que uma amiga ou parente; essas duas mulheres realmente entendem o que é escrever e sempre me estimularam. E eu gostaria de agradecer a Jennifer e Peter, que estavam planejando seu casamento enquanto eu escrevia este livro e não deixaram de me amar mesmo quando eu dizia: "Sinto muito, não dá para conversar agora". E também a todos os outros que moram no meu coração – Mark, Cay, Jeremy e Lorena: todos vocês já sabem da minha imensa gratidão à "família distante"; se não sabiam, estou demonstrando agora.

— *Melinda Blau*, Northampton, Massachusetts

Prefácio

Uma das perguntas mais comuns que os futuros pais fazem a mim é: "Qual livro de orientação você nos recomenda?". Meu dilema nunca foi a escolha de um texto com base médica, mas sim de um volume compacto, que apresentasse conselhos práticos, simples e ainda assim individualizados sobre o comportamento e o desenvolvimento de um bebê. Agora, esse dilema está solucionado.

Em *Os Segredos de Uma Encantadora de Bebês*, Tracy Hogg oferece aos novos pais (e também aos experientes) um grande presente: a possibilidade de encontrar rapidamente informações sobre o temperamento do filho, uma estrutura para a interpretação da comunicação e do comportamento do bebê e, como resultado, uma série de soluções funcionais para enfrentar problemas típicos, como o excesso de choro, as irregularidades de alimentação e as dificuldades de sono. É impossível deixar de apreciar o sensível humor britânico de Tracy – o tom do livro é simpático e parece uma conversa bem-humorada, mas também é prático e inteligente. É uma leitura muito fácil, já que o texto, longe de ser autoritário, é permeado por um conteúdo aplicável até mesmo para os bebês mais rebeldes.

Para muitos pais recentes, a sobrecarga de informações oferecidas por parentes e amigos (bem-intencionados), livros e mídia gera confusão e ansiedade, antes mesmo de o bebê nascer. As publicações atuais que lidam com os problemas típicos de um recém-nascido geralmente são muito dogmáticas ou, ainda pior, adotam filosofia imprecisa. Perdidos entre esses extremos, os pais tendem a desenvolver um estilo de "paternidade acidental", que, embora bem-intencionado, provavelmente trará ainda mais problemas para o bebê. Neste livro, Tracy enfatiza a importância de uma rotina estruturada para auxiliar os pais a se encaixarem num ritmo previsível.

Ela sugere o programa E.A.S.Y., que significa comer (*Eating*), praticar atividades (*Activity*) e depois dormir (*Sleeping*), a fim de separar bem o intervalo entre a refeição e o sono; assim, é criado um intervalo para o descanso dos pais: você (*You*). Como consequência, o bebê aprende a relaxar e a se acalmar sem uma associação com seio ou mamadeira. Assim, os pais conseguem interpretar de forma mais realista o choro ou o comportamento observados no bebê.

Em relação à preocupação que os pais nutrem quanto à multiplicidade de tarefas e à paternidade responsável antes de o bebê nascer, Tracy encoraja a calma (S.L.O.W., em inglês). Ela oferece sugestões muito úteis para sobreviver ao ajuste pós-parto imposto a todos os membros da família, para antecipar os problemas e simplificar esse período absurdamente cansativo, possibilitando assim a captura de informações sutis, ainda que importantíssimas: o desejo de comunicação do novo bebê. Tracy ensina a observar a linguagem corporal do bebê e suas respostas ao mundo real, e também a utilizar tal conhecimento na interpretação de suas necessidades básicas.

Para os pais que começam a ler este livro quando o filho já está na transição entre lactância e infância, são fornecidas sugestões para detectar e solucionar as dificuldades atuais – fique atento, os velhos hábitos ainda podem ser corrigidos. Tracy descreve pacientemente o processo e garante que o controle (sobre o sono ou a irritação) pode ser recuperado. Para os pais, *Os Segredos de Uma Encantadora de Bebês* representa a obra de referência pela qual todos esperávamos, e logo suas páginas estarão marcadas com dobras salvadoras... Divirta-se!

— Jeannette J. Levenstein, M.D., F.A.A.P.
Valley Pediatric Medical Group
Encino, Califórnia
Pediatra do
Cedars Sinai Medical Centers
(Los Angeles, Califórnia) e do
Children's Hospital of Los Angeles

Como Tornar-se Uma Encantadora de Bebês

A melhor forma de criar uma criança boa
é fazê-la feliz.

— Oscar Wilde

Aprendendo a Linguagem

Deixe-me esclarecer, logo de início, minha querida leitora: *não fui eu que me intitulei A Encantadora de Bebês*, foi um de meus clientes. De qualquer modo, esse título é melhor do que alguns dos outros carinhosos apelidos que os pais atribuíram a mim, tais como *A Bruxa*, um tanto assustador, *A Mágica*, misterioso demais para meu perfil ou *A Porca* (em inglês, *the hogg*) – este último prefiro acreditar ter surgido de uma associação brincalhona com meu apetite e com meu sobrenome. Bom, foi assim que me tornei A Encantadora de Bebês. Tenho de admitir que gosto muito desse título, porque ele realmente descreve o que faço.

Talvez você já saiba o que faz um Encantador de Cavalos, e possivelmente já tenha lido o livro ou assistido ao filme de mesmo nome. Neste caso, você com certeza se lembrará de como o personagem de Robert Redford tratou do cavalo ferido: avançando em sua direção lenta e pacientemente, ouvindo e observando, mas mantendo uma distância respeitosa enquanto descobria qual era o problema do pobre animal. No momento certo, ele finalmente se aproximou do cavalo, olhou nos seus olhos e falou com ele suavemente. O tempo todo o Encantador de Cavalos se manteve firme como uma rocha e não perdeu a própria serenidade, o que, em troca, encorajou o cavalo a se acalmar.

Não me entenda mal. Não estou comparando os recém-nascidos com os cavalos (embora ambos sejam animais sensatos), mas é exatamente isso que acontece entre mim e os bebês. Embora os pais acreditem que eu tenha um dom especial, não há nenhum mistério no que faço e meu trabalho não depende de um dom exclusivo de poucas pessoas. A arte de encantar bebês é somente uma questão de respeitar, ouvir, observar e interpretar. Você não pode aprendê-la da noite para o dia – eu já observei e encantei mais de 5 mil bebês. Porém, qualquer mãe ou pai pode e deve aprendê-la. Eu compreendo a linguagem dos bebês e posso lhe ensinar tudo de que precisa para dominá-la também.

Como Aprendi Meu Trabalho

Pode-se dizer que passei a vida toda me preparando para esse trabalho. Fui criada em Yorkshire (e, a propósito, faço o melhor pudim do mundo). A maior influência em minha vida veio de Nan, a mãe de minha mãe – ela tem hoje 86 anos e ainda é a mulher mais paciente, gentil e amável que já conheci. Nan também foi uma Encantadora de Bebês, capaz de acariciar e acalmar a mais mal-humorada das crianças. Minha avó não apenas me orientou e me ajudou quando nasceram minhas duas filhas (as duas outras influências mais importantes na minha vida), mas também foi uma figura relevante na minha infância.

Quando criança, eu era uma coisinha risonha e saltitante, uma moleca cuja última virtude era a paciência, mas Nan sempre conseguia controlar minha energia excessiva com um jogo ou com uma história. Por exemplo, em uma fila para o cinema, eu, uma criança típica, ficava resmungando e puxando sua manga: "Vai demorar muito, vó? Eu não consigo esperar mais".

Minha outra avó, a quem eu chamava de Granny, teria me dado um tapa por tamanha insolência. Granny era uma verdadeira vitoriana: acreditava que as crianças devessem ser vistas, e não ouvidas. Na sua época, ela dominava a todos com mãos de ferro. Mas a mãe de minha mãe nunca precisou ser rígida. Em resposta à minha reclamação, ela apenas olharia para mim com um brilho singular nos olhos e diria: "Olha o que você está perdendo enquanto reclama e presta atenção apenas a si mesma". E depois fixaria o olhar em determinada direção. "Vê aquela mãe com o bebê no colo?", ela apontaria com o queixo. "Onde você acha que eles estão indo hoje?"

"Eles estão indo para a França", eu responderia, entrando imediatamente na brincadeira.

"E como você acha que eles irão até lá?"

"Em um imenso avião a jato" (eu ouvira esse nome em algum lugar...).

"E onde eles se sentarão?", Nan continuaria e, antes que eu percebesse, nosso jogo me distraíra da espera e nós havíamos tecido toda uma história sobre aquela mulher desconhecida. Minha avó tinha a capacidade de sempre desafiar minha imaginação. Ela via um vestido de noiva em uma vitrine e me perguntava: "Quantas pessoas você acha que foram necessárias para que este vestido chegasse aqui?". Se eu dissesse "Duas", ela continuava me pressionando em busca de mais detalhes: Como o vestido foi transportado até a loja? Onde ele foi feito? Quem bordou as pérolas? No momento em que a brincadeira chegava ao fim, eu já estava na Índia, imaginando o fazendeiro que havia plantado as sementes que finalmente se transformariam no algodão usado naquele vestido.

Na realidade, contar histórias era uma tradição importante na minha família, não apenas para Nan, mas também para sua irmã, para sua mãe (minha bisavó) e para minha própria mãe. Sempre que uma delas queria nos ensinar alguma coisa, escolhia uma história como material didático. Elas passaram esse dom para mim e, no meu trabalho com os pais, sempre recorro a histórias e metáforas: "Você conseguiria dormir se eu colocasse sua cama no meio de uma estrada?", eu posso perguntar à mãe cujo bebê superestimulado está tendo problemas para dormir, enquanto o aparelho de som está no último volume. Tais imagens ajudam os pais a *entender* por que faço determinada sugestão, e não a apenas aceitá-la passivamente.

Embora as mulheres da minha família tenham ajudado a desenvolver meus dons, foi meu avô, o marido de Nan, quem me mostrou como eu poderia aplicá-los. Ele era enfermeiro-chefe em uma instituição que chamavam de "hospital para loucos". Lembro-me de um Natal em que ele levou a mim e a minha mãe para visitar a ala infantil. Era um lugar sujo, com sons e odores estranhos. Para meus jovens olhos, as crianças sentadas nas cadeiras de rodas ou deitadas sobre travesseiros espalhados pelo chão pareciam não ter ossos. Acho que eu não tinha mais que 7 anos, mas ainda guardo a imagem viva da expressão de minha mãe, com lágrimas de horror e compaixão rolando pela face.

Eu, por outro lado, estava fascinada. Sabia que muitas pessoas tinham medo dos pacientes e jamais colocariam novamente os pés naquele lugar, mas não foi o que aconteceu comigo. Eu sempre pedia a meu avô que me levasse lá mais vezes e, um dia, depois de muitas visitas subsequentes, ele me conduziu até um canto e disse: "Pense em fazer esse tipo de trabalho, Tracy. Você tem um grande coração e muita paciência, assim como sua avó".

Esse foi um dos maiores elogios que alguém já me havia feito e, no final das contas, meu avô estava certo. Quando fiz 18 anos, ingressei na faculdade de enfermagem, que na Inglaterra é um curso de cinco anos e meio. Eu não fui a melhor da minha classe – devo admitir que sempre estudava apenas na última hora – mas sobressaí em Intervenção (interação com o paciente). Essa matéria, a qual chamamos "Prática", é especialmente valorizada no meu país. Eu era tão boa em ouvir e observar o paciente e em mostrar empatia, que o conselho da faculdade de enfermagem destinou a mim o prêmio "Enfermeira do Ano", concedido para os estudantes que demonstram excelência no trabalho com os pacientes.

E foi assim que me tornei enfermeira e parteira registrada na Inglaterra, especializada em crianças com deficiências físicas e mentais, as quais frequentemente não têm nenhuma forma de comunicação. Bem, isto não é muito verdadeiro: como os bebês, elas têm sua própria forma de conversar, um tipo de comunicação não verbal, expressa através de choro e linguagem corporal. Para ajudá-las, precisei aprender a entender sua linguagem e acabei me tornando sua intérprete.

Gritos e Sussurros

Quando comecei a cuidar de recém-nascidos, muitos dos quais eu mesma havia apresentado para o mundo, percebi que também conseguia compreender sua linguagem não verbal. Por isso, fui para os Estados Unidos, onde me especializei em tratamento infantil, e, a seguir, em tratamento de recém-nascidos e em cuidados no pós-parto, tornando-me o que os americanos chamam de *enfermeira de bebês*. Trabalhei para diversos casais em Nova York e Los Angeles, muitos dos quais me descrevem como um cruzamento entre Mary Poppins e Daphne, a personagem da série *Frasier* – aparentemente, seu sotaque britânico (pelo menos para os ouvidos americanos) é muito parecido com minha pronúncia de Yorkshire. Mostrei a esses casais que eles também podem encantar seus bebês: basta aprender a fazer uma pausa para interpretar o comportamento do filho e, uma vez identificado o problema, conseguir acalmá-lo.

Meu principal conselho a essas pessoas é o que acredito caber a todos os pais: oferecer a seus filhos uma estrutura e ajudá-los a conquistar independência. Também comecei a promover o que chamo de "abordagem familiar": os pequenos precisam se tornar parte da família, e não o contrário. Se o restante da família – pais, irmãos e até mesmo animais de estimação – estiver feliz, o mesmo acontecerá com o bebê.

Considero um privilégio o convite para entrar na casa de pessoas que acabaram de ganhar um filho, porque sei que essa é a época mais preciosa da vida dos pais. É um momento em que, junto com as inevitáveis inseguranças e noites maldormidas, mães e pais experimentam a maior alegria de sua vida. À medida que observo seu drama se revelando e sou chamada para ajudar, sinto que contribuo para a expansão dessa alegria, porque os auxilio a examinar o caos e a apreciar a experiência.

Atualmente, às vezes moro com as famílias às quais atendo, mas é mais comum trabalhar como consultora, ficando com eles uma hora ou duas nos primeiros dias (ou semanas) depois da chegada do bebê. Conheci muitas mães e pais que tiveram o primeiro filho aos 30 ou 40 anos, idade em que já estavam acostumados a ter pleno controle da vida. Quando o bebê chega e eles são colocados na desconfortável posição de iniciantes, às vezes pensam: "O que foi que eu fiz?". Saiba que, tenham os pais milhões no banco ou apenas alguns centavos no bolso, um recém-nascido, especialmente quando é o primeiro filho, pode ser um grande equalizador. Já trabalhei com mães e pais de todas as classes sociais, desde pessoas famosas até aquelas cujo nome é conhecido apenas pelos amigos. E eu posso garantir, minha querida, que ter um bebê desperta medo nos melhores dentre eles.

Muitas vezes, na realidade, o meu bipe toca o dia inteiro (e às vezes no meio da noite), com chamados desesperados como os seguintes:

"Tracy, como Chrissie pode ter fome o tempo todo?"

"Tracy, por que Jason está sorrindo em um minuto e explode em lágrimas no próximo?"

"Tracy, eu não sei o que fazer. Joey não dormiu nada e chorou sem parar."

"Tracy, eu acho que Rick fica muito com o bebê no colo. Você pode aconselhá-lo a parar?"

Acredite ou não, depois de vinte e poucos anos trabalhando com famílias, eu consigo diagnosticar a maioria dos problemas por telefone, especialmente quando já conheço o bebê. Às vezes, peço à mãe que coloque o telefone próximo do bebê, de modo que eu possa ouvir seu choro (geralmente, a mãe também já está chorando). Ou, então, posso fazer uma visita rápida e, se necessário, passar a noite na casa para observar o que pode estar perturbando o bebê ou alterando sua rotina. Até hoje ainda não encontrei um bebê que eu não tenha compreendido ou um problema sem solução.

Respeito: A Chave Que Abrirá as Portas do Mundo do Bebê

Meus clientes costumam dizer: "Tracy, você faz tudo parecer tão fácil!". A verdade é que, para mim, *é* realmente fácil, porque consigo estabelecer uma comunicação com os bebês. Eu os trato como qualquer outro ser humano: *com respeito*. Isso, meus amigos, é a essência dos meus "encantamentos".

Todo bebê é uma pessoa, que tem linguagem, sentimentos e personalidade exclusivos e que, portanto, merece respeito.

Respeito é uma palavra que você lerá ao longo de todo este livro. Se você se lembrar de que seu bebê é uma pessoa, sempre dará a ele o respeito que merece. Uma das definições dicionarizadas do verbo "respeitar" é "evitar violação ou interferência com". *Você* não se sente violada quando alguém fica discursando na sua frente em vez de *conversar* com você? Ou quando alguém a toca sem seu consentimento? Quando as coisas não são explicadas corretamente ou quando alguém a trata com desconsideração, você não fica com raiva ou triste?

O mesmo acontece com o bebê. As pessoas tendem a conversar na frente dele, às vezes agindo como se ele nem estivesse ali. Eu muitas vezes escuto pais ou babás dizendo "O bebê fez isso" ou "O bebê fez aquilo". Isso é muito impessoal e desrespeitoso; é como se eles estivessem falando sobre um objeto inanimado. Ainda pior, eles mexem o bebê de lá para cá sem nenhuma palavra de explicação, como se fosse direito do adulto violar o espaço dele. É por isso que sugiro o desenho de uma linha imaginária em torno do bebê: o *círculo de respeito*, o qual não pode ser ultrapassado sem a permissão do bebê ou sem a devida explicação do que se seguirá (aprenda mais sobre o tema no Capítulo 5).

Já na sala de parto, eu chamo o bebê pelo seu nome. Nunca penso naquela pessoazinha que está no berço como "o bebê". Por que não chamar o bebê *pelo próprio nome*? Chamá-lo pelo nome é uma das formas mais significativas de enxergá-lo como a pequena pessoa que é, e não como um boneco desarticulado.

Na realidade, sempre que começo a trabalhar com um recém-nascido, seja no hospital, seja em sua casa – horas depois de sua chegada ou semanas mais tarde – sempre me apresento e explico por que estou ali. "Olá, Sammy", eu digo, olhando nos seus enormes olhos azuis, "eu sou a

Tracy. Eu sei que você não reconhece minha voz, mas é porque ainda não me conhece. Estou aqui para conhecê-lo e descobrir o que você quer. Também ajudarei seus pais a entender o que você está tentando dizer".

Às vezes, uma mãe se surpreende: "Por que você está falando com ele assim? Ele tem apenas 3 dias de idade, não é possível que ele esteja entendendo".

"Bem", eu replico, "nós não sabemos disso com certeza, não é, querida? Imagine como seria terrível se ele *me entendesse*, mas eu *não falasse* com ele."

Especialmente na década passada, os cientistas observaram que os recém-nascidos sabem e entendem mais do que sempre imaginamos. As pesquisas confirmam que os bebês são sensíveis a sons e odores e que podem apontar a diferença entre tipos de informações visuais. Sua memória começa a se desenvolver nas primeiras semanas de vida. Portanto, mesmo que Sammy não capte o sentido exato de minhas palavras, certamente pode *sentir* a diferença entre alguém que se move gentilmente e fala com voz firme e suave e alguém que surge do nada e simplesmente executa uma série de ações desconhecidas. E se ele entender, saberá desde o princípio que o trata com respeito.

Encantar Não É Apenas Falar

Um dos segredos do encantamento de bebês é a lembrança constante de que eles estão sempre ouvindo e, até certo ponto, entendendo o que você fala. Todos os livros modernos sobre cuidados infantis aconselham os pais: "*Fale* com seu bebê". Mas isso não é suficiente. Eu digo aos pais: "*Converse* com seu bebê". Ele não responderá por palavras, mas se comunicará por meio de murmúrios, choro e gestos (aprenda mais sobre a decodificação da linguagem do bebê no Capítulo 3). Assim se estabelece um *diálogo*, ou seja, uma comunicação em dois sentidos, mas na mesma direção.

Conversar com o bebê é outra forma de mostrar respeito. Você não conversaria com um adulto se estivesse tratando dele? Você primeiro se apresentaria, dizendo seu nome e explicando o motivo de estar ali. Você seria educado, usando em sua conversa expressões como "por favor", "obrigada" e "será que eu posso?". Provavelmente, você também iria conversar e explicar cada etapa de suas ações. Por que não dar a mesma atenção a um bebê?

Também é um ato respeitoso descobrir quais as coisas de que o bebê gosta ou não. Como você aprenderá no Capítulo 1, alguns bebês seguem facilmente o curso, enquanto outros são mais sensíveis ou resistentes. Outros ainda se desenvolvem em ritmo mais lento. Para sermos realmente respeitosos, devemos aceitar nossos bebês *da maneira que são*, e não os comparar a uma norma (é por isso que você não encontrará nenhuma "descrição mês a mês" neste livro). Seu bebê tem o direito de apresentar *reações únicas* ao mundo que o rodeia. E, quanto mais cedo você começar a dialogar com esse ser precioso, mais cedo entenderá *quem* ele é e *o que* deseja de você.

Tenho certeza de que todos os pais desejam encorajar os filhos a se tornar seres humanos independentes e equilibrados, dignos de respeito e admiração. Mas tal estímulo começa cedo na infância; não é algo que se possa desenvolver em uma criança de 5 ou 15 anos. É preciso lembrar também que a paternidade e a maternidade é um processo que dura a vida toda e que, como mãe ou pai, você é um modelo de comportamento. Quando é ouvido e respeitado, seu bebê se transforma em um adulto que ouve e respeita os outros.

> Se você faz uma pausa para observar seu bebê e ouvir o que está tentando dizer, ele será mais feliz e a sua família não será dominada por um bebê aflito, suscetível ou angustiado.

Os bebês cujos pais dão o melhor de si para reconhecer suas necessidades e atendê-las adequadamente se tornam crianças seguras. Eles não choram quando saem do colo, porque também se sentem seguros sozinhos. Eles acreditam que seu ambiente é um local seguro – se tiverem algum problema ou sentirem dor, alguém sempre estará disponível para eles. Paradoxalmente, esses bebês precisam de *menos* atenção e aprendem a brincar sozinhos mais rapidamente do que aqueles cujos pais os deixam chorando ou não conseguem interpretar suas dicas (aliás, é normal não conseguir ler *algumas* delas).

Do Que os Pais Precisam: Autoconfiança

Os pais se sentem mais seguros quando sabem o que estão fazendo. Infelizmente, o ritmo da vida moderna não coopera com eles e com frequência os envolve em horários apertados e atividades estressantes. A mãe ou o pai moderno não percebe que precisa *se acalmar* antes de estar capacitado para acalmar o bebê. Parte do meu trabalho, então, é fazer mamãe e papai se acalmarem, entrarem em sintonia com o bebê e – tão importante quanto esses dois procedimentos – ouvirem a própria voz interior.

Lamentavelmente, muitos pais atuais são também vítimas da sobrecarga de informações. Durante a gravidez, eles leem revistas e livros especializados, pesquisam, vasculham a Internet e procuram conselhos de amigos, familiares e especialistas de todos os tipos. Esses recursos não deixam de ser valiosos, mas, no momento em que o bebê chega, os pais geralmente estão mais confusos do que no começo. Pior ainda, seu bom-senso foi sufocado pelas ideias de outras pessoas.

Todas as informações que você recebe ajudam-na a tornar-se mais forte; neste livro, pretendo dividir com você todos os truques do meu ramo. Porém, de todas as ferramentas que posso lhe oferecer, a autoconfiança na capacidade paternal ou maternal é a que melhor trabalha em seu favor. No entanto, a fim de desenvolvê-la, você tem de descobrir o que melhor funciona no seu caso. Cada bebê é um indivíduo, assim como cada mãe e pai. Consequentemente, as necessidades de cada família são diferentes. Do que lhe serviria saber tudo o que fiz para criar minhas duas filhas?

Quanto mais você *consegue* entender e tratar as necessidades de seu bebê, melhor você se torna nisso. E eu lhe garanto que, gradualmente, tudo vai ficando mais fácil. Cada dia que passo ensinando os pais a prestar mais atenção ao bebê e a se comunicar melhor com ele, aumenta minha certeza de que o processo educacional amplia não apenas a compreensão e as capacidades do bebê, mas também a eficiência e confiança dos pais.

Você Pode Aprender Isso em Um Livro!

O encantamento de bebês *pode* ser aprendido. Na realidade, a maioria dos pais fica surpresa com a rapidez com a qual começa a entender seu bebê, *uma vez que sabe o que analisar e ouvir*. A verdadeira "mágica" que realizo é a confiança incutida nos novos pais. Todos eles precisam de alguém que os apoie: é aqui mesmo que eu entro. A maioria simplesmente não está preparada para o período de ajuste, quando parece haver mil e uma perguntas e ninguém por perto para responder a elas. Eu organizo suas preocupações e digo a eles: "Vamos começar por um planejamento". Mostro como se deve implementar uma rotina estruturada e depois ensino todo o resto que sei.

Diariamente, ser pai ou mãe é uma tarefa difícil – às vezes assustadora, constantemente exigente e frequentemente malrecompensada. Espero que este livro ajude os pais a terem mais senso de humor em relação a esse aspecto vital e, ao mesmo tempo, a formarem um retrato realista do beco sem saída em que se meteram. Eis o que se pode esperar deste livro:

• A identificação do tipo de temperamento de seu bebê e o que esperar dele. No Capítulo 1, você encontrará um teste que ajuda a discernir os possíveis desafios específicos a cada tipo de bebê.

• A descrição de seu próprio temperamento e de sua capacidade de adaptação. A vida muda quando o bebê chega: é importante descobrir qual é a sua posição naquilo que chamo de continuum Pêndulo/Planejamento (Capítulo 2). Você é alguém que normalmente dança conforme a música ou que prefere planejar as coisas com minúcia?

• A explicação do meu programa E.A.S.Y. (em inglês, *fácil*), que ajuda a estabelecer estrutura e rotina diárias, na seguinte ordem: comer (*Eating*), brincar (*Activity*), dormir (*Sleeping*) e tempo para você (*You*). Esse plano permite o atendimento das necessidades do bebê *e* a recuperação de sua mente e de seu corpo, seja tirando uma soneca, tomando um banho quente ou dando uma volta no quarteirão. Você encontrará um resumo do E.A.S.Y. no Capítulo 2 e discussões detalhadas sobre cada uma das seguintes seções: Capítulo 4, alimentação; Capítulo 5, atividades; Capítulo 6, sono; Capítulo 7, o que fazer para se manter física *e* emocionalmente sadia e forte.

O Que Faz Alguém Ser um Bom Pai ou uma Boa Mãe?

Em um dos livros sobre cuidados infantis que abri, eu li: "Para ser boa mãe, você precisa amamentar". Besteira! A maternidade não deve ser julgada pela forma pela qual você alimenta seu filho ou troca suas fraldas, ou o coloca para dormir. Além disso, ninguém se torna bom pai nas primeiras semanas de vida do bebê. A boa paternidade se desenvolve com o passar dos anos, à medida que seu filho cresce e você o conhece como indivíduo; mais tarde, isso o encoraja a buscar seus conselhos e seu apoio. No entanto, a base de uma boa paternidade se instaura quando você:

• **respeita** seu bebê;

• conhece-o como um **indivíduo**;

• **conversa**, e não apenas fala, com seu bebê;

• **ouve** e, quando necessário, atende às suas necessidades;

• permite que ele conheça o próximo passo das atividades, fornecendo-lhe uma dose diária de **confiabilidade, estrutura e previsibilidade.**

• Descrição das capacidades que a ajudam a encantar seu bebê – observá-lo e entender o que ele está tentando dizer ou acalmá-lo quando ele está inquieto (Capítulo 3). Você poderá aperfeiçoar seu poder de observação e reflexão.

• As circunstâncias especiais que acompanham concepções e partos incomuns e as questões que surgem em tais circunstâncias: a adoção ou a contratação de uma mãe de aluguel; o bebê que nasce prematuro, ou apresenta problemas de saúde ao nascimento e precisa passar um período maior no hospital; os desafios e as alegrias dos nascimentos múltiplos (Capítulo 8).

• A Mágica em Três Dias (Capítulo 9), uma técnica de solução de problemas que pode ajudá-la a transformar os maus em bons hábitos. Explicarei o que chamo de "paternidade acidental" – na qual os pais reforçam, inadvertidamente, o comportamento negativo do bebê – e ensinarei a estratégia simples do ABC, para analisar o que está acontecendo de errado.

Devo esclarecer que tentei escrever um livro divertido e prático, porque sei que os pais tendem a procurar nesse tipo de livro orientações específicas para a situação que estão vivendo, e não a lê-los de capa a capa. Assim, quem deseja saber mais sobre amamentação procura o tópico no sumário (no início do volume) e lê apenas as páginas específicas sobre o assunto. Se o bebê tiver problemas para dormir, os pais então consultam o capítulo sobre o sono. Dadas as exigências da vida diária da maioria dos pais, eu posso entender esse método. No entanto, neste caso, peço que você leia pelo menos os últimos cinco capítulos, que descrevem minha filosofia e minha abordagem básica; desse modo, mesmo que você leia apenas algumas partes dos outros capítulos, entenderá minhas ideias e conselhos dentro do meu conceito essencial: tratar o bebê com o respeito que ele merece e, ao mesmo tempo, não permitir que ele controle sua casa.

Ter um bebê é, sem sombra de dúvida, o evento mais desafiador que você experimentará na vida – muito mais revolucionário que um casamento ou um emprego novo, ou até mesmo que a morte de um ser amado. A simples ideia de se adaptar a um estilo de vida totalmente diferente já nos atemoriza. Além disso, ter um bebê provoca muito isolamento. Os novos pais sempre pensam que são os únicos a se sentir incompetentes ou a enfrentar problemas com a amamentação. As mulheres têm certeza de que as outras mães *imediatamente* se apaixonam por seu bebê e se perguntam por que não experimentam a mesma sensação. Os homens têm certeza de que os outros pais dão mais atenção aos filhos. Ao contrário do que ocorre na Inglaterra, onde uma assistente de enfermeira visita a mãe todos os dias durante a primeira quinzena e várias vezes por semana nos dois meses seguintes, em muitos outros países as pessoas não têm ninguém para as orientar nos primeiros dias.

Querida leitora, eu posso não estar na sua sala de visitas, mas espero que você ouça minha voz por meio deste livro e permita que eu faça por você o que minha avó fez por mim quando minhas filhas nasceram. Você precisa saber que a falta de sono e a sensação de opressão não duram para sempre e que, nesse meio tempo, você está dando o melhor de si. Você precisa ouvir de alguém que isso também acontece com outros pais e que essa é apenas uma fase da vida.

Espero que a filosofia e as dicas que ofereço aqui– todos os meus segredos – encontrem um lugar na sua mente e no seu coração. Talvez você não tenha um bebê mais esperto no final (ou talvez tenha), mas certamente ele será mais feliz e confiante, sem que você precise desistir de sua vida. O mais importante é você se sentir melhor em relação à sua capacidade como mãe. Eu realmente acredito – e já observei de perto – que dentro de cada mãe e pai existe um progenitor carinhoso, confiante e competente, que também será um futuro Encantador de Bebês.

CAPÍTULO UM

Amando o Bebê Que Você Deu à Luz

Eu não consigo entender por que os bebês choram tanto. Realmente, não tinha ideia da confusão em que estava entrando. Para ser sincera, pensei que fosse algo mais parecido com criar um gato.

— Anne Lamott
em *Operating Instructions*

Ai, Meu Deus, Nós Temos um Bebê!

Nenhum evento da vida adulta se iguala à alegria *e* ao terror de ter o primeiro filho. Felizmente, é a alegria que permanece. Mas, no início, a insegurança e o medo são os sentimentos que sobressaem. Alan, por exemplo, um *designer* gráfico de 33 anos, lembra-se muito bem do dia em que foi buscar Susan, sua esposa, no hospital. Coincidentemente, era o aniversário do quarto ano de casamento. Susan, uma escritora de 27 anos, teve um parto tranquilo, e seu lindo bebê de olhos azuis, Aaron, mamou bastante e quase não chorou. No segundo dia, mamãe e papai não viam a hora de deixar o tumulto do hospital e começar sua vida familiar.

"Eu estava assobiando, feliz da vida, enquanto caminhava pelo corredor na direção do quarto dela", lembra Alan. "Tudo parecia perfeito. Aaron havia mamado antes de eu chegar e agora dormia nos braços de Susan. Era exatamente o quadro que eu imaginava. Descemos pelo elevador, e a enfermeira permitiu que eu empurrasse Susan na cadeira de rodas, linda sob a luz do sol. Quando me aproximei da porta do carro, percebi que havia esquecido de ajustar o moisés do bebê ao banco traseiro. Juro que demorei quase meia hora para conseguir instalá-lo. Finalmente, acomodei Aaron dentro do cesto. Ele era um anjo. Ajudei Susan a entrar no carro, agradeci à enfermeira por sua paciência e sentei-me no banco do motorista.

De repente, Aaron começou a produzir uns gemidos estranhos – aquilo não era choro, mas um tipo de som que eu não lembrava ter ouvido ou percebido no hospital. Susan olhou para mim, e eu olhei para ela de volta. 'Ai, meu Jesus!', exclamei. 'E o que fazemos *agora*?!'"

Todos os pais que conheço passam por um momento como esse, em que se perguntam: "E agora?". Para alguns, acontece ainda no hospital; para outros, ocorre no percurso do hospital à casa ou somente depois de dois ou três dias. Tudo está acontecendo ao mesmo tempo: a recuperação física da mãe, o impacto emocional de todos, a realidade de ter de cuidar de um bebê indefeso. Poucas pessoas estão realmente preparadas para esse choque. Algumas mães de primeira viagem chegam a admitir: "Eu li uma pilha de livros, mas nenhum deles me preparou para isso". Outras lembram: "Tinha de me lembrar de tanta coisa ao mesmo tempo... Eu chorava muito".

O período dos primeiros três ou cinco dias é normalmente o mais difícil, porque tudo é novo e assustador. Quase sempre, os pais ansiosos me bombardeiam com perguntas como: "Por quanto tempo deve-se amamentar?", "Por que o bebê levanta as pernas desse jeito?", "É assim mesmo que devo trocá-lo?", "Por que as fezes dele estão dessa cor?". E, claro, a questão mais persistente de todos os tempos: "*Por que ele está chorando?*". Os pais, e em especial as mães, geralmente se sentem culpados porque *acham* que precisam saber tudo. A mãe de um bebê de 1 mês me confessou: "Eu tinha tanto medo de fazer alguma coisa errada! Mas, ao mesmo tempo, não queria que ninguém me ajudasse ou me dissesse o que fazer".

A primeira coisa que digo aos pais – e continuarei dizendo – é que eles devem se *acalmaaaaaar*. É preciso tempo para conhecer seu bebê. É necessário paciência e ambiente calmo. É necessário força e resistência. É necessário respeito e bondade. É necessário responsabilidade e disciplina. É necessário atenção e observação minuciosa. É necessário tempo e prática – ou seja, muitos erros para cometer antes de começar a acertar. E também é necessário ouvir sua intuição.

Note a frequência com que repeti "é necessário". No começo, seu bebê mais *recebe* do que *dá*. As recompensas e alegrias da maternidade são infinitas, eu garanto, mas não acontecem em um dia, querida, muito pelo contrário: você constatará as recompensas somente depois de alguns meses ou anos. E ainda tem mais: a experiência de cada pessoa é diferente. Como observou uma participante de um de meus grupos de aconselhamento, lembrando-se de seus primeiros dias em casa: "Eu não sabia se estava fazendo as coisas de modo certo – e, de qualquer forma, cada um tem uma definição do que é certo".

Além disso, *cada bebê* é diferente: é por isso que digo às mães que sua primeira tarefa é *entender* o bebê que ela teve, e não aquele com o qual sonhou durante os últimos nove meses. Neste capítulo, tentarei ajudá-la a descobrir o que esperar de *seu filho*. Mas, primeiro, uma pequena cartilha para seus primeiros dias em casa.

Indo para Casa

Já que me considero uma defensora da família como *um todo*, e não apenas do ponto de vista do bebê, parte do meu trabalho é auxiliar os pais a formarem uma perspectiva. Digo aos casais desde o início: isto não irá durar para sempre. Vocês *conseguirão* se acalmar. Vocês *se tornarão* mais confiantes. Você *será* o melhor pai ou a melhor mãe que conseguir ser. E, em algum momento, acredite ou não, seu bebê *dormirá* a noite inteira. Por enquanto, vocês precisam diminuir suas expectativas. Haverá dias bons e outros não tão bons; preparem-se para ambos. Não lutem pela perfeição.

> *DICA: Quanto mais organizada você estiver antes de retornar ao lar, mais feliz todo mundo ficará depois. E, se você soltar a tampa dos potes de uso diário, abrir as caixas e retirar os itens novos de suas embalagens, não terá de ficar brigando com essas coisas com o bebê no colo (veja "Check-list para a Chegada do Bebê").*

Geralmente, preciso lembrar às mães: "Será este seu primeiro dia em casa – o primeiro dia em que estará longe do hospital, onde havia várias pessoas que a ajudavam, davam respostas ou soluções sempre que você pressionava um simples botão. Agora você estará sozinha". É lógico que a mãe sempre fica feliz por sair do hospital – as enfermeiras, às vezes, são impacientes e dão conselhos conflitantes, e as frequentes interrupções da equipe hospitalar e dos visitantes provavelmente dificultaram muito o descanso da mãe. De qualquer modo, no momento em que retorna à casa, a maioria das mães está com medo, confusa, exausta ou dolorida – ou talvez tudo isso junto.

Check-list para a Chegada do Bebê

Uma das providências para o bebê se sentir bem em seu lar é deixar tudo pronto para ele, *um mês antes* da data marcada para sua chegada. Quanto mais preparada a mãe estiver e mais tranquilo for o ambiente, mais tempo ela terá para observar o bebê e conhecê-lo como indivíduo.

✔ Coloque lençóis no berço ou no carrinho.

✔ Arrume o trocador. Deixe à mão tudo de que precisará: lenços umedecidos, fraldas, bolas ou chumaços de algodão, álcool.

✔ Prepare o primeiro guarda-roupa do bebê. Tire as roupas das embalagens, remova as etiquetas e lave as peças com um sabão suave que não contenha cloro.

✔ Abasteça a geladeira e o *freezer*. Uma semana antes da data prevista para o parto, faça uma lasanha, uma torta de frango, sopas e outros pratos que possam ser congelados. Verifique se você tem todos os produtos básicos à mão – leite, manteiga, ovos, cereais, ração para o cachorro. Você comerá melhor, gastará menos e ainda evitará a necessidade de correr até o mercado.

✔ Não leve muita coisa para o hospital. Lembre-se de que você terá bagagem extra – e o bebê – para levar para casa.

Portanto, aconselho uma chegada relaxada. Quando passar pela porta de sua casa, respire fundo. Seja natural (você ouvirá esse conselho de mim por todo o livro). Pense nesse momento como o começo de uma nova aventura, na qual você e seu companheiro são os exploradores. E não se esqueça de ser absolutamente realista: o período pós-parto *é* muito difícil, um terreno rochoso. Quase todos tropeçam ao longo do caminho. (Saiba mais sobre a recuperação da mamãe durante o pós-parto no Capítulo 7.)

Acredite em mim, eu sei que, no momento em que você chega a sua casa, provavelmente está se sentindo sobrecarregada. Mas, se você seguir meu ritual simples da chegada ao lar, vai se sentir menos agitada. (Lembre-se, no entanto, de que essa é apenas uma orientação resumida; mais adiante, de acordo com a necessidade, entrarei em mais detalhes.)

Comece o diálogo com seu bebê fazendo um tour com ele pela casa. É isso mesmo, querida, um *tour*: como se você fosse a curadora de um museu, e seu filho, uma visita ilustre. Lembre-se do que já falei sobre *respeito*: você precisa tratar seu pequeno como um ser humano, alguém que pode entender e sentir. Tudo bem se você não compreende a linguagem dele: mesmo assim, ainda é importante chamá-lo pelo nome e transformar cada interação em um *diálogo*, não em uma palestra.

Por isso, percorra a casa com ele nos braços e mostre o lugar onde irão morar juntos. Converse com ele. Com voz suave e baixa, apresente cada um dos cômodos: "Aqui é a cozinha, onde eu e papai cozinhamos. Aqui é o banheiro, onde tomamos banho", e assim por diante. Você talvez se sinta um pouco tola, pois muitos pais têm vergonha de começar um diálogo com o bebê. Isso é normal. Pratique e ficará surpresa de ver como tudo isto se torna mais fácil. Lembre-se de que existe um pequeno *ser humano* nos seus braços, uma pessoa cujos sentidos estão à tona, um pequeno ser que já conhece sua voz e até mesmo seu cheiro.

Enquanto passeia com o bebê pela casa, peça ao papai ou à vovó para fazer um chá de camomila ou outra bebida calmante. Naturalmente, o chá é o *meu* favorito. No meu país, no momento em que a mãe chega à casa, sua vizinha Nelly entra junto com ela e já coloca a chaleira no fogão. Essa é uma tradição muito inglesa e cordial, que apresento a todas as famílias daqui. Depois de uma deliciosa xícara de chá, você está mais preparada para explorar a gloriosa criatura que deu à luz.

Limite o Número de Visitantes

Convença todos os conhecidos, exceto os parentes e amigos mais próximos, de não visitarem sua família nos primeiros dias. Se seus pais moram em outra cidade e ficarão hospedados em sua casa nesse período, o melhor que podem fazer por você é cozinhar, limpar e realizar pequenas tarefas. Avise a eles, delicadamente, que pedirá ajuda nos cuidados com o bebê se *precisar*, mas que gostaria de aproveitar momentos para conhecê-lo melhor sozinha.

Dê um banho no bebê e alimente-o. (Informações e conselhos sobre as refeições são encontrados no Capítulo 4; o banho é explicado no Capítulo 5.) Lembre-se de que você não é a única pessoa que está em choque. Seu bebê também fez uma longa jornada. Imagine um pequeno ser humano sendo trazido à luz de uma sala de parto. De repente, com grande velocidade e força, seu pequeno corpo é esfregado, empurrado e atormentado por estranhos cujas vozes ele não conhece. Depois de alguns dias no berçário, cercado por outros bebês, ele então precisa viajar desde o hospital até a casa. Se ele for adotado, essa viagem provavelmente será mais longa.

> **DICA:** *Os berçários dos hospitais são mantidos em temperatura amena, parecida com a do ventre. Portanto, mantenha a temperatura do novo "quarto-ventre" do bebê em cerca de 22°C.*

O banho é a oportunidade perfeita para você observar seu pequeno milagre da natureza. Pode ser a primeira vez que verá seu bebê nu. Examine todas as partes do corpo dele. Explore cada dedinho. Fique conversando com ele. Estabeleça uma união. Depois amamente-o ou dê uma mamadeira. Observe-o ficando cada vez mais sonolento. Comece a afastá-lo de seu corpo suavemente e deixe que ele durma no berço ou no carrinho. (No Capítulo 6, dou um monte de dicas sobre o sono do bebê.)

"Mas os olhos dela ainda estão abertos", protestava Gail, uma cabeleireira cuja filha de 2 dias parecia fixar-se, satisfeita, na foto de um bebê colocada sobre as barras do berço. Eu havia sugerido que Gail saísse do quarto e deixasse a filha descansando sozinha, mas ela argumentava: "Ela ainda não dormiu". Já ouvi o mesmo protesto de várias mães. Deixe-me, então, esclarecer esse ponto: seu bebê não precisa estar dormindo para você colocá-lo no berço e afastar-se. "Veja", tranquilizei Gail, "Lily está paquerando seu novo namorado. Agora, vá descansar um pouco."

Vá Devagar

Você já tem muita coisa para fazer; não se sobrecarregue com tarefas adicionais. Em vez de ficar aflita porque ainda não conseguiu enviar os cartões comunicando o nascimento ou os cartões de agradecimento, estabeleça objetivos diários possíveis: digamos cinco cartões, e não quarenta, por dia. Estabeleça prioridades classificando as tarefas em *urgente, fazer depois* ou *pode esperar até que eu me sinta melhor.* Se você estiver calma e for sincera ao avaliar cada tarefa, ficará surpresa com a quantidade de coisas que pode deixar para depois.

Tire uma soneca. Não desfaça as malas, não dê telefonemas e não fique bisbilhotando pela casa pensando em todas as coisas que ainda precisa fazer. Você está exausta. Enquanto seu bebê dorme, querida, aproveite. Na realidade, você tem junto de si um dos maiores milagres da natureza. Os bebês demoram alguns dias para se recuperar do choque do nascimento. Não é incomum o recém-nascido de 1 ou 2 dias dormir durante seis horas ininterruptas, o que dá tempo à mãe de se recuperar do próprio trauma. No entanto, fique avisada: mesmo que seu bebê pareça tão tranquilo quanto você sempre sonhou, esta pode ser apenas a calmaria que antecede a tempestade! Ele pode ter absorvido algum tipo de droga do organismo materno ou, mais provavelmente, estar cansado do esforço para o nascimento, ainda que o parto tenha sido cesariano. Seu bebê ainda não é *ele mesmo*: como você lerá nas páginas seguintes, o verdadeiro temperamento dele logo surgirá.

Uma Palavra sobre os Animais de Estimação

Os animais podem ter ciúme dos bebês – afinal, ter um bichinho é como ter outra criança em casa. Veja o que normalmente acontece com cães e gatos.

CÃES: Você pode "conversar" com seu cão e prepará-lo para a vinda do bebê, mas também ajuda se, antes, levar para casa um cobertor ou fralda do hospital, para acostumá-lo ao cheiro do bebê. Assim que chegar do hospital, apresente o novo integrante da família ao Rex *fora* de casa, *antes* de entrar. Os cães são muito territoriais e provavelmente não irão dar as boas-vindas a um estranho. Por isso, é conveniente que ele já esteja acostumado ao cheiro do bebê. Mesmo assim, aconselho os pais a *nunca* deixarem o bebê sozinho com nenhum animal de estimação.

GATOS: É crendice a ideia de que os gatos gostam de se deitar sobre o rosto do bebê, mas eles realmente são atraídos por aquele pequeno ser cheio de calor. Manter seu gato fora do quarto do bebê é a melhor forma de prevenir que ele pule no berço e se deite junto com o bebê. Os pulmões do bebê ainda são muito sensíveis, e os pelos dos gatos, assim como os pelos finos de algumas raças caninas, podem provocar reações alérgicas e até mesmo asma.

Quem é *Seu Bebê*?

"Ele era um anjinho no hospital", protestava Lisa no terceiro dia com Robbie. "Por que chora tanto agora?" Se eu ganhasse 10 centavos a cada vez que uma mãe ou pai me fizesse essa pergunta, seria milionária. É nesses momentos que tenho de lembrar à mamãe que o bebê que ela julgava conhecer raramente age do mesmo modo que o bebê que experimenta seus primeiros dias em casa.

A verdade é que todos os bebês – assim como todas as pessoas – são diferentes no modo pelo qual se alimentam, dormem e respondem aos estímulos, e também na maneira pela qual podem ser acalmados. Você pode chamar isso de temperamento, personalidade, disposição, natureza. Mas, independentemente da denominação, essas características começam a se manifestar entre o terceiro e o quinto dia de vivência no lar e indicam o tipo de pessoa que seu bebê é e será.

Eu sei disso por experiência própria, porque não perdi o contato com muitas das crianças que ajudei a criar. Eu os vi se transformarem em adolescentes e, invariavelmente, encontro nuanças de sua personalidade infantil na forma pela qual cumprimentam as pessoas, lidam com situações novas e até mesmo interagem com os pais e os amigos.

Davy, um bebê magro e de faces muito vermelhas, que surpreendeu seus pais chegando duas semanas antes da data esperada, precisava ser protegido dos ruídos e da luz e exigia muito carinho extra para se sentir seguro. Agora, já na fase do engatinhamento, ele ainda é bastante sensível.

Anna, uma menina de rosto iluminado que dormiu a noite toda por onze dias, era um bebê tão tranquilo que sua mãe, uma mulher solteira que a concebeu por meio de inseminação artificial, me disse, na primeira semana, que não precisaria mais de mim. Aos 12 anos, Anna ainda se relaciona com o mundo de braços abertos.

Temos também os gêmeos, Sean e Kevin, dois meninos que não poderiam ser mais diferentes um do outro: Sean mamava facilmente e sorria muito, enquanto Kevin teve problemas para se alimentar no primeiro mês e parecia perpetuamente irado com o mundo. Eu perdi o contato com aquela família quando o pai, um executivo do ramo do petróleo, foi transferido para outro país; mas aposto que Sean ainda tem uma personalidade mais receptiva do que a de Kevin.

Observações clínicas à parte, muitos psicólogos documentaram a consistência do temperamento e propuseram formas de descrever os diferentes tipos. Jerome Kagan, da Universidade de Harvard (veja no quadro da página seguinte) e outros pesquisadores documentaram que alguns bebês são realmente mais sensíveis, difíceis, mal-humorados, doces ou previsíveis que outros. Esses aspectos do temperamento afetam a forma pela qual o bebê percebe e manipula o ambiente e – talvez o mais importante para os pais compreenderem – influenciam o tipo de conforto que ele busca. O truque é enxergar seu bebê com clareza, conhecendo-o e aceitando-o como ele é.

Natureza ou Educação

O pesquisador Jerome Kagan, da Universidade de Harvard, que estuda o temperamento de bebês e crianças pequenas, nota que, assim como a maioria dos cientistas do século XX, foi treinado a acreditar que o ambiente social pode sobrepujar a biologia. No entanto, suas pesquisas das últimas duas décadas revelam uma história bem diferente.

Kagan escreve em *Galen's profecy* (homenagem a um médico do século II que foi o primeiro a classificar o temperamento): "Eu confesso uma certa tristeza em relação ao reconhecimento de que alguns bebês sadios e bonitos, concebidos por famílias carinhosas e economicamente seguras, começam a vida com uma fisiologia que lhes dificulta atitudes de relaxamento, espontaneidade e alegria como gostariam de ter. Algumas dessas crianças precisarão lutar contra uma necessidade natural de ser austero e preocupado com o futuro".

Você pode ter certeza, querida, de que o temperamento é uma *influência*, e não uma sentença de vida. Ninguém está dizendo que seu bebê "difícil" ainda estará cuspindo leite em você quando crescer ou que seu filho aparentemente frágil deixará de participar das festas escolares por causa da timidez. Nós não ousamos ignorar o poder da natureza – a química cerebral e a anatomia determinam características – mas, a *educação* ainda cumpre uma função vital no desenvolvimento. Por isso, para dar apoio a seu bebê e ajudá-lo a se desenvolver, você precisa, antes de tudo, entender a bagagem que ele trouxe consigo para o mundo.

Na minha experiência, observei que os bebês geralmente se encaixam em um dos cinco tipos de temperamento aos quais chamo: *Anjo, Livro-texto, Sensível, Enérgico* ou *Irritável*. Todos eles serão descritos a seguir. Para ajudá-la a conhecer seu bebê, formulei um teste de múltipla escolha com vinte itens, que se aplicam a bebês sadios de 5 dias até 8 meses de idade. Lembre-se de que, durante as duas primeiras semanas, podem ocorrer mudanças aparentes no temperamento; na realidade, elas são temporárias. Por exemplo, a circuncisão (normalmente executada no oitavo dia de vida) ou qualquer tipo de anormalidade congênita, como a icterícia, que torna o bebê mais sonolento, podem obscurecer sua verdadeira natureza.

Sugiro que você e seu parceiro respondam a essas questões... separadamente. Se você for pai ou mãe solteira, peça a cooperação de seus pais, de um irmão, de um bom amigo ou da babá – ou seja, de qualquer pessoa que passe bastante tempo com o bebê.

Por que *duas* pessoas devem responder ao teste? Em primeiro lugar, e em especial quando as duas pessoas são o pai e a mãe, cada um tem uma visão diferente do filho. Aliás, não existem duas pessoas que vejam *qualquer coisa* exatamente da mesma forma.

Em segundo lugar, os bebês tendem a agir de maneira diferente com pessoas distintas. Esse é simplesmente um fato da vida.

Em terceiro, tendemos a nos projetar em nossos bebês e, às vezes, nos identificamos muito com seu temperamento – e enxergamos apenas o que queremos ver. Sem o perceber, você pode estar exageradamente concentrada em determinadas características de seu bebê ou, por outro lado, não conseguir enxergá-las. Por exemplo, se você era tímida e as outras crianças a importunavam muito na escola, pode estar dando muita importância ao fato de seu bebê chorar na presença de estranhos. É doloroso imaginar que seu filho terá de passar pelos mesmos problemas sociais que você, não é mesmo? Sim, nós nos projetamos com esse tipo de exagero em nossos bebês. E nos identificamos. Na primeira vez em que um garotinho consegue cabecear uma bola, papai provavelmente dirá: "Veja só o meu jogador de futebol". E se o menino for facilmente acalmado pela música, a mamãe, que toca piano desde os 5 anos, dirá: "Já vi que ele herdou meu ouvido musical".

Por favor, não briguem se as respostas forem diferentes. Não é um campeonato para ver quem é mais inteligente ou quem conhece mais o bebê. O teste apenas os ajudará a entender melhor esse pequeno ser humano que acaba de entrar em suas vidas. Depois de marcar as respostas de acordo com as instruções, vocês verão qual é a descrição que mais combina com seu bebê. Naturalmente, alguns bebês apresentam uma mescla de personalidades. A ideia aqui não é tipificar seu filho – isso seria muito impessoal – mas sim ajudá-los a observar as pistas que procuro em um bebê, como padrões de choro, reações, padrões de sono e disposição, os quais, no final, ajudam a determinar de que o bebê necessita.

Teste: Conheça seu Bebê

Para cada uma das questões seguintes, escolha a melhor resposta – em outras palavras, a frase que descreve o comportamento de seu filho na maior parte do tempo.

1. Meu bebê:
   A. raramente chora
   B. chora apenas quando está com fome, cansado ou superestimulado
   C. chora sem motivo aparente
   D. chora muito alto e, se não o atendo logo, começa a berrar
   E. chora grande parte do tempo

2. Na hora de dormir, meu bebê:
   A. fica tranquilo no berço e logo dorme
   B. em geral, pega no sono facilmente dentro de 20 minutos
   C. reclama um pouco e parece sonolento, mas não consegue manter o sono
   D. é muito agitado e geralmente precisa ser envolvido em um cobertor ou embalado no colo
   E. chora muito e parece não gostar de ser colocado no berço

3. Quando acorda, de manhã, meu bebê:
   A. raramente chora – ele fica brincando no berço até eu chegar
   B. murmura e olha a seu redor
   C. precisa de atenção imediata, senão começa a chorar
   D. grita
   E. choraminga

4. Meu bebê sorri:
   A. para tudo e para todos
   B. quando estimulado
   C. quando estimulado, mas às vezes começa a chorar minutos depois de sorrir

D. muito e também é muito vocal: ele tende a fazer ruídos muito altos

E. apenas em determinadas circunstâncias

5. Quando levo meu bebê para passear, ele:
   A. é extremamente comportado
   B. é comportado, desde que eu não o leve para um local muito agitado ou desconhecido
   C. fica bastante irrequieto
   D. exige muito minha atenção
   E. não gosta de ser muito manipulado

6. Quando um desconhecido simpático conversa com ele, meu bebê:
   A. sorri imediatamente
   B. fica um pouco sério e depois geralmente sorri
   C. quase sempre chora, a menos que o desconhecido consiga conquistá-lo
   D. fica muito agitado
   E. raramente sorri

7. Quando escuta um ruído muito alto, como um cachorro latindo ou uma porta batendo, meu bebê:
   A. nunca se incomoda
   B. percebe, mas não se incomoda
   C. fica visivelmente assustado e, em geral, começa a chorar
   D. também faz um ruído alto
   E. começa a chorar

8. Na primeira vez em que dei um banho em meu bebê, ele:
   A. gostou da água como se fosse um peixe
   B. ficou um pouco surpreso com a sensação, mas gostou quase imediatamente
   C. ficou muito sensível, tremeu um pouco e parecia estar com medo
   D. ficou frenético, batia os braços e as pernas, esparramando a água
   E. detestou o banho e chorou

9. Normalmente, a linguagem corporal de meu bebê é:
   A. relaxada e alerta
   B. relaxada na maior parte do tempo
   C. tensa e muito reativa aos estímulos externos
   D. desajeitada – ele bate muito os braços e as pernas
   E. rígida – seus braços e suas pernas geralmente são inflexíveis

10. Meu bebê faz ruídos altos e agressivos:
    A. ocasionalmente
    B. apenas quando está brincando e é muito estimulado
    C. quase sempre
    D. frequentemente
    E. quando está bravo

11. Quando troco as fraldas do meu bebê, dou banho nele ou o visto:
    A. ele sempre se comporta com tranquilidade
    B. ele se comporta se eu não fizer movimentos muito rápidos e se souber o que estou fazendo
    C. geralmente fica mal-humorado, como se não suportasse ficar nu
    D. contorce o corpo e derruba tudo do trocador
    E. ele detesta, vestir uma roupa é sempre uma batalha

12. Quando levo meu bebê para um ambiente muito iluminado, pela luz do sol ou por lâmpadas fluorescentes, ele:
    A. enfrenta a situação com *naturalidade*
    B. às vezes parece assustado
    C. pisca excessivamente ou tenta esconder o rosto
    D. fica superestimulado
    E. parece perturbado

13a. (*Se você dá mamadeira*) Quando alimento meu bebê, ele:
    A. sempre suga de forma adequada, presta atenção e, em geral, alimenta-se em 20 minutos
    B. se mostra um pouco atrapalhado com os movimentos de sugação, mas quase sempre se alimenta bem
    C. contorce muito o corpo e demora para terminar a mamadeira
    D. segura a mamadeira de forma agressiva e tende a se alimentar demais
    E. geralmente é mal-humorado e demora muito para se alimentar

13b. (*Se você amamenta*) Quando amamento meu bebê, ele:
    A. começa a mamar imediatamente – foi bem fácil desde o primeiro dia
    B. demorou um ou dois dias para conseguir mamar direito, mas depois ficou tudo bem
    C. sempre quer mamar, mas ocasionalmente larga o seio, como se tivesse esquecido como fazer
    D. alimenta-se bem desde que eu o segure do jeito que ele quiser
    E. fica muito bravo e agitado, como se não tivesse leite suficiente para ele

14. O comentário que melhor descreve a comunicação entre mim e meu bebê é:
    A. ele sempre consegue que eu saiba exatamente qual é a sua necessidade
    B. na maior parte do tempo, é fácil interpretar suas dicas
    C. ele me confunde: às vezes, chega a gritar comigo
    D. seus gostos e desgostos são firmados de modo bem claro e frequente-mente barulhento
    E. ele geralmente chama minha atenção com um choro alto e tenso

15. Quando vamos a uma reunião familiar e muitas pessoas querem segurá-lo, meu bebê:
    A. é muito adaptável
    B. é bastante seletivo em relação a quem deseja segurá-lo
    C. chora facilmente se muitas pessoas o segurarem
    D. pode chorar ou até mesmo tentar se afastar dos braços de alguém se não se sentir confortável
    E. recusa-se a ir com qualquer pessoa que não seja a mamãe ou o papai

16. Quando voltamos para casa depois de um passeio qualquer, meu bebê:
    A. adapta-se imediatamente
    B. demora alguns minutos para se ambientar
    C. tende a ficar muito agitado
    D. geralmente está superestimulado, e é difícil acalmá-lo
    E. parece bravo e infeliz

17. Meu bebê:
    A. distrai-se por um longo período observando um único objeto, até mesmo as barras do berço
    B. consegue brincar sozinho por cerca de 15 minutos
    C. tem dificuldade para divertir-se em um ambiente desconhecido
    D. precisa de muito estímulo para se distrair
    E. não se distrai facilmente com alguma coisa

18. O aspecto mais perceptível do meu bebê é:
    A. como ele é adaptável e incrivelmente bem-comportado
    B. como seu desenvolvimento segue um trajeto preciso, exatamente como descrevem os livros
    C. sua sensibilidade a tudo

    D. sua agressividade

    E. como ele é resmungão

19. Meu bebê parece:

    A. sentir-se absolutamente seguro no berço

    B. preferir o berço na maior parte do tempo

    C. sentir-se inseguro no berço

    D. irritado, como se o berço fosse uma prisão

    E. ressentido quando é colocado no berço

20. O comentário que melhor descreve meu bebê é:

    A. nem parece haver um bebê na casa – ele é um sonho

    B. é fácil lidar com ele, ele é previsível

    C. ele é uma coisinha muito delicada

    D. eu acho que, quando começar a engatinhar, ele vai esbarrar em tudo

    E. ele é uma "alma velha", parece que já esteve por aqui antes

Para saber o resultado do teste, escreva as letras A, B, C, D e E em um papel e, ao lado de cada uma, anote quantas vezes a marcou durante o teste. Cada letra denota um tipo correspondente:

A = bebê Anjo

B = bebê Livro-texto

C = bebê Sensível

D = bebê Enérgico

E = bebê Irritável

Dirigindo Toda a Sua Atenção para o Tipo do seu Bebê

Depois de somar a frequência das letras, provavelmente você terá escolhido um ou dois tipos com predominância. Quando ler as descrições, lembre-se de que estamos falando sobre uma *maneira de se comportar no mundo*, e não de uma disposição ocasional ou de um comportamento associado a uma dificuldade, como uma cólica ou um marco específico do desenvolvimento, como a erupção dos dentes. Provavelmente você reconhecerá seu bebê em um dos resumos seguintes, ou talvez ele combine características de diferentes tipos. Leia todas as cinco descrições. Dei exemplo de cada um dos perfis com um bebê conhecido, que corresponde quase exatamente àquelas características.

O bebê Anjo. Como era de esperar, esse é o tipo de bebê que todas as mulheres que engravidam pela primeira vez imaginam ter: ele parece um verdadeiro sonho. Pauline é um bebê desse tipo: doce, eternamente sorridente e muito pouco exigente. Suas dicas são fáceis de interpretar. Ela não é perturbada por ambientes novos e é extremamente comportada – na realidade, você pode levá-la para qualquer lugar. Ela tem facilidade de se alimentar, brincar e dormir e em geral não chora quando acorda. Você encontrará Pauline brincando em seu berço quase todas as manhãs, conversando com um bicho de pelúcia ou apenas se distraindo com a faixa do papel de parede. Um bebê Anjo quase sempre consegue se acalmar sozinho; mas, se estiver muito cansado, talvez porque suas dicas não tenham sido bem interpretadas, a única providência necessária é aconchegá-lo um pouco e dizer: "Eu estou vendo que você está muito cansado". Depois, cante uma canção, deixe o quarto confortável, escuro e silencioso, e logo ele dormirá.

O bebê Livro-texto. Esse é o nosso bebê previsível e, como tal, é consideravelmente fácil lidar com ele. Oliver insinua tudo o que fará, por isso não existem muitas surpresas com ele. Ele chega a todos os marcos exatamente de acordo com o previsto – dorme a noite toda aos 3 meses de idade, consegue rolar aos 5 e senta-se aos 6. Suas manifestações do processo de crescimento parecem um relógio. Nos períodos em que seu apetite aumenta repentinamente, ele está ganhando peso e se desenvolvendo com rapidez. Quando tem apenas 1 semana, já consegue brincar sozinho por um período curto – 15 minutos aproximadamente – e também murmura muito e olha ao redor. Além disso, sorri quando alguém sorri para ele. Embora Oliver tenha períodos normais de mau humor, exatamente como os livros descrevem, é fácil acalmá-lo. Também não é difícil fazê-lo dormir.

O bebê Sensível. Para um bebê ultrassensível, como Michael, o mundo parece uma série interminável de desafios sensoriais. Ele se assusta com o ruído de uma motocicleta passando na rua, com os sons da TV, com um cachorro latindo na casa do vizinho. Ele pisca ou tenta afastar o rosto de uma luz forte. Às vezes chora sem motivo aparente, mesmo quando está sozinho com a mãe. Nesses momentos, ele está tentando dizer na sua linguagem de bebê: "Eu já estou cansado, preciso de um pouco de paz e silêncio". Frequentemente, fica irritado depois de algumas pessoas o segurarem ou depois de passear. Ele brinca sozinho por alguns minutos, mas precisa se certificar da proximidade de alguém que ele conheça bem – a mamãe, o papai ou a babá. Já que esse tipo de bebê gosta muito de sugar, a mamãe pode interpretar mal suas dicas e pensar que ele está com fome, quando uma chupeta poderia acalmá-lo. Ele também pode se alimentar de uma forma errática, às vezes agindo como se tivesse esquecido como fazê-lo. Durante as sonecas e à noite, Michael com frequência tem dificuldade em pegar no sono. Bebês Sensíveis como ele facilmente saem dos horários programados, porque seu sistema é muito frágil. Uma soneca muito longa, o fato de pular uma refeição, uma visita inesperada, uma viagem, uma mudança na rotina – qualquer um desses eventos pode colocar Michael em desespero. Para acalmar o bebê Sensível, você terá de "recriar o ventre". Envolva-o bem firme em um cobertor, aconchegue-o no seu ombro, sussurre perto do ouvido dele ritmicamente um som que lembre o da água fluindo pelo ventre e dê tapinhas suaves nas costas dele, imitando o ritmo cardíaco (isto, aliás, acalma a maioria dos bebês; mas funciona especialmente com o Sensível). Se você tiver um bebê Sensível, quanto mais rápido aprender a interpretar suas dicas e seu choro, mais simples sua vida será. Esses bebês adoram estrutura e previsibilidade – nada de surpresas, muito obrigado.

O bebê Enérgico. Esse é o bebê que parece sair do ventre já sabendo do que gosta e do que não gosta, e ele não hesita em mostrar isso a todos. Bebês como Karen são muito vocais e, às vezes, chegam a parecer agressivos. Ela frequentemente chama a mamãe e o papai aos gritos quando acorda pela manhã. Ela detesta ficar com as fraldas sujas e comunicará "Troque-me" vocalizando violentamente seu desconforto. Na realidade, balbucia muito e bem alto. Sua linguagem corporal tende a ser um pouco desajeitada. Karen frequentemente precisa ser envolvida em um cobertor para dormir, porque seus braços e suas pernas ficam se debatendo e a deixam superestimulada. Quando começa a chorar e o ciclo não é interrompido, parece chegar a um ponto do qual não há retorno: seu choro vai se prolongando até atingir um estado de raiva extrema. Um bebê Enérgico provavelmente segurará a mamadeira em idade prematura. Ele também percebe os outros bebês antes que eles o percebam e, assim que tiver idade para desenvolver uma preensão boa e firme, pegará também os brinquedos dos outros.

O bebê Irritável. Eu defendo a teoria de que bebês como Gavin já estiveram por aqui antes – eles são "almas velhas", como costumo chamá--los, e não ficaram nada felizes em voltar ao mundo. Eu posso estar errada, é claro, mas independentemente do motivo, garanto que esse tipo de bebê é absolutamente amargo, ou como dizemos em Yorkshire, está bravo com o mundo e mostra isso claramente. Gavin choraminga todas as manhãs, não sorri muito durante o dia e fica inquieto até dormir, todas as noites. Sua mãe tem muitos problemas em conseguir manter as babás, porque elas tendem a levar o mau humor desse bebê para o lado pessoal. No início, ele detestava tomar banho e, cada vez que alguém tentava trocá-lo ou vesti-lo, ele se tornava impaciente e irritado. Sua mãe tentou amamentá-lo, mas seu fluxo (o ritmo do leite até chegar ao mamilo e passar por ele) era lento, e Gavin não tinha paciência. Embora ela tenha seguido todas as normas, a alimentação ainda é difícil por causa do mau humor dele. Para acalmar um bebê Irritável, a mãe ou o pai precisam ser pacientes, porque esse bebê fica muito bravo e seu choro é particularmente alto e longo. O "murmúrio da água do ventre" precisa ser ainda mais alto que o choro. Ele odeia ser envolvido em cobertores e certamente faz você saber disso. Se o bebê Irritável tiver uma crise, diga: "Está bem, está bem, está bem", de uma forma rítmica, enquanto o acalenta suavemente para trás e para a frente.

DICA: Quando acalentar um bebê, de qualquer tipo, balance-o para trás e para a frente, e não para os lados ou de cima para baixo. Antes do nascimento, o bebê ia para trás e para a frente enquanto a mão caminhava; portanto, ele já está acostumado a esse tipo de movimento e é confortado por ele.

Fantasia *versus* Realidade

Tenho certeza de que você já reconheceu seu bebê nas descrições anteriores. Talvez ele seja uma combinação entre dois tipos. Qualquer que seja o caso, essas informações servem para orientar e esclarecer, não para alarmar. Além disso, é menos importante descobrir um "rótulo" que saber o que esperar do temperamento específico de seu bebê e como lidar com ele.

Mas espere um minuto... Você diz que esse não é o bebê com o qual havia sonhado? Ele é mais difícil de acalmar? Contorce mais o corpo do que a maioria dos bebês? Parece mais irritável? Não gosta de ficar no colo? Você está confusa e até mesmo um pouco contrariada. Às vezes, sente até uma ponta de arrependimento. Você não está sozinha. Durante os nove meses da gravidez, praticamente todos os pais formam uma imagem do bebê que estão esperando – a sua aparência, o tipo de criança que será, o tipo de pessoa na qual se transformará. Isso se aplica especialmente às mães e aos pais mais velhos, que tiveram problemas em tomar coragem ou resolveram esperar até os 30 ou 40 anos para iniciar uma família. Sarah, 36 anos, tem um bebê Livro-texto e admitiu, quando sua filha Lizzie tinha 5 semanas: "No começo, eu apenas gostava de cerca de 25% do tempo que passava com ela. Realmente, achava que não a amava o quanto deveria". Nancy, uma advogada de quase 50 anos que contratou uma mãe de aluguel para conceber Julian – um bebê Anjo – ficou "surpresa em ver como era difícil e como se sentia incapaz tão rapidamente de lidar com a nova situação". Ela lembra de olhar para seu filho de 4 dias e implorar: "Querido, por favor, não nos mate!".

O período de adaptação pode demorar alguns dias ou semanas, ou até mais, dependendo de como era a vida antes de o bebê chegar.

Amor à Primeira Vista?

Os olhares se cruzam e você fica imediatamente apaixonada – ou, pelo menos, é assim que acontece em Hollywood. Mas essa não é a realidade para muitos casais. E o mesmo acontece com mães e bebês. Algumas mães se apaixonam instantaneamente por seu pequeno, mas, para outras, o encanto demora um pouco a acontecer. Você está exausta, chocada e com medo e, talvez o mais difícil de tudo, você *quer* que ele seja perfeito, e isso não acontece. Assim, não seja muito dura consigo mesma. Amar um bebê também leva tempo, do mesmo modo como acontece com os adultos – o verdadeiro amor chega quando você começa a conhecer a pessoa.

Não importa o tempo que demora, todos os pais (eu espero) chegam a um ponto em que aceitam o bebê que tiveram, e a vida continua. (Os pais excessivamente asseados podem ter problemas para conviver com fraldas e regurgitamentos, e as pessoas muito organizadas podem atrapalhar-se com o caos; saiba mais sobre isso no próximo capítulo.)

DICA: Mamãe, é muito útil falar com uma mulher que possa lembrá-la de que os altos e baixos são normais – boas amigas que já passaram por isso, suas irmãs ou sua mãe (se tiver uma boa relação com ela). Papai, conversar com amigos que passaram pela mesma situação talvez não ajude tanto. Os homens que participam de meus grupos costumam dizer que os pais tendem a competir uns com os outros, especialmente em relação à falta de sono e de sexo.

O interessante é que o tipo do bebê envolvido quase não importa. Na maioria dos casos, as expectativas dos pais são tão altas que nenhuma criança, nem mesmo um bebê Anjo, parece ser satisfatória. Por exemplo, Kim e Jonathan tinham empregos que exigiam muita responsabilidade. Quando a pequena Claire chegou, eu não poderia imaginar um bebê mais dócil. Ela alimentava-se bem, brincava sozinha e dormia muito, seu choro também era bem fácil de interpretar. Achei que logo seria dispensada por aquele casal. Acredite ou não, Jonathan estava preocupado. "Ela não é muito passiva?", ele me perguntou. "Ela não dorme demais? Se ela for tão plácida, certamente não terá nada a ver com a minha família!" Eu suspeito que Jonathan ficou um pouco desapontado por não poder competir com seus amigos na Maratona Masculina de Privação do Sono. Garanti a ele, no entanto, que deveria agradecer por sua sorte. Bebês Anjos como Claire são absolutamente agradáveis. Quem não iria querer um?

Obviamente, é frequente que a maior surpresa ocorra quando os pais esperaram por um bebê silencioso e gentil, mas acabaram tendo uma experiência muito diferente. Durante os primeiros dias, enquanto o recém-nascido ainda está dormindo muito, eles realmente acreditam que seu sonho tornou-se realidade. Depois, de repente, tudo muda, e eles têm um bebê vigoroso e impulsivo nas mãos. "O que nós *fizemos?*" é a primeira pergunta; "O que nós *podemos fazer?*" vem depois. O primeiro passo é reconhecer sua decepção, e depois ajustar suas expectativas adequadamente.

> **DICA:** *Pense em seu bebê como o portador de um maravilhoso desafio. Afinal, cada um de nós tem muitas lições para aprender na vida e nunca sabemos quem ou o que será nosso professor. Neste caso, o mestre é o bebê.*

Às vezes, os pais não estão conscientes de seu desapontamento. Ou, mesmo estando, sentem vergonha de verbalizá-lo. Eles não querem admitir que seu bebê não é tão adorável ou bem-comportado como haviam imaginado, ou então que essa não é a experiência de amor à primeira vista que esperavam. É imensa a quantidade de casais que já vi passando por isso. Pode ser que você se sinta um pouco melhor conhecendo algumas das histórias *deles*.

Mary e Tim. Mary é uma mulher muito agradável e meiga, que se movimenta com graça e tem uma maravilhosa disposição. Seu marido também é uma pessoa muito calma, bem-humorada e equilibrada. Quando sua filha Mable nasceu, parecia um bebê Anjo nos primeiros três dias. Na primeira noite, dormiu por seis horas, e, na segunda, quase o mesmo período. Quando eles retornaram ao lar, no entanto, a verdadeira personalidade de Mable começou a despontar. Ela dormia mais esporadicamente, era difícil de acalmar e se irritava quando saía do colo. Mas isso não era tudo. Assustava-se a cada barulho que ouvia e chorava. Ela contorcia o corpo e choramingava quando as visitas tentavam segurá-la. Na realidade, com frequência ela parecia chorar sem nenhum motivo aparente.

Mary e Tim não conseguiam acreditar que haviam tido um bebê tão exaustivo. Viviam falando sobre os bebês de seus amigos, que tiravam sonecas facilmente, conseguiam se distrair por longos períodos e gostavam de passear de carro. Definitivamente, essa não era a descrição de Mable. Eu os ajudei a vê-la como ela realmente era: um bebê Irritável. Mable gostava de previsibilidade, porque seu sistema nervoso central não estava totalmente desenvolvido; portanto, precisava que os pais lhe reservassem um tempo e ficassem absolutamente calmos quando estivessem com ela. Para que Mable se ajustasse ao ambiente, Mary e Tim precisavam ser gentis e pacientes. Sua filha era uma pessoa delicada, que tinha uma personalidade exclusiva. Sua sensibilidade não era propriamente o problema, mas sim a forma que usava para expressá-la. Além disso, dados os temperamentos da mãe e do pai, suspeitei que, como filha de peixes, peixinho ela seria. Assim como Mary, Mable precisava de um ritmo mais lento. Assim como o pai, ela buscava serenidade.

Essas informações, somadas a um pouco de encorajamento, ajudaram Mary e Tim a se acostumar com a filha com a qual estavam convivendo, ao invés de continuar desejando que Mable fosse mais parecida com os filhos de seus amigos. Estabeleceram um ritmo mais lento quando estavam com ela, restringiram o número de pessoas que a seguravam no colo e começaram a observá-la mais de perto.

Mary e Tim descobriram, entre outras coisas, que Mable lhes fornecia dicas muito claras. Quando começava a se sentir oprimida, virava o rosto, para se esconder da pessoa que estava olhando para ela ou até mesmo de um móbile. Na sua linguagem, Mable estava dizendo aos pais: "Chega de estímulo!". Mamãe percebeu que, se agisse rapidamente em relação a essas dicas, seria mais fácil fazer a filha dormir. Mas, se ela não prestasse atenção a tempo, Mable começaria a gemer e invariavelmente demoraria muito para se acalmar. Um dia, passei pela casa deles para fazer uma visita rápida: Mary, sempre animada para me contar as novidades da filha, sem querer ignorou as dicas dela, e Mable se pôs a chorar. Felizmente, a mãe disse à filha com respeito: "Sinto muito, querida. Eu não estava prestando atenção em você".

Jane e Arthur. Esse adorável casal, um dos meus favoritos, havia esperado sete anos para ter um filho. James também parecia um bebê Anjo no hospital. Quando chegaram à casa, no entanto, ele chorava quando era trocado e quando tomava banho, chorava, chorava e depois chorava mais um pouco, até quando caía um lenço. Bem, Jane e Arthur são pessoas amáveis, divertidas e com grande senso de humor, mas não conseguiam nem dar um sorriso amarelo para James. Ele parecia absolutamente infeliz, na época. "Ele chora tanto", Jane me disse, "e é muito impaciente ao mamar. Devo admitir que espero ansiosamente pelo momento em que ele dorme."

O simples ato de dizer essas palavras em voz alta preocupava o casal. É difícil reconhecer que seu bebê parece estar sob uma nuvem negra. Como muitos pais, Jane e Arthur acreditavam que isso tinha alguma coisa a ver com eles. "Vamos dar um passo para trás e ver James como um indivíduo", eu sugeri. "O que eu vejo é um menininho que está tentando dizer: 'Ei, mamãe, você me troca muito devagar'; 'Oh, não, já é hora de comer de novo?' ou 'O quê? Outro banho?'". Quando emprestei minha voz àquele bebê Irritável, o bom humor de Jane e Arthur logo foi despertado. Eu relatei a eles minha teoria das "almas velhas" em relação aos bebês Irritáveis. Eles riram muito e reconheceram seu filho. "Você sabe", disse Arthur, "meu pai é exatamente assim – e nós o amamos por isso. Nós apenas pensamos nele como se fosse um personagem". De repente, o pequeno James já não parecia um monstrinho que chegara para propositadamente destruir suas vidas. Ele era James, uma pessoa com temperamento e necessidades, assim como qualquer outra – um ser humano que merecia respeito.

Agora, quando chega a hora do banho, em vez de ter medo dela, o casal se acalma, dá a James mais tempo para se acostumar com a água e conversa com ele durante toda a experiência: "Eu sei que você não acha isso divertido", eles dizem, "mas algum dia você irá chorar quando nós o *tirarmos* do banho". Eles também pararam de envolvê-lo em um cobertor. Eles aprenderam a antecipar suas necessidades e souberam que, se pudessem evitar uma crise, seria melhor para todo mundo. Aos 6 meses de idade, James ainda apresenta uma tendência ao protesto, mas pelo menos seus pais aceitam que esta é a sua natureza e já sabem prevenir seus momentos mais severos. O pequeno James tem a sorte de ser compreendido em idade tão tenra.

Histórias como essas ilustram dois dos aspectos mais fundamentais do "encantamento de bebês": respeito e bom-senso. Assim como você não pode generalizar as recomendações para todas as pessoas, o mesmo se aplica aos bebês. Você não pode concluir que, só porque seu sobrinho gosta de ser segurado de determinada maneira enquanto come ou adora ser envolvido em um cobertor quando fica no berço, seu filho também irá gostar. Você não pode presumir que, só porque a filha de sua amiga tem uma disposição alegre e fala facilmente com estranhos, o mesmo acontecerá com a sua. Esqueça os sonhos. Você deve lidar com a realidade de quem seu filho é – e saber o que é melhor para ele. Eu prometo que, se você observar e ouvir com cuidado, seu bebê comunicará precisamente de que precisa e como você deve ajudá-lo durante as situações difíceis.

Por fim, esse tipo de empatia e compreensão facilitará muito a vida de seu filho, porque você o ajudará a enfatizar os pontos fortes e a compensar os fracos. E também tenho outra boa notícia: independentemente do tipo de bebê que você tenha, todas as crianças se sentem melhor quando a vida é calma e previsível. No próximo capítulo, vou ajudá-la a começar imediatamente uma rotina que fará toda a família prosperar.

CAPÍTULO DOIS

Com E.A.S.Y., Você Consegue

Coma quando tem fome. Beba quando
tem sede. Durma quando está cansado.
— Máxima budista

Tive a sensação de que minha filha seria
mais feliz se tudo fosse estruturado
desde o início. Além disso, vi como a adoção de uma rotina havia funcionado bem
com o filho da minha amiga.
— Mãe de um bebê
do tipo Livro-texto

O Raio X do Sucesso: Uma Rotina Estruturada

Todos os dias recebo telefonemas de pais ansiosos, confusos, oprimidos e, sobretudo, insones. Eles me bombardeiam com perguntas e imploram por soluções, porque a qualidade da vida de sua família está sendo afetada. Independentemente do problema específico, sempre sugiro o mesmo remédio: *uma rotina estruturada*.

Por exemplo, quando Terry, uma publicitária executiva de 33 anos, telefonou para mim, ela realmente acreditava que seu filho Garth, de 5 semanas, "não comia bem". Ela me disse: "Ele não mama direito. Demora quase uma hora para terminar e fica brincando com meu seio".

A primeira coisa que perguntei foi: "Você mantém uma rotina regular?".

Sua hesitação já era uma resposta – um *não*, alto e sonoro. Eu prometi a ela que passaria em sua casa mais tarde, para dar uma olhada e uma "escutada". Mas eu tinha certeza plena de que, mesmo tendo recebido tão poucas informações, já sabia o que estava acontecendo.

"Um programa?" perguntou-me Terry quando, mais tarde, ofereci minha solução. "Não, não, tudo menos um *programa*", ela protestou. "Eu já trabalhei minha vida toda e em todos os empregos precisava cumprir prazos. Eu parei de trabalhar para ficar com meu bebê. Agora você está me dizendo que tenho de submeter-me a um programa?"

Eu não estava sugerindo prazos rígidos ou disciplina estrita, mas sim uma base sólida e ao mesmo tempo flexível, que poderia ser alterada de acordo com as necessidades de Garth. "Eu não estou falando do tipo de programa em que você está pensando", esclareci, "mas sim de uma rotina estruturada, de um plano que envolva estrutura e regularidade. Não estou dizendo que você deva viver aprisionada ao relógio – longe disso. Mas você precisa imprimir consistência e ordem na vida de seu bebê."

Pude perceber que Terry estava um pouco cética, mas começou a mudar de ideia quando lhe garanti que meu método não apenas iria resolver o suposto problema de Garth, mas também a ensinaria a compreender a linguagem do filho. Alimentá-lo de hora em hora, eu expliquei, significava que ela devia estar interpretando mal as dicas dele. *Nenhum bebê normal precisa se alimentar de hora em hora.* Eu suspeitava que Garth poderia se alimentar melhor do que a mãe imaginava. O fato de ele ficar brincando com o seio significava "Eu já terminei", mas ela tentava fazer com que continuasse sugando. Será que *ela* não ficaria inquieta se estivesse na situação dele?

Eu também pude ver que Terry não estava prosperando. Ela ainda estava de pijama às 4 da tarde. Obviamente não tinha tempo para si mesma, nem meros 15 minutos para tomar um banho. (Sim, eu sei, querida, que se você acaba de ter um bebê, provavelmente também estará usando pijamas às 4 da tarde. Mas espero que o mesmo não aconteça quando seu bebê já tiver 5 semanas de idade.)

Agora, vamos fazer uma pausa (mais adiante, voltarei ao caso de Terry). Talvez, ajudar Terry a estabelecer uma rotina pareça uma solução muito simples. Mas acredite ou não, seja qual for o problema que a criança apresente – alimentação difícil, padrões irregulares de sono ou cólicas maldiagnosticadas – uma rotina estruturada frequentemente é a *única* providência necessária para resolver o problema. E, se por acaso você ainda continuar tendo dificuldades, pelo menos saberá que deu um passo na direção certa.

Terry estava, inadvertidamente, ignorando as dicas de Garth. Ela também deixava que *ele* estabelecesse o ritmo, em vez de determinar uma rotina para ele seguir. Sim, eu sei que seguir o ritmo do bebê é moda hoje – talvez uma compensação à disciplina rígida que os bebês tinham de seguir no passado. Infelizmente, a filosofia atual deu aos pais a impressão errada de que *qualquer* tipo de estrutura ou rotina inibirá a expressão e o desenvolvimento naturais do bebê. Mas eu garanto aos pais: "Ele é apenas um bebê, pelo amor de Deus! Não pode saber o que é melhor para si mesmo". (Lembre-se, querida, de que há muita diferença entre respeitar o bebê e permitir que ele assuma o comando.)

Além disso, por defender a abordagem da família como um todo, eu sempre digo aos pais: "Seu bebê fez parte da *sua* vida, e não o contrário. Se você permitir que ele estabeleça o ritmo, comendo ou dormindo apenas quando quiser, dentro de seis semanas sua casa será um caos". Consequentemente, sugiro que, *desde o início*, seja criado um ambiente seguro e tranquilo e que é melhor estabelecer um ritmo que o bebê consiga seguir. Eu chamo a esse programa de E.A.S.Y. (*easy*, em inglês, significa "fácil"), porque é exatamente isso o que ele é: fácil.

Facilidade para Todo Mundo

E.A.S.Y. é o acrônimo para a rotina estruturada que começo a estabelecer para todos os bebês, preferivelmente *desde o primeiro dia*. Pense nele como um período recorrente, que dura mais ou menos três horas, no qual cada um dos seguintes segmentos ocorrem nesta ordem:

E = Eating *(comer)*. Independentemente de seu bebê mamar ao peito, tomar mamadeira ou se alimentar de ambos os modos, a alimentação é sua principal necessidade. Os bebês são pequenas máquinas de comer. Em relação a seu peso corporal, eles consomem o dobro ou o triplo das calorias diárias de uma pessoa obesa! (No Capítulo 4, discuto as questões relativas à alimentação em detalhes.)

A = Activity *(atividade)*. Antes dos 3 meses, o bebê provavelmente estará comendo e dormindo 70% do tempo. No restante, estará no trocador, na banheira, murmurando no berço ou passeando no carrinho, ou olhando pela janela do carro. Isso não parece ser muita atividade na nossa perspectiva, mas é o que os bebês *fazem*. (Saiba mais sobre a atividade do bebê no Capítulo 5.)

S = Sleeping (sono). Seja o sono ininterrupto ou irregular, todos os bebês precisam aprender a dormir *em sua própria cama*, para conquistar independência. (*Veja* o Capítulo 6.)

Y = You (você). Depois de todas as etapas cumpridas – isto é, quando o bebê está dormindo, é a sua vez. Parece impossível ou ilógico? Não é. Se você seguir o programa E.A.S.Y., depois de algumas horas será a sua vez de descansar, de renovar-se e de, uma vez que já estiver recuperada, fazer as atividades de sua rotina. Lembre-se de que nas primeiras seis semanas – no período pós-parto – você precisa se recuperar física e emocionalmente do trauma do parto. As mães que tentam voltar rapidamente para a vida que tinham antes ou aquelas cujos horários não permitem intervalos para descanso, sofrerão as consequências mais tarde. (Saiba mais sobre isso no Capítulo 7.)

Cronograma do E.A.S.Y.

Todos os bebês são diferentes, mas desde o nascimento até os 3 meses, a rotina a seguir é praticamente a mesma. Quando seu bebê começar a se alimentar de modo mais eficiente e a brincar sozinho por períodos mais longos, não tenha medo de fazer pequenos ajustes nessa rotina.

Eating (comer): de 25 a 40 minutos, no seio ou na mamadeira; um bebê normal, que pese 2,7 quilos ou mais, pode demorar de 2 horas e meia a 3 horas até estar apto para a próxima mamada.

Activity (atividade): 45 minutos (incluindo troca de fraldas e de roupa e, uma vez por dia, um delicioso banho).

Sleep (sono): 15 minutos até dormir; sonecas de 30 a 60 minutos; dorme por períodos cada vez mais longos à noite, depois de 2 ou 3 semanas.

You (você): uma hora ou mais para você enquanto o bebê está dormindo: este tempo aumenta à medida que o bebê cresce, demorando menos para comer, brincando sozinho e tirando sonecas mais longas.

Comparado com muitos outros programas de cuidados infantis, o E.A.S.Y. é um meio-termo sensível e prático, um alívio muito bem recebido pela maioria dos pais; oprimidos pelas orientações educacionais em voga, eles parecem se alternar entre dois extremos. Em um dos lados estão os especialistas no "amor severo", aqueles que acreditam que o "treinamento" certo dos bebês implica algo de luta: você precisa deixá-lo chorando e frustrado por algum tempo; não deve mimar o bebê, pegando-o no colo quando ele estiver chorando; você o mantém em um programa rígido e faz que ele se encaixe na *sua* vida, vivendo de acordo com as *suas* necessidades. No lado oposto, representando a visão mais atual e popular, estão os defensores do método "siga o ritmo do bebê", que orienta as mães a alimentá-los de acordo com o *exigido*, um termo que, acredito, fala por si mesmo: você acaba tendo um bebê muito exigente. Os defensores desta doutrina acreditam que para ter uma criança bem ajustada, você precisa atender a todas as suas necessidades... o que, quando seguido à risca, se transforma em desistir da própria vida.

Na verdade, querida, nenhum desses dois métodos funciona. No primeiro, você não respeita seu bebê; no segundo, você não respeita a si mesma. O E.A.S.Y. preocupa-se com a família toda, pois garante que as necessidades de todos os familiares sejam atendidas, e não apenas as do bebê. Você ouve e observa cuidadosamente, respeitando as necessidades do bebê, enquanto, *ao mesmo tempo*, acostuma-o à sua família. (Veja uma comparação entre o E.A.S.Y. e os dois métodos aqui citados na tabela a seguir.)

Comparação do Método E.A.S.Y. com Outros Métodos

Pelo Ritmo do Bebê	E.A.S.Y.	Pelo Amor Severo
Atendimento a todas as exigências do bebê – alimentando-o 10 a 12 vezes por dia, sempre que ele chorar.	Rotina flexível, mas estruturada, que cobre um período de 2 horas e meia a 3 horas de alimentação, atividade, sono e tempo para os pais.	Adoção de um programa de acordo com horários predeterminados de mamadas regulares, geralmente a cada 3 ou 4 horas.

Pelo Ritmo do Bebê	E.A.S.Y.	Pelo Amor Severo
Imprevisibilidade – o bebê assume o comando.	Previsibilidade – os pais estabelecem um ritmo que o bebê possa seguir; o bebê sabe o que esperar.	Previsibilidade – os pais estabelecem um horário ao qual, às vezes, o bebê não se adapta.
Os pais não aprendem a interpretar os sinais de seu bebê; muitas vezes, o choro é confundido com fome.	Por ser lógico, os pais podem antecipar as necessidades do bebê e, provavelmente, compreenderão as diferenças entre seus choros.	O choro pode ser ignorado se não estiver dentro do horário previsto; os pais não aprendem a interpretar os sinais do bebê.
Os pais não têm vida própria – o bebê estabelece o programa.	Os pais podem planejar sua própria vida.	Os pais são dominados pelo relógio.
Os pais se sentem confusos; frequentemente, a casa está um caos.	Os pais se sentem mais confiantes em relação à sua capacidade, porque entendem as dicas e o choro do filho.	Os pais frequentemente se sentem culpados, ansiosos ou, até mesmo, furiosos quando o bebê não obedece ao programa.

Por Que o E.A.S.Y. Funciona

Os seres humanos, não importa a idade, são criaturas orientadas por hábitos, ou seja, apresentam melhor desempenho dentro de um padrão regular de eventos. A estrutura e a rotina são normais na vida cotidiana. Tudo tem uma ordem lógica. Como minha avó dizia: "Você não pode colocar mais ovos no pudim depois que ele já está assado". Em casa, no trabalho, na escola e até mesmo na igreja, existem sistemas estabelecidos, que fazem nos sentirmos seguros.

Pense na sua própria rotina diária por um instante. Sem percebê-la de modo consciente, você executa rituais recorrentes a cada manhã, no jantar e na hora de dormir. Como você se sente quando um deles é perturbado? Mesmo um detalhe mínimo – como um problema no encanamento que a obrigue a ficar sem o banho matinal, ou um bloqueio na rua que a force a percorrer uma rota diferente até o trabalho ou um ligeiro atraso no horário usual da refeição – pode comprometer o dia inteiro. Portanto, por que seria diferente para os bebês? Eles precisam de rotinas tanto quanto nós, e é por isso que o E.A.S.Y. funciona.

Os bebês não gostam de surpresas. Seu delicado sistema orgânico funciona melhor quando eles comem, dormem e brincam no mesmo horário todos os dias e na mesma ordem. Isso pode variar ligeiramente, mas não muito. As crianças, e em especial os bebês e os lactentes, também gostam de saber o que virá em seguida. Eles tendem a não receber bem as surpresas nesse sentido. Dr. Marshall Haith, da Universidade de Denver, em uma pesquisa pioneira sobre a percepção visual, observou que os olhos dos bebês, apesar de apresentarem uma ligeira miopia no primeiro ano, são muito coordenados, desde o nascimento. Isso significa que, quando observam padrões previsíveis em uma tela de TV, por exemplo, os olhos começam a se voltar para a direção das coisas que irão acontecer *antes mesmo* de elas acontecerem. Ao rastrear os movimentos oculares dos bebês, Haith demonstrou que "quando uma imagem é previsível, o bebê forma expectativas mais rapidamente; quando você os engana, ficam chateados". Essa observação pode ser generalizada? De acordo com Haith, sim: os bebês dão preferência à rotina.

E.A.S.Y. acostuma o bebê à ordem natural das coisas: comer, brincar e descansar. Eu já vi pais colocarem o bebê na cama logo depois da alimentação, frequentemente porque ele cai no sono enquanto mama ou toma a mamadeira. Não aconselho esse hábito por dois motivos. Primeiro porque o bebê torna-se dependente da mamadeira ou do seio, e logo precisará deles para dormir. Em segundo lugar, *você* gosta de dormir após uma refeição? A menos que seja feriado e que você tenha comido um *chester* imenso, provavelmente não. Com frequência, você faz a refeição e depois exerce algum tipo de atividade. Na realidade, nossa vida adulta é organizada em torno das refeições: depois do café da manhã, saímos para o trabalho, para a escola ou para brincar; depois do almoço, mais trabalho, escola ou brincadeira; e depois do jantar, banho e repouso. Por que não oferecer a seu bebê a mesma progressão natural?

Estrutura e organização propiciam a todos os familiares a sensação de segurança. Uma rotina estruturada auxilia os pais a estabelecer um ritmo que o bebê possa seguir e a criar um ambiente que o ajude a perceber o que virá em seguida. Com o E.A.S.Y., não há rigidez: ouvimos o bebê e atendemos a suas necessidades específicas, mas o dia será mantido em uma ordem lógica. Somos *nós*, e não o bebê, que fornecemos a base.

Por exemplo, na refeição das 5 ou 6 horas da tarde, o bebê mama ou toma a mamadeira em seu quarto ou, pelo menos, em um canto silencioso da casa, reservado para as mamadas, um canto afastado dos odores da cozinha, da música em volume alto e da agitação de outras crianças. Então, passamos para a fase da atividade, que, à tarde, corresponde ao banho. O banho deve ser dado da mesma maneira todos os dias (veja as páginas 181-5). Já estando o bebê com o pijama, finalmente chega a hora de dormir; então, apagamos as luzes do quarto e colocamos uma música suave.

A atração desse simples plano é que, a cada passo, o bebê sabe o que virá depois, assim como todo mundo. Isso significa que a mamãe e o papai também podem planejar *sua* própria vida e que os irmãos não serão colocados em segundo plano. No final, todo mundo recebe o amor e a atenção de que precisa.

O E.A.S.Y. ajuda os pais a interpretar o bebê. Pelo fato de já ter lidado com tantos bebês, eu conheço sua linguagem. Quando um bebê chora querendo comunicar: "Estou com fome: alimente-me", eu ouço um som muito diverso do choro que quer dizer "Minhas fraldas estão sujas, troque-me" ou "Estou cansado, ajude-me a relaxar e a dormir". Meu objetivo é auxiliar os pais a aprender a ouvir e observar, de modo que *eles* também possam compreender a linguagem infantil. Mas isso exige tempo, prática e um pouco de tentativa e erro. Nesse meio tempo, com o E.A.S.Y., é possível fazer suposições mais inteligentes sobre o que seu bebê deseja, *antes mesmo* de tornar-se fluente na linguagem dele. (No próximo capítulo, explicarei mais sobre a interpretação dos gestos, do choro e de outros sinais do bebê.)

Por exemplo, digamos que seu bebê já tenha sido alimentado e, nos últimos minutos, ficou deitado sobre um cobertor na sala de estar, olhando para as faixas do tecido (sua forma de brincar). Se ele de repente começar a chorar, você pode ter quase certeza de que está ficando cansado e pronto para a próxima etapa: o sono. Em vez de enfiar a mamadeira na boca dele, levá-lo para passear de carro ou colocá-lo em uma daquelas horrorosas cadeirinhas de balanço (o que o tornará mais infeliz, e eu explicarei por que na página 209), coloque-o no berço depois de ter criado um ambiente adequado e então – pronto! – ele dormirá sozinho.

O E.A.S.Y. estabelece uma base sólida e ao mesmo tempo flexível para seu bebê. O E.A.S.Y. determina certas normas e rotinas que os pais podem adaptar de acordo com o temperamento do bebê e, não menos importante, de acordo com suas necessidades. Por exemplo, eu precisei ajudar a mãe da pequena Greta, June, nas *quatro* versões diferentes do E.A.S.Y. June amamentou apenas nos quatro primeiros meses e depois passou para a mamadeira. A mudança no método de alimentação frequentemente exige uma alteração na rotina. Além disso, Greta era um bebê Irritável, e sua mãe teve de aprender a se acomodar às suas preferências definidas. Para complicar ainda mais as coisas, June seguia o método "amor severo" e sentia-se muito culpada quando Greta não reagia exatamente do modo que ela esperava. Dados todos esses fatores, é compreensível que tenha sido preciso modificar tudo e ajustar as variantes corretamente.

Embora a ordem proposta pelo programa – comer, atividade e sono – seja sempre mantida, também ocorrem mudanças à medida que o bebê cresce. No quadro "Cronograma do E.A.S.Y.", apresentado anteriormente, eu ofereço um roteiro típico para o recém-nascido, que geralmente é valido até os 3 meses de idade. A partir dessa época, a maioria dos bebês começa a dormir menos no período noturno, tira menos sonecas durante o dia, come de forma mais adequada e, portanto, demora menos para se alimentar. Mas, a essa altura, você já conhecerá seu bebê e será mais simples ajustar a rotina.

O E.A.S.Y. favorece a educação cooperativa. Quando a principal pessoa que cuida do recém-nascido – normalmente a mãe – não tem tempo para si mesma, provavelmente reclama ou fica com raiva do parceiro por não cooperar na criação do filho. Eu presencio essa dificuldade em muitas das casas que visito. Não há nada mais enfurecedor, para uma mãe que está tentando explicar ao marido sua frustração, do que ouvir: "Do que está reclamando? Você só precisa se preocupar com o bebê".

"Eu tive de ficar com ele no colo o dia todo, ele chorou por duas horas", a esposa responde.

O que ela realmente quer é reclamar um pouco, e depois se acalma. Mas o parceiro, que já tem algumas soluções ensaiadas, deseja consertar a situação e, por isso, apresenta sugestões como: "Eu compro um bebê-conforto para você" ou "Por que você não o levou para passear?". A mulher, então, fica com mais raiva e sente-se diminuída. O marido fica confuso e irritado, pois não tem ideia de como foi o dia dela; tudo o que pode pensar é: *"O que ela quer de mim?"*. O que ele mais deseja fazer agora é se esconder atrás do jornal ou ligar a TV para assistir a seu time favorito. Percebendo isso, ela provavelmente fica ainda mais enfurecida, e, em vez de ambos lidarem com as necessidades do bebê, mergulham cada qual no seu próprio drama.

O E.A.S.Y. vem para resgatar seu relacionamento! Quando existe uma estrutura nítida, o marido sabe como foi o dia da esposa, e pode então fazer parte da rotina. Observei que os homens preferem realizar tarefas práticas. Portanto, se o marido estará em casa às 18 horas, a mulher examina sua própria rotina e decide quais tarefas ele pode realizar. Muitos homens adoram dar banho no bebê e a mamadeira noturna.

Embora seja menos comum, em cerca de 20% das famílias com filhos pequenos é o pai que fica em casa o dia todo enquanto a mãe sai para trabalhar. De qualquer modo, sugiro que, quando aquele que esteve fora de casa retornar, vocês três passem meia hora juntos. Isso encoraja quem ficou em casa o dia todo a dar um passeio, por exemplo, apenas para refrescar a cabeça.

> *DICA: Quando você chegar em casa do trabalho, troque de roupa, mesmo que não tenha saído do escritório o dia todo. As roupas retêm odores que podem perturbar os sentidos delicados do bebê.*

No caso de Ryan e Sarah, o E.A.S.Y. acabou com as brigas frequentes sobre o que era "melhor" para o bebê Teddy. Ryan viajava muito quando comecei a estabelecer a rotina de Sarah e Teddy. Quando ele chegava em casa, era compreensível que desejasse passar muito tempo com o bebê no colo, brincando com ele. Não demorou muito para que o pequeno Teddy se acostumasse ao colo do papai; quando tinha 3 semanas, era praticamente impossível para Sarah colocá-lo no berço. Sem querer, papai havia treinado Teddy a permanecer um período bem longo no colo, especialmente antes das sonecas e da hora de dormir. Quando Sarah telefonou para mim, eu lhe expliquei que era apenas necessário reprogramar Teddy para dormir sem um "acessório humano", como eu os chamo (*veja* as páginas 199-200). Agravava a situação o fato de Ryan estar às vésperas de nova viagem, deixando a pobre mamãe com a tarefa de segurar o filho no colo. Demorou apenas dois dias para desacostumarmos Teddy, porque ele era bem novo. Felizmente,

Ryan entendeu o E.A.S.Y. e, quando retornou ao lar, ele e Sarah trabalharam juntos.

E os pais e mães solteiros? É certo que eles quase sempre têm muitas dificuldades no início, porque não contam com ninguém para aliviar sua carga. Mas, mesmo com a ocasional opressão emocional, Karen, 38 anos, acreditava que estava em melhor situação que alguns casais. "Não há ninguém que brigue comigo dizendo o que ou como fazer", ela ponderou. Adaptar Matthew ao E.A.S.Y. facilitou a Karen pedir a ajuda de outras pessoas. "Eu já tinha tudo por escrito", ela lembra, "e, sempre que amigos ou familiares cuidavam dele para mim, sabiam exatamente do que ele precisava, qual era o horário das sonecas, quando ele brincava e assim por diante. Não era necessária nenhuma adivinhação."

DICA: Se você é pai ou mãe solteira, os amigos são fundamentais. No caso daqueles que não podem ou não querem ajudar a cuidar da criança, peça seu apoio para realizar as tarefas de casa ou fazer compras. Não espere que os outros leiam sua mente, nem fique ressentida quando eles não o fizerem.

Comece da Maneira que Deseja Manter

Eu sei que a ideia de uma rotina estruturada pode ir contra tudo aquilo que você já ouviu de seus amigos ou leu nos livros. A ideia de planejar a rotina de um bebezinho não é muito bem aceita – alguns até mesmo a consideram cruel. Ainda assim, muitos especialistas ou amigos sugerem que você estabeleça algum tipo de rotina a partir dos 3 meses de idade. O raciocínio é que, nessa época, o bebê já ganhou o peso de que precisava e mostrará um padrão consideravelmente regular de sono.

Besteira, eu afirmo! *Por que esperar?* Depois de três meses sem rotina, o que você terá será um pandemônio. Além disso, não acontece nada significativo no processo de desenvolvimento aos 3 meses de idade. É verdade que a maioria dos bebês já mostrará alguma evolução, mas adequação à rotina não é um fenômeno automático da idade, é algo *aprendido*. Alguns bebês, normalmente os do tipo Anjo ou Livro-texto, já podem ser encaixados em um programa muito antes disso. Já aqueles que apresentam maior resistência, aos 3 meses, em vez de se apaziguarem, já terão desenvolvido os chamados "problemas de sono ou de alimentação" – *dificuldades que poderiam ter sido evitadas, ou pelo menos minimizadas, se uma estrutura fosse estabelecida desde a lactância.*

Com o E.A.S.Y., você orienta o bebê e, ao mesmo tempo, conhece as necessidades dele. Quando ele tiver 3 meses, você já conhecerá seus padrões e entenderá sua linguagem. Além disso, você pode introduzir bons hábitos. Como minha avó ensinou, *comece da maneira que você deseja manter*. Ou seja, imagine como deseja que sua família seja e comece a trabalhar para esse objetivo desde que o bebê chega do hospital. Deixe-me explicar de outra forma: se você quiser abraçar meu conceito de maternidade direcionada à família inteira, na qual as necessidades do bebê são atendidas ao mesmo tempo em que ele se integra à vida da família, aplique o método E.A.S.Y. Se você escolher outra abordagem, a decisão é sua.

Mas o problema é que os pais com frequência não percebem que estão fazendo uma escolha – eles entram no que chamo de "paternidade acidental". Eles não se lembram das últimas semanas para decidir se é isso que realmente querem, ou não tomam consciência de como seu comportamento e suas atitudes afetam o relacionamento com o bebê. Não começam como gostariam de continuar. (Saiba mais sobre a paternidade acidental e a solução dos problemas que ela pode causar no Capítulo 9.)

Verdade seja dita: geralmente são os adultos, e não os bebês, que criam as situações difíceis. Como mãe, você sempre deve assumir o comando. Afinal, você tem mais experiência do que seu bebê! Apesar de os bebês nascerem com um temperamento próprio, as ações dos pais realmente fazem diferença. Já vi bebês Anjos ou Livro-texto transformarem-

-se em duendezinhos endiabrados porque ficaram confusos no meio da tormenta. Independentemente do tipo do bebê, lembre-se de que os hábitos que ele desenvolve estão nas *suas* mãos. Pense no que você deve fazer.

Maternidade Consciente

Os budistas se referem a um *estado de consciência*, que significa prestar atenção total ao ambiente e estar completamente presente em cada momento. Eu sugiro que você aplique essa ideia na criação do recém-nascido. Tente tornar-se mais consciente dos hábitos que você está estabelecendo.

Por exemplo, aos pais que ficam com o bebê no colo até ele dormir, eu recomendo que façam o mesmo, por meia hora, com um saco de batatas de 9 quilos. Oras, é isso mesmo que você deseja estar fazendo daqui a alguns meses, quando o bebê crescer? Para aqueles que estimulam o bebê ininterruptamente, para que ele se distraia, eu pergunto: "Como você quer que seja sua vida quando ele for um pouco mais velho?". Independentemente de você estar planejando voltar a trabalhar ou permanecer em casa, ficará feliz se ele precisar de sua atenção constante? Você não acha que seria bom ter um pouco de tempo para si mesma? Neste caso, deve, desde já, apoiar a independência de seu filho.

Também ajuda refletir sobre sua própria rotina. O que acontece quando seu dia é perturbado por um evento inesperado ou por um obstáculo a suas ações cotidianas? Você fica irritada e, muitas vezes, chega a perder a calma, o que pode afetar seu apetite e a qualidade de seu sono. Seu bebê não é diferente, exceto pelo fato de, por si mesmo, não conseguir estabelecer uma rotina, ou seja, *você precisa fazer isso por ele*. Quando é estabelecido um programa sensível, ao qual o bebê possa se adaptar, ele se sente mais seguro e você, menos oprimida.

Improvisadores e Planejadores

Os pais muitas vezes rejeitam, no início, a ideia de uma rotina estruturada. Quando lhes digo: "Nós iremos introduzir imediatamente uma estrutura no dia de seu bebê", eles engolem em seco.

"Oh, não!", replicam. "O livro diz que temos de deixar o bebê no comando e atender a todas as suas necessidades. Do contrário, ele se tornará inseguro." Muitas vezes, os pais têm uma noção errada de rotina, associando-a a ignorar o ritmo natural do bebê *ou* a deixá-lo chorar. Eles não percebem que é exatamente o oposto que acontece: a adoção do E.A.S.Y. ajuda os pais a interpretar e suprir melhor as necessidades do bebê.

Alguns pais também rejeitam a ideia de uma rotina estruturada porque estão convencidos de que ela irá tirar toda a espontaneidade de sua vida. Recentemente, visitei um jovem casal que sentia isso. Todos os aspectos de seu estilo de vida – típico de muitos casais de 20 ou 30 anos que abraçam aquilo que acreditam ser uma "paternidade natural" – seriam restritos por uma rotina, argumentavam eles. Chloe, ex-higienista dentária, deu à luz em sua casa, auxiliada por uma parteira. Seth, um mago da computação, tinha um emprego flexível, que lhe permitia que trabalhasse em casa grande parte do tempo; por isso, ajudaria a criar o filho. Quando fiz perguntas como: "Em que horários Isabella costuma mamar?" e "Em que horários ela tira sonecas?", os dois olharam para mim confusos. Depois de um momento, Seth finalmente disse: "Bem, depende de como é o *nosso* dia".

Os casais que inicialmente resistem ao E.A.S.Y. tendem a se encaixar nos extremos opostos do que chamo de pêndulo Improviso/Planejamento. Alguns improvisadores adoram seu estilo livre, assim como Chloe e Seth. Outros, naturalmente desorganizados, sentem que não conseguirão mudar (o que simplesmente não é verdade, como você aprenderá adiante). Ou, então, podem ser, como no caso de Terry, pais anteriormente disciplinados que tentam transformar seu estilo de vida em algo mais flexível. Em qualquer caso, quando digo "rotina estruturada", eles *escutam* "programa rígido" e *pensam* em cronogramas e obediência estrita ao relógio. Erroneamente, acreditam que estou sugerindo o abandono de todos os vestígios de espontaneidade de suas vidas.

Quando conheço pais totalmente desorganizados ou simplesmente adeptos do princípio da não intervenção, digo a eles com honestidade: "Vocês precisam adquirir os bons hábitos antes de transmiti-los a uma criança. Eu posso ensiná-los a interpretar o choro de seu bebê e a atender às necessidades dele, mas vocês nunca darão a seu filho uma sensação de segurança e calma, a menos que deem seus próprios passos na direção de formar um ambiente adequado".

Na extremidade oposta do pêndulo, estão os planejadores, aqueles pais que seguem os livros à risca, como Dan e Rosalie, ambos executivos de Hollywood. A casa deles é um brinco; seu tempo é dividido em minutos precisos. Durante a gravidez de Rosalie, eles imaginaram que o bebê poderia se adaptar a seu modo de vida. Mas, algumas semanas depois da chegada da pequena Winifred, as coisas não estavam funcionando tão bem quanto eles haviam planejado. "Winnie é geralmente dócil para cumprir um programa, mas, às vezes, acorda mais cedo ou demora mais para comer", a mãe explicou. "Então, todo o nosso dia é perdido. Você pode me ensinar a colocá-la de volta nos eixos?" Tentei explicar a Dan e Rosalie que, embora eu enfatize a importância da disciplina, também acredito na flexibilidade. "Vocês precisam interpretar corretamente as dicas de seu bebê", eu aconselhei. "Ela está se acostumando com o mundo. Vocês não podem esperar que *ela* se adapte ao horário de vocês."

A maioria dos pais acaba compreendendo. Eu não fico surpresa quando, depois de semanas ou meses tentando fazer as coisas do seu próprio jeito, os pais que inicialmente haviam rejeitado o E.A.S.Y. telefonam para mim, às vezes porque sua vida está um caos e outras porque têm um bebê mal-humorado nas mãos e não conseguem interpretar as necessidades dele – ou por ambas as razões. Se a mãe era do tipo planejadora, uma pessoa altamente organizada e eficiente no passado, e tentou adaptar o bebê à sua nova vida, ela geralmente não entende por que nada está funcionando. Ou então, se for uma improvisadora que decidiu seguir os horários do bebê, permitindo que ele assumisse o comando, agora não consegue entender por que não tem tempo de tomar um banho, de vestir-se e até mesmo de respirar! Ela não conversa ou janta com o marido há semanas. A minha resposta, em qualquer um dos casos, é: *transforme o caos em calma – ou abandone um pouco sua necessidade de controle – adotando o E.A.S.Y. para sua vida.*

Qual é o seu QIP?

Algumas pessoas são planejadoras por natureza, enquanto outras gostam de viver no limite e de apenas improvisar; a maioria, contudo, está no meio-termo. E você? Elaborei um pequeno questionário para ajudá-la a descobrir em que extremo do pêndulo você se encontra: Improviso ou Planejamento. As questões surgiram de tudo que já observei nas casas das diferentes famílias que conheci nos últimos vinte anos. Observando como os pais cuidam da casa e conduzem sua vida cotidiana, eu posso dizer como irão se adaptar a uma rotina estruturada assim que o bebê chegar.

QIP (Quociente Improviso/Planejamento)

Para cada questão, marque o número que melhor descreve seu comportamento. Utilize a seguinte legenda:

5 = sempre
4 = normalmente

3 = às vezes
2 = dificilmente
1 = nunca

Vivo de acordo com um programa.	5	4	3	2	1
Prefiro que as pessoas telefonem antes de me visitar.	5	4	3	2	1
Depois de fazer compras ou tirar as roupas do varal, eu imediatamente guardo tudo em seu devido lugar.	5	4	3	2	1
Dou prioridade às minhas tarefas diárias e semanais.	5	4	3	2	1
Minha escrivaninha é muito organizada.	5	4	3	2	1
Compro semanalmente os alimentos e outros suprimentos dos quais precisarei.	5	4	3	2	1
Odeio quando as pessoas se atrasam.	5	4	3	2	1
Tenho o cuidado de não acumular muitas responsabilidades.	5	4	3	2	1
Antes de começar um trabalho, pego todo o material que vor usar.	5	4	3	2	1
Limpo e organizo meus armários em intervalos regulares.	5	4	3	2	1
Quando termino uma tarefa, guardo tudo que estava usando.	5	4	3	2	1
Eu planejo tudo com antecedência.	5	4	3	2	1

Para descobrir qual é seu QIP (Quociente Improviso/Planejamento), some os números e divida o resultado por 12. Sua pontuação total irá variar entre 1 e 5, que indica um ponto entre um extremo e outro da relação Improviso/Planejamento. Por que essa gradação? Se você estiver mais perto de um dos extremos, poderá ser um daqueles pais que inicialmente têm problemas com o método E.A.S.Y., por ser um tanto rígido ou solto demais. Isso não significa que você não possa implementar uma rotina estruturada, apenas que terá de pensar mais e ter mais paciência com o método E.A.S.Y. do que os pais que ficam no meio-termo. As descrições seguintes explicam o perfil correspondente a cada pontuação e quais desafios você provavelmente enfrentará:

De 5 a 4: Provavelmente, você é uma pessoa muito organizada. Você tem um lugar para tudo e gosta de tudo em seu lugar. Eu tenho certeza de que não terá problemas com a ideia de uma rotina estruturada – pode até recebê-la bem. No entanto, você pode achar difícil incorporar flexibilidade a seu dia e/ou fazer mudanças nas suas práticas usuais, que se adaptem ao temperamento e às necessidades do bebê.

De 4 a 3: Você é bastante organizada, embora tenda a não ser fanática quanto à limpeza ou à estrutura. Às vezes, você deixa a casa ou o escritório um pouco desorganizados, mas de quando em quando guarda as coisas, limpa, arquiva ou faz o necessário para restaurar a ordem. Provavelmente, você não terá muito estresse em adaptar seu bebê ao E.A.S.Y. E, uma vez que você parece bastante flexível, não terá problemas em se adaptar se o bebê demonstrar outra tendência.

De 3 a 2: Você tende a ser um pouco desorganizada e bagunceira, mas está longe de ser uma causa perdida. Para administrar uma rotina estruturada, provavelmente precisará *anotá-la*, de forma que não se esqueça de nada. Registre os horários exatos em que seu bebê come, brinca e dorme. Você também pode fazer listas das coisas que precisará executar. (Na página 71, forneço um modelo de diário que poderá ajudá-la.) O lado bom de seu tipo é o costume de conviver com um pouco de caos, por isso a vida com o bebê provavelmente não a surpreenderá.

De 2 a 1: Você é uma verdadeira improvisadora, uma pessoa que dança conforme a música. Adaptar-se a uma rotina estruturada será um grande desafio. Definitivamente você precisará *anotar tudo*, o que significa uma mudança radical em seu estilo de vida. Mas, pense bem, querida: ter um bebê *é* algo absolutamente radical!

Mudando Suas Características

Felizmente os humanos não são como os leopardos. Com exceção de alguns casos raros (veja o quadro seguinte), a maioria de nós pode mudar suas características. Percebo que os pais que se encontram no meio do pêndulo Improviso/Planejamento conseguem se adaptar rapidamente, talvez porque, por natureza, sejam o grupo mais flexível. Eles conseguem apreciar os benefícios da organização e, ao mesmo tempo, toleram um pouco de caos.

Se conseguirem se libertar da própria luta em busca da perfeição, os pais muito exigentes ou meticulosos também podem encontrar alívio em meu método, porque ele envolve a organização e a administração. Frequentemente, esse tipo de pais tem de trabalhar um pouco sua flexibilidade. Para minha alegria, também já vi pais intensamente desorganizados abraçarem a lógica e os benefícios do E.A.S.Y.

Hannah. A inflexível Hannah, cujo QIP era 5 quando a conheci, teve de percorrer um longo caminho para se adaptar ao E.A.S.Y. Uma confessa seguidora de regras, Hannah alimentava seu bebê de acordo com um rígido horário, literalmente. Fora aconselhada no hospital a amamentar a pequena Miriam 10 minutos em cada seio (algo em que eu decididamente *não acredito*; veja a página 122), e foi exatamente o que fez. Ajustava o despertador para tocar a cada vez que amamentava sua filha. Ao som daquela terrível campainha, tirava Miriam de um dos seios e a trocava de lado. Dez minutos depois, a campainha tocava de novo e Miriam era arrancada do seio e levada rapidamente para o quarto, porque já era hora da soneca. Para o meu horror, Hannah então ajustava novamente o despertador, explicando: "Eu entro no quarto de dez em dez minutos. Se ela ainda estiver chorando, eu a encorajo a dormir. Depois saio por mais dez minutos e repito tudo até que ela finalmente durma". (Entenda bem, não importava se Miriam havia chorado por apenas *nove* daqueles dez minutos; era o despertador que comandava.)

"Jogue fora esse maldito despertador!", eu aconselhei, no tom mais sensível e delicado que consegui. "Vamos ouvir o choro de Miriam e descobrir o que ela está tentando nos dizer. Nós a observaremos enquanto mama, prestando atenção a seu pequeno corpo e deixando que suas dicas nos indiquem o que fazer." Expliquei a Hannah minha rotina E.A.S.Y. e ajudei-a a se adaptar a ela. Demorou algumas semanas para que mamãe se adequasse. Miriam, obviamente, sentiu alívio instantâneo e logo começou a brincar sozinha por períodos maiores. Apenas quando mostrava sinais de fadiga é que Hannah a colocava no berço.

Terry. Embora tenha repelido inicialmente a ideia de uma rotina estruturada, Terry apresentava a pontuação de 3,5 no teste do pêndulo Improviso/Planejamento. Pessoalmente, acredito que ela estaria mais próxima de 4, porque, por muitos anos, fora uma executiva com bastante poder nas mãos. Talvez suas respostas às questões refletissem como Terry queria ser. Em qualquer caso, assim que ela repensou a própria resistência, nós nos concentramos primeiro em organizar os hábitos alimentares de Garth. Ajudei Terry a perceber que ele mamava bem e que, se brincava com seu seio, era porque estava tentando sugar. Logo ela conseguiu distinguir melhor as diferenças entre o choro de fome e o choramingar de cansaço, e – acredite em mim – eles são muito diferentes. Também sugeri a Terry que fizesse um diário para registrar as mamadas, os períodos de atividade e as sonecas de Garth, e também o tempo livre pela manhã (veja a página 71). Estabelecer uma estrutura, ver a progressão de seu dia de maneira clara e saber o que esperar do bebê ajudou Terry a se tornar mais eficiente e a interpretar o choro de Garth, e também permitiu que ela conseguisse tempo para si mesma. Ela se sentia uma mãe muito melhor; na realidade, sentia-se melhor em relação a todos os aspectos de sua vida.

Depois de duas semanas, Terry telefonou para mim. "Tracy, são apenas dez e meia da manhã, e já me levantei, estou vestida e pronta para sair e realizar minhas tarefas", ela informou orgulhosamente. "Você sabe, o mais engraçado é que embora eu temesse tanto ser espontânea, minha vida, na realidade, era totalmente imprevisível. Agora, eu posso até arrumar tempo para *ser espontânea!*"

Trisha e Jason. Ambos consultores que trabalhavam em casa, Trisha e Jason ficavam mais perto da pontuação 1 no pêndulo Improviso/Planejamento. Eles formavam um ótimo casal, com idade na faixa dos 30 anos. Já na nossa consulta inicial, enquanto conversávamos na sala, senti o ímpeto de fechar a porta de seus respectivos escritórios, a fim de bloquear a visão das rosquinhas empilhadas, das xícaras de café sujas e dos papéis espalhados por todo canto. Obviamente, o caos imperava naquela casa. Roupas sujas sobre as cadeiras, o chão pontilhado por meias, casacos e outros artigos da vida cotidiana. Na cozinha, os armários estavam abertos e os pratos sujos lotavam a pia. Nada disso parecia incomodar Trisha ou Jason.

Ao contrário de alguns casais que mergulham em um movimento de ilusão, Jason e Trisha, ela no nono mês da gravidez, sabiam que, uma vez que a filha chegasse, tudo seria diferente. Eu os auxiliei a compreender quais seriam as alterações globais e específicas em seu estilo de vida, que deveriam ser empreendidas a partir da chegada do bebê. O novo centro das atenções precisaria de "lugares sagrados", onde pudesse comer, brincar e dormir sem ser muito estimulada, mas o casal também precisaria respeitar a necessidade de constância do bebê.

Elizabeth nasceu em um sábado e chegou ao lar no dia seguinte. Eu havia dado a Trisha e Jason uma lista dos itens que precisariam ter à mão. Em defesa deles, devo dizer que haviam comprado quase tudo. Eles foram um pouco menos eficientes em arrumar o quarto do bebê e abrir todas as embalagens, deixando os artigos necessários à disposição. Independentemente dessas pequenas falhas, Trisha e Jason eram incrivelmente bons (para minha surpresa, eu tenho de admitir) em manter a rotina do E.A.S.Y. Também ajudava o fato de Elizabeth ser um bebê Livro-texto: quando tinha apenas 2 semanas de vida, os pais não enfrentavam mais problemas para cuidar dela; na sétima semana, conseguia dormir cinco ou seis horas por noite sem acordar.

Não se engane, no entanto: Trisha e Jason ainda são basicamente Trisha e Jason. Mas, pelo menos, tiveram um bom começo. Sua casa é um pouco mais organizada, mas continua parecendo uma zona de batalha. Mesmo assim, a pequena Elizabeth está prosperando, porque seus pais criaram um ambiente seguro e confortável para ela *e* estabeleceram um ritmo que ela pôde seguir.

Quando o E.A.S.Y. Parece Difícil

É raro, mas alguns pais têm muita dificuldade em estabelecer uma rotina estruturada. Em geral, isso ocorre por um dos seguintes motivos:

• **Eles se veem aprisionados por uma rotina.** Se considerarmos a vida em toda a sua extensão, a infância dura apenas um momento. Os pais que entendem o E.A.S.Y. como uma sentença de vida reclamam e lamentam: nunca conseguirão tempo para compreender o filho ou para com ele se divertir.

• **Eles não assumem compromisso.** Sua rotina pode mudar com o tempo, ou você terá de fazer constantes ajustes às necessidades, suas e de seu filho. Ainda assim, a cada dia você deve tentar manter essa estrutura da forma que é: comer, brincar, dormir e tempo para você. É um pouco tedioso, querida, mas funciona.

• **Eles não conseguem trilhar o caminho do equilíbrio, o mais prático.** Ou acreditam que o bebê deve adaptar-se às necessidades dos pais ou preferem a filosofia de que tudo deve ser comandado pelo bebê, o tempo todo – neste caso, o bebê e o caos dominam a casa.

Da mesma forma, Terry ainda é Terry, dividida entre o amor por Garth e a saudade da atuação profissional. Desconfio que, embora tenha prometido veementemente a si mesma que não voltaria ao trabalho, ainda reavalie tal decisão. Se isso acontecer, com o E.A.S.Y. implantado, ela e Garth farão uma transição mais suave.

E Hannah ainda é Hannah. Ela já não liga mais o despertador, mas a sua casa continua imaculada; Miriam ainda não começou a andar, mas, por enquanto, é difícil perceber que um bebê mora ali. Pelo menos, Hannah já fala a linguagem de sua filha.

Seu Bebê Gosta do E.A.S.Y.?

Naturalmente, o bem-estar de um bebê também depende dele. Minha primeira filha, Sara, era um bebê Enérgico, extremamente exigente e com muitas e constantes demandas emocionais. Ela era afiada como um punhal e, no minuto em que abria os olhos, exigia que eu fizesse tudo o que desejava. Ela me deixou exausta. A única forma que descobrimos para conviver juntas foi através de uma estrutura consistente. Cumpríamos religiosamente um ritual na hora de dormir; quando eu o desobedecia, ela perdia o controle e era um verdadeiro inferno. Depois veio sua irmã, Sophie, que era um bebê Anjo desde o começo. Acostumada com as dificuldades de Sara, eu ficava constantemente surpresa pela calma de meu novo bebê. Verdade seja dita, em muitas manhãs eu me debruçava sobre o berço de Sophie para ver se ela ainda estava respirando. E ali estava ela, bem acordada e conversando alegremente com seus brinquedos. Eu quase nem tive de pensar em uma rotina para ela!

O que você pode esperar de seu filho? Não há como saber com certeza. Porém, estou certa de uma coisa: nunca encontrei um bebê que não progredisse com o E.A.S.Y. ou um lar que não melhorasse com uma rotina estruturada. Se seu bebê for do tipo Anjo ou Livro-texto, o relógio interno dele provavelmente possibilitará um bom começo, sem necessidade de muitos ajustes. Porém, outros tipos de bebê podem precisar de um pouco mais de ajuda. Veja, a seguir, o que esperar de seu bebê.

Anjo. Não é de surpreender que um bebê com uma disposição meiga e amena se adapte facilmente a um dia estruturado. Emily era assim; nós a adaptamos rapidamente ao E.A.S.Y. Assim que chegou ao lar, na primeira noite no berço, Emily dormiu das 11 da noite às 5 da manhã, e continuou assim até a terceira semana, quando então começou a dormir das 11 às 7. Sua mãe era motivo de inveja de todas as suas amigas. De acordo com minha experiência, isso é típico: em uma rotina estruturada, muitos bebês Anjos dormem a noite toda a partir da terceira semana de idade.

Livro-texto. Este também é um tipo de bebê de quem se cuida com facilidade, porque ele é muito previsível. Uma vez que você inicia uma rotina, ele a segue sem dar muito trabalho. Tommy acordava regularmente para comer e tinha sono tranquilo das 10 da noite às 4 da manhã; na sexta semana, já dormia até às 6 da manhã. Observei que os bebês Livros-texto geralmente dormem a noite toda a partir da sétima ou oitava semana de idade.

Sensível. Este é o bebê mais frágil e que maior necessidade tem da previsibilidade de uma rotina. Quanto mais metódica você for, melhor vocês se entenderão e mais cedo ele começará a dormir a noite toda – em geral desde a oitava ou décima semana, se suas dicas forem interpretadas corretamente. Porém, tome cuidado: a menos que o bebê Sensível seja submetido a uma rotina estruturada, é difícil interpretar seu choro – e isso apenas o tornará mais irritado. No caso de Íris, quase tudo pode tirá-la do sério, desde uma visita inesperada até o latido de um cachorro na rua. A mãe tem de prestar muita atenção às dicas de Íris – se não perceber um sinal de fome ou cansaço da filha (veja a página 204) e esperar muito para alimentá-la ou para colocá-la no berço, a Sensível Íris terá uma crise em alguns minutos e depois será muito difícil acalmá-la.

Enérgico. Este bebê – um pequeno ser que já sabe muito bem o que quer – pode parecer resistente ao programa. Ou, então, justamente quando você acreditava tê-lo adaptado a uma rotina adequada, *ele* decide que não está funcionando. Então, você tem de fazer uma pausa de um dia e observar as dicas dele. Veja o que está pedindo e depois o coloque de volta nos eixos. Os bebês Enérgicos mostram o que funciona para eles e o que não causa efeito. Bart, por exemplo, de repente começou a sentir sono a cada vez que a mãe tentava amamentá-lo. Depois, era difícil acordá-lo – e isso depois de ele já ter seguido o E.A.S.Y. por quatro semanas. Eu sugeri à mãe, Pam, que fizesse uma pausa de um dia para observar o filho cuidadosamente. O que ela conseguiu ver com clareza foi que Bart dormia por períodos mais curtos durante o dia; quando acordava, parecia não ter aproveitado a soneca. Ela também percebeu que intervinha muito rapidamente quando ele começava a acordar, em vez de esperar por suas dicas. Quando se continha, sem sair correndo na direção do berço, Pam observava que às vezes ele adormecia novamente e depois ficava mais desperto durante a hora de mamar. Assim, ela conseguiu colocá-lo de volta no programa. Um bebê Enérgico demora cerca de doze semanas para começar a dormir a noite toda. Eles agem como se não quisessem ficar dormindo, com medo de perder alguma coisa. Frequentemente, também têm dificuldade em diminuir seu nível de energia.

Irritável. Aqui está um bebê que pode não gostar de nenhum tipo de rotina, porque... ele *detesta quase tudo*. Mas, se você souber lidar com o temperamento dele e for coerente, ele ficará muito mais feliz. Este tipo de bebê é muito intenso, mas, com o E.A.S.Y., é menos provável que você tenha problemas na hora do banho, de vesti-lo e até mesmo de amamentá-lo, porque no mínimo, seu pequeno colérico saberá o que esperar, o que provavelmente o deixará mais contente. Os bebês Irritáveis com frequência recebem um diagnóstico de cólica, quando, na realidade, precisam apenas de estrutura e perseverança. Stuart era um bebê desse tipo. Ele não se distraía com nada, não gostava de ser trocado e se irritava na hora de mamar – e nunca deixava de mostrar sua irritação. O ritmo natural de Stuart funcionava para ele, mas não para sua mãe, porque ela não gostava de acordar exatamente no meio da noite. Ela introduziu o método E.A.S.Y., e agora, que o dia é mais previsível, Stuart começou a dormir por períodos mais longos à noite e até se tornou mais agradável durante o dia. Os bebês Irritáveis frequentemente dormem a noite toda a partir da sexta semana de idade. Na realidade, eles parecem mais felizes quando estão na cama, envolvidos por cobertores e afastados da agitação da casa.

Deixe-me lembrá-la, como fiz ao explicar os "tipos" no Capítulo 1: seu bebê pode exibir as características de mais de um tipo. Em qualquer caso, você não precisa tomar essas descrições como se fossem entalhadas em pedra. Estou dizendo apenas que observei que alguns bebês seguem a rotina E.A.S.Y. com mais facilidade do que outros. E alguns, como a minha Sara, também precisam mais de uma rotina estruturada do que outros.

Como Aprender a Interpretar as Dicas de Meu Bebê?

Agora você já tem uma ideia do grau de sua organização e do que esperar de seu bebê. Isso é um começo, mas o mundo não foi construído em um dia... As primeiras semanas de uma rotina estruturada podem ser muito difíceis, exigem tempo e paciência, e também a perseverança de obedecer ao plano. Aqui vão algumas dicas importantes:

Anote tudo. Uma das ferramentas que ofereço aos pais – ferramenta particularmente proveitosa para os improvisadores – é o diário do E.A.S.Y. Ele os ajuda a registrar o ponto do processo em que se encontram e o que o bebê e a mamãe andam fazendo. É especialmente importante manter um diário durante as seis primeiras semanas de vida do bebê. Não se esqueça de registrar também sua própria recuperação. Como explicarei mais detalhadamente no Capítulo 7, o descanso durante as primeiras seis semanas é tão fundamental à mãe quanto o aprendizado dos cuidados com o bebê.

O seu Diário do E.A.S.Y.

DATA

Alimentação
Em qual horário?
Quanto (em ml ou em min.)?
No seio direito (em min.)?
No seio esquerdo (em min.)?
Número de defecações
Número de micções
Atividade
Qual e por quanto tempo?
Banho (de manhã ou à tarde)?
Sono
Por quanto tempo?
Você
Descanso?
Tarefas?
Descobertas?
Comentários?

Com o diário, depois de alguns dias, até uma semana, você saberá exatamente o que seu bebê está fazendo. Você pode notar um impulso de crescimento, por exemplo, porque ele está comendo mais ou ficando mais tempo no seio. Se ele repentinamente começa a passar 50 minutos ou 1 hora no seio, quando costumava mamar em apenas 30 minutos, está realmente mamando ou apenas matando o tempo e usando seu seio para adormecer? Você saberá a resposta apenas se tiver reservado um tempo para observá-lo atentamente – é assim que mães e pais começam a aprender a linguagem infantil e os hábitos do bebê (saiba mais sobre isso nas páginas 75-101).

Esse é apenas um modelo de diário, projetado especialmente para as mães. Como você lerá nos Capítulos de 4 a 6 – que abordam em mais detalhes a alimentação, as necessidades fisiológicas, as atividades e outros aspectos do cotidiano do seu bebê – é possível adotar orientações adicionais para a análise do progresso do bebê. Além disso, você pode adaptar esse diário a uma situação específica. Por exemplo, se você e seu companheiro dividem as tarefas, você pode indicar no diário quem faz o quê. Ou, se o seu bebê foi prematuro ou nasceu com algum problema de saúde (veja as páginas 265-88), você pode adicionar outra coluna, indicando os cuidados especiais necessários. O mais importante a lembrar é a *coerência*; o diário simplesmente ajuda a registrar tudo.

Conheça seu bebê como pessoa. O maior desafio para os pais é conhecer o bebê como o indivíduo único e especial que ele é. Se sua filha se chamar Rachel, não pense nela como "o bebê",– mas sim como uma pessoa que se chama Rachel. Você sabe a ordem em que o dia de seu bebê progride: mamadas, atividades, sonecas. Mas você também terá de prestar atenção às informações que ele lhe fornece, o que pode significar alguns dias de experimentação, nos quais você simplesmente observa o bebê.

> **DICA:** *Lembre-se de que seu bebê não é realmente "seu", mas constitui uma outra pessoa, um presente que você recebeu da natureza e do qual deve cuidar.*

Vá com calma... Vá com calma. O E.A.S.Y. também é um lembrete de que os bebês respondem melhor a movimentos suaves, simples e lentos. Esse é o ritmo natural deles, e deve ser respeitado. Em vez de tentar fazer o bebê responder a seu próprio ritmo, vá mais devagar até chegar ao ritmo dele. Assim, você será capaz de observar e ouvir, sem sair correndo em direção ao quarto a cada resmungo. A atitude tranquila, além de fazer bem ao bebê, permite à mãe adaptar-se ao ritmo dele com menos estresse. É por isso que sugiro que as mães respirem fundo três vezes antes de pegar seu bebê no colo. No próximo capítulo, explicarei mais sobre como desacelerar seu ritmo e prestar atenção meticulosa e cuidadosa.

CAPÍTULO TRÊS

Acalme-se com S.L.O.W.
(e Compreenda a Linguagem de Seu Bebê)

Acreditamos que a mãe que consegue interpretar as dicas de seu bebê, que entende o que o filho está tentando comunicar, está mais apta a oferecer uma educação que enriqueça o desenvolvimento da criança e, mais tarde, facilite o processo de cognição.

— Dr. Barry Lester,
em ("The crying game"),
Brown Alumni Magazine

O Bebê: Um Estranho em Terra Estranha

Tento ajudar os pais a se colocarem no lugar do bebê explicando que o recém-nascido é como um visitante vindo de um país muito distante. Peço aos pais que se imaginem explorando uma terra estranha, mas fascinante. A paisagem pode ser linda, as pessoas calorosas e simpáticas – você pode ver isso nos olhos delas, em seus rostos sorridentes. Porém, pode ser um tanto frustrante conseguir o que você deseja sem conhecer a língua dessas pessoas. Você entra em um restaurante e pergunta onde é o banheiro e é levado até uma mesa, onde um prato cheio de macarrão é colocado debaixo de seu nariz. Ou o contrário: você está procurando uma boa refeição, e o garçom o leva até o banheiro!

Desde o momento em que o recém-nascido chega ao mundo, é assim que *ele* se sente. Não importa que a decoração do quarto seja admirável ou que os pais sejam calorosos e bem-intencionados, os bebês são bombardeados por sensações desconhecidas, que não compreendem. Sua única forma de comunicação – a sua linguagem – é o choro e os movimentos corporais.

Também é importante lembrar que os bebês crescem no tempo *deles*, não no nosso. Com exceção do bebê Livro-texto, o desenvolvimento da maioria dos recém-nascidos não segue um cronograma preciso. Os pais necessitam se afastar e observar o despertar de seu filho; o bebê precisa de apoio, não de uma pessoa que corra para salvá-lo a cada vez que algo parece errado.

Pisando nos Freios

Quando sou chamada para ajudar os pais a descobrir por que seu bebê está inquieto ou choroso, já sei que mamãe e papai estarão ansiosos para que *eu* faça alguma coisa imediatamente. Para grande surpresa deles, no entanto, aconselho: "Parem. Vamos tentar descobrir o que o bebê está dizendo!". Primeiro, faço uma pausa para observar os movimentos do bebê – os braços e as pernas se mexendo, a língua se enrolando, as costas se arqueando. Cada gesto tem um significado. Eu presto muita atenção ao tipo de choro e de sons que ele está emitindo – altura, intensidade e frequência do som fazem parte da linguagem do bebê.

Também observo com atenção o ambiente. Imagino como é *ser* aquele bebê e *estar* onde ele está. Além de prestar atenção à aparência dele, a seus sons e gestos, olho o quarto, sinto a temperatura e escuto os ruídos da casa. Observo como a mãe e o pai estão – nervosos, cansados ou contrariados – e escuto o que eles estão dizendo. Também posso fazer algumas perguntas como: "Qual foi a última vez em que o alimentou?", "Você geralmente anda com ele no colo antes de colocá-lo para dormir?", "Ele sempre aproxima as pernas do peito, do jeito que está fazendo agora?".

Depois, eu espero – você não irromperia em uma conversa adulta se não soubesse exatamente qual é o assunto, não é mesmo? Você faria pausas para descobrir até se é adequado interromper. Quando, porém, se trata de um bebê, os adultos com frequência tendem a se precipitar impetuosamente. A cada som emitido pelo bebê, os adultos começam a murmurar, acalentar, trocar fraldas, fazer cócegas, sacudir ou falar muito rápido e alto. Acham que, com essas ações impetuosas, estão respondendo ao pedido do bebê, mas não – estão apenas fazendo suposições, sem a mínima

---

S.L.O.W.

Sempre que seu bebê estiver inquieto, reclamando ou chorando, tente esta estratégia simples, que demora apenas alguns segundos.

Stop (pare). Lembre-se de que o choro é a linguagem dos bebês.

Listen (escute). O que este choro significa?

Observe. O que o bebê está fazendo? O que se alterou?

What's up? (o que está acontecendo?). Com base no que escutou e observou, avalie a situação e tome a providência adequada.

---

segurança. E, às vezes, agindo apenas para aliviar seu próprio desconfor-to, e não com a finalidade de responder às necessidades do bebê, eles acabam aumentando a angústia da criança.

Com o passar dos anos, aprendi o valor de avaliar *antes* de me pre-cipitar; fazer uma pausa à espera da resposta correta tornou-se quase minha segunda natureza. Mas reconheço que os pais novos, que não estão acostumados ao som do choro e que estão ansiosos em relação a seu desempenho com o bebê, frequentemente sentem mais dificuldade para adotar uma postura paciente. É por isso que criei outro acrônimo, muito útil para ajudar pais e profissionais a pisar nos freios: o S.L.O.W. (em inglês, *slow* significa "lento", "vagaroso"). O termo é um lembrete de que você não deve se precipitar, e cada letra do acrônimo correspon-de às etapas do processo de desaceleração.

S = Stop *(parar)*. Faça uma pausa de 1 segundo; você não tem de sair correndo e pegar seu bebê no colo assim que ele começar a chorar. Respire fundo três vezes, para ficar mais centrada e melhorar sua per-cepção. Também ajuda se você afastar da mente a voz das outras pessoas e os conselhos que recebeu, que muitas vezes dificultam a objetividade.

L = Listen *(escutar)*. O choro é a linguagem própria dos bebês. Esse momento de pausa não significa deixar o bebê indefinidamente, mas sim escutar o que ele está dizendo.

O = Observe *(observar)*. O que a linguagem corporal do bebê está que-rendo dizer? O que está acontecendo no ambiente? O que estava ocor-rendo exatamente antes de o bebê "ter dito" isso?

W = What's up? *(o que está acontecendo?)*. Agora, se você combinar o que escutou ao que observou, assim como à rotina diária do bebê, será capaz de descobrir o que ele está tentando lhe dizer.

Por que Parar?

Quando o bebê chora, sua tendência natural é "salvá-lo". Você acredita que ele esteja angustiado; pior ainda, o choro a incomoda. O S do S.L.O.W. é um lembrete de que você deve refrear esses sentimentos e, em vez de agir em conformidade com eles, fazer uma pausa para tentar entender a reclamação do bebê. Deixe-me explicar três motivos importantes pelos quais solicito uma pausa.

1. Seu bebê precisa desenvolver a própria "voz". Todos os pais querem que os filhos sejam expressivos, isto é, que sejam capazes de pedir o que desejam e de falar sobre seus sentimentos. Infelizmente, muitos pais esperam a criança começar a desenvolver a *linguagem verbal* para estimular essa capacidade tão importante. No entanto, as raízes da expressão estão no início da lactância, quando os bebês começam a "conversar" conosco através de murmúrios e choros.

Com esse conceito em mente, pense no que acontece quando, em resposta a cada choro, a mãe oferece o seio ao filho ou coloca uma chupeta na boca dele. Isso não apenas cala a voz do bebê – essencialmente, emudece o bebê (é por isso que nós britânicos chamamos a chupeta de *dummie*, termo que pode ser traduzido por "mudo" ou "manequim") – como também o condiciona a não pedir ajuda. Afinal, cada choro diferente é uma solicitação específica de seu filho, que diz: "Sane esta necessidade". Muito bem, duvido que você enfiaria uma meia enrolada na boca de seu marido se ele dissesse que está cansado... Basicamente, no entanto, é isso que fazemos com o bebê quando apenas enfiamos algo em sua boca, em vez de esperar um pouco para ouvir o que ele está tentando comunicar.

A pior parte disso é que, ao se precipitarem, os pais inconscientemente treinam o bebê a não ter voz. Quando os pais não param para escutar e aprender a distinguir os diferentes choros (os quais numerosos estudos já comprovaram altamente diferenciados desde o nascimento), os choros acabam, com o tempo, sendo impossíveis de distinguir. Em outras palavras, quando *não recebe* uma resposta ou recebe uma *resposta errada* a seus choros, o bebê acaba entendendo que não importa a maneira com que ele chora, que sempre obterá o mesmo resultado. Finalmente, ele desiste e todos os seus choros acabam tendo o mesmo som.

2. Você precisa estimular a capacidade do bebê de se acalmar. Todos sabemos a importância do autocontrole. Quando nos sentimos desanimados, tomamos um banho quente, procuramos uma massagem relaxante, lemos um livro ou damos um passeio. Os métodos de relaxamento de cada pessoa podem ser diferentes, mas saber o que a ajuda a relaxar é uma capacidade importante para lidar com a vida. Há também evidências dessa capacidade em crianças de diferentes idades. Uma criança de 3 anos, quando está frustrada, pode chupar o dedo ou abraçar seu ursinho de pelúcia; um adolescente se tranca no quarto e escuta música.

Bem, e quanto aos bebês? Obviamente, eles não podem dar um passeio ou ligar a televisão para relaxar, mas nasceram com um mecanismo interno de relaxamento – o choro e o reflexo de sucção – e nós não precisamos ajudá-los a usar esses recursos. Bebês com menos de 3 meses podem não ser capazes de saber onde estão seus dedos, mas certamente podem chorar. Entre outras suposições, o choro seria uma forma de bloquear os estímulos externos, e é por isso que os bebês choram quando estão muito cansados. Na verdade, nós ainda fazemos isso quando somos adultos. Você nunca disse: "Estou tão cansada que tenho vontade de chorar"? O que você realmente quer fazer é fechar os olhos, tapar os ouvidos, abrir a boca e berrar, bloqueando assim tudo que a cerca.

Bem, eu não estou sugerindo que deixemos os bebês chorando até dormir – longe disso. Eu acho que esse hábito é insensato e cruel. Mas você pode interpretar os choros "de cansaço" dele como dicas: escureça o quarto, proteja-o da luz e dos ruídos. Além disso, às vezes os bebês choram por alguns segundos e depois voltam a dormir (a este tipo de choro, costumo chamar de "choro fantasma", veja a página 214). Com o choro, o bebê consegue se acalmar. Se nos precipitarmos, ele rapidamente perde essa capacidade.

3. Você precisa aprender a linguagem do seu bebê. O S.L.O.W. é uma ferramenta para o conhecimento de seu bebê e para a compreensão de suas necessidades. Ao fazer uma pausa, para distinguir o choro e a expressão corporal que acompanha esse choro, você pode sanar as necessidades do bebê de forma mais adequada do que se apenas colocasse o seio na boca dele ou o acalentasse, sem compreender realmente qual é a necessidade específica daquele momento.

Novamente enfatizo que fazer uma pequena pausa para empreender esse processo de avaliação não significa deixar o bebê chorando indefinidamente. Você apenas está fazendo uma pausa para aprender a linguagem dele. Você reage à necessidade dele e evita o sentimento de frustração. Na realidade, com esse método, você se torna tão eficiente em interpretar a linguagem de seu filho que já identifica o problema antes de ele sair do controle. Em resumo, fazer uma pausa para observar, escutar e depois avaliar a mensagem cuidadosamente, confere a você mais poder e a transforma em uma mãe melhor (veja o quadro "Os Benefícios Comprovados da Interpretação do Choro", nesta página).

Os Benefícios Comprovados da Interpretação do Choro

Barry Lester, professor de psiquiatria e comportamento humano, trabalha no Infant Development Center (Centro de Desenvolvimento Infantil) da Brown University. Ele tem estudado o choro infantil por mais de vinte anos. Além de classificar os tipos de choro, Lester conduziu estudos nos quais pedia às mães que identificassem o choro dos filhos de 1 mês de idade. Um ponto era marcado quando a percepção da mãe estava de acordo com a classificação do pesquisador. Os bebês cujas mães obtiveram pontuações mais altas apresentaram aos 18 meses de idade um nível de desenvovimento intelectual superior ao dos bebês cujas mães marcaram menos pontos; eles também já haviam aprendido 2,5 vezes mais palavras do que os outros.

Pequeno Manual Sobre
a Capacidade de Escutar

Você precisa de um pouco de prática para distinguir os diferentes tipos de choro do bebê, mas é preciso lembrar que o L do S.L.O.W. (*listen*, escutar) também implica prestar atenção à situação global, para descobrir dicas significativas. A essa altura, presumo que você já esteja seguindo a rotina E.A.S.Y. Dada essa premissa, aqui estão algumas dicas que podem ajudá-la a escutar realmente:

Considere o horário. Em que parte do dia seu bebê começa a se inquietar ou a chorar? Quando acaba de comer? Enquanto está brincando? Dormindo? Quando as fraldas estão úmidas ou sujas? Será que ele está superestimulado? Relembre tudo o que aconteceu antes do choro, até mesmo no dia de ontem. Seu bebê fez algo novo, como rolar pela primeira vez ou começar a rastejar? (Às vezes, um impulso do crescimento ou outro tipo de marco no desenvolvimento afeta o apetite, os padrões de sono ou a disposição do bebê; leia sobre isso nas páginas 134-5.)

Considere o contexto. No momento do choro, o que mais estava acontecendo na sua casa? Algum cachorro latindo? Alguém usando o aspirador de pó ou outro aparelho barulhento? Havia muito ruído na rua? Qualquer um desses eventos pode ter perturbado ou assustado o bebê. Alguém estava cozinhando? Neste caso, algum odor forte estava exalando da cozinha? Havia outro perfume forte no ar, como o de um purificador ou de um aerossol? Os bebês são muito sensíveis a odores. Pense também na temperatura do quarto. Havia corrente de ar frio? Seu bebê estava muito ou pouco vestido? Se você saiu com ele por um passeio mais longo do que o comum, ele foi submetido a ambientes, sons ou odores desconhecidos ou esteve com pessoas estranhas?

Considere sua própria disposição. Os bebês absorvem as emoções dos adultos, particularmente as da mãe. Se você estiver mais ansiosa, cansada ou irritada do que o usual, seu estado de espírito pode ter afetado o bebê. Ou talvez você tenha acabado de falar com alguém muito desagradável pelo telefone ou brigado com alguém. Se, logo após uma contrariedade você amamenta o bebê, certamente ele sentirá uma diferença em seu humor.

Lembre-se também de que, quando um bebê chora, a maioria dos adultos não age com objetividade. Na realidade, a situação não é muito diferente de quando vemos um adulto angustiado projetando sua própria experiência em outra pessoa, determinando o que ele acredita estar o outro sentindo. Diante da foto de uma mulher com a mão sobre o estômago, uma pessoa talvez diga: "Ah, ela está sentindo dor!", enquanto outra diz: "Ela acaba de receber boas notícias – está grávida!". Quando ouvimos o bebê chorando, também fazemos projeções. Achamos que *sabemos* o que ele está sentindo e, se a conotação for negativa, ficamos tensos e nos preocupamos com o que fazer em seguida. O bebê capta nossa insegurança, e também nossa raiva. Uma mãe percebeu que estava apreensiva quando se viu "balançando o berço do bebê com muita força".

Seja realista: tudo bem se você não sabe como fazer algo; tudo bem ter de descobrir como proceder. Além disso, tudo bem se você fica com raiva. As dúvidas e as emoções apenas a transformarão em uma mãe normal. O que não é bom é projetar sua ansiedade ou raiva no bebê. Eu sempre digo às mães: "Nunca nenhum bebê morreu de chorar. Mesmo que isso signifique deixar seu bebê chorando por alguns segundos a mais, saia do quarto e faça uma pausa para se acalmar primeiro".

> *DICA: Para acalmar um bebê, você precisa estar calma. Respire fundo três vezes. Sinta sua emoção, tente compreender a origem dela e, o mais importante, liberte-se de toda ansiedade ou raiva.*

Bebê Chorão = Mãe Ineficiente?
Não, Sua Boba, Nada Disso!

Janice, 30 anos, morava em Los Angeles e era professora de maternal quando comecei a trabalhar com ela. Essa mãe teve imensa dificuldade em seguir o S.L.O.W., porque não conseguia passar nem da primeira letra. Sempre que o pequeno Eric chorava, sentia que precisava "salvá--lo", alimentando-o ou enfiando uma chupeta na boca dele. Diversas vezes, eu disse a ela: "Espere um pouco, querida, assim você poderá entender o que ele está dizendo". Mas ela não conseguia, de modo algum, fazer uma pausa. Finalmente, Janice acabou percebendo o que estava acontecendo e dividiu seus sentimentos comigo.

"Quando Eric tinha 2 semanas, tive uma conversa com minha mãe, que já havia voltado para a sua casa, em Chicago. Ela veio conhecê-lo quando ele nasceu, junto com meu pai e minha irmã. Alguns dias depois, quando conversávamos ao telefone, minha mãe ouviu Eric chorando. 'O que há de errado com ele?', perguntou, de uma forma extremamente condescendente. 'O que *você está fazendo* com esse bebê?'"

Embora tivesse uma profunda experiência com os filhos de outras pessoas, Janice estava insegura quanto à sua capacidade de ser mãe; porém, foi a insinuação velada da própria mãe que a fez perder os limites. Depois daquele telefonema, Janice se convenceu de que ela só poderia estar fazendo *algo errado*. Além do estrago que já havia feito, a mãe ainda fez uma insinuação desconfortável no final da conversa: "Você nunca chorou quando era bebê. Eu fui uma mãe excelente".

Ali estava, uma das maiores e mais prejudiciais interpretações falsas que escuto: *bebê chorão é sinônimo de mãe ineficiente*. Janice estava com aquela mensagem introjetada em seu cérebro; quem poderia culpá--la por tentar "salvar" Eric? Para piorar, sua irmã tinha um bebê Anjo, que raramente chorava. Eric, um bebê Sensível, era muito mais delicado: um estímulo mínimo abalava todo o seu mundo. Mas Janice não conseguia enxergar a situação com clareza, porque a ansiedade bloqueava sua visão.

Depois de conversarmos, no entanto, a perspectiva dela começou a mudar. Em primeiro lugar, ela se lembrou de que, quando ela e seus irmãos eram pequenos, a mãe tinha babás trabalhando 24 horas por dia. Talvez o tempo entorpecera a memória de sua mãe, ou talvez as babás escondessem o choro dos bebês... Independentemente do motivo, o fato é que *todo bebê chora*, a menos que exista algo errado com ele (veja o quadro ao lado). Na verdade, uma quantidade moderada de choro é até recomendável para os bebês: as lágrimas contêm um antisséptico que previne as infecções oculares. O choro de Eric era uma indicação de que ele estava simplesmente expressando suas necessidades.

É claro que, quando Eric dava um gemido, não era fácil para Janice calar aquela voz na sua cabeça, que gritava: "Mãe ineficiente! Mãe ruim!". Porém, conhecer a origem de sua ansiedade ajudou Janice a avaliar suas ações, em vez de tentar imediatamente silenciar o filho. A autorreflexão permitiu a Janice separar o bebê do redemoinho de emoções em que estava mergulhada. Isso também ajudou a enxergá-lo com maior clareza, como o menino sensível e doce que era – bem diferente do anjinho de sua irmã, mas um presente tão maravilhoso e adorável quanto seu sobrinho.

Choro com Sinais de Perigo

O choro é normal e saudável, mas você deve consultar o médico se:

- O bebê normalmente alegre chora por duas horas ou mais.

- O choro excessivo é acompanhado de:
  febre,
  vômitos,
  diarreia,
  convulsões,
  fraqueza,
  pele pálida ou azulada,
  manchas ou bolhas incomuns.

- Se seu filho nunca chora, ou se o choro dele é extremamente fraco e se parece mais com um miado.

Dividir sua história com outras mães de primeira viagem que participavam do grupo também ajudou Janice, porque ela viu que não estava sozinha. Na realidade, conheço muitos pais que inicialmente têm problemas com o S.L.O.W. porque não conseguem passar da primeira letra – eles simplesmente não conseguem fazer uma pausa ou, se conseguem, têm problemas em escutar e observar sem deixar suas próprias emoções subjugarem-nos.

Por Que É Difícil Escutar

Existem diversos motivos pelos quais os pais têm dificuldade de ouvir o bebê chorando e de ser objetivos em relação ao que estão ouvindo. Talvez uma ou mais das seguintes descrições seja verdadeira para você. Neste caso, você poderá enfrentar alguns problemas iniciais com essa fase do S.L.O.W. Seja corajosa, querida; frequentemente, a única coisa necessária para mudar sua perspectiva é tornar-se consciente.

Você está com a voz de alguma pessoa na sua cabeça. Pode ser a de seus pais (como foi o caso de Janice), de seus amigos ou de uma babá que você viu na televisão. É preciso também considerar que colocamos todas as interações do passado na experiência da maternidade, o que, por sua vez, configura nossa visão do que uma "boa mãe" deve fazer ou não (para refrescar sua memória sobre o que penso representar uma boa mãe, releia o quadro da página 13). E a substância dessa visão inclui a forma pela qual você foi tratada quando criança, a forma como seus amigos lidam com os bebês deles, o que você já viu na televisão e no cinema e tudo o que leu nos livros. Todos temos vozes de outras pessoas na cabeça – o segredo é que *não precisamos ouvi-las.*

DICA: Preste atenção a todos os "deveres" que você abriga em sua cabeça e conscientize-se de que não precisa obedecer a eles. Eles podem ser corretos para o bebê de outra pessoa, para outras famílias, mas não para você.

A voz que você tem na cabeça também pode estar lhe dizendo: "Faça exatamente *o contrário* do que a fulana costuma fazer", mas esse tipo de conselho também impõem muitos limites. Afinal, quase ninguém é totalmente ineficiente como pai ou mãe. Tentar *não ser* como determinada pessoa transforma essa pessoa em um estereótipo. Digamos que sua mãe era mais rígida do que você deseja ser com seus filhos; ela também pode ter sido incrivelmente organizada ou criativa. Por que ver todas as coisas apenas por um lado?

DICA: A verdadeira alegria da maternidade se manifesta quando temos autonomia e seguimos a própria voz interior. Mantenha os olhos abertos, informe-se; considere todas as opções, todos os estilos de educação. Depois decida o que é o mais adequado para você e sua família.

Você atribui emoções e intenções adultas ao bebê quando ele chora. A pergunta mais comum que os pais me fazem quando o bebê chora é: "Ele está triste?". Alguns dizem: "É como se ele chorasse apenas para interromper nosso jantar". Para os adultos, o choro sinaliza uma liberação das emoções – tristeza, alegria, raiva ou qualquer emoção que os oprima. Embora o choro do adulto frequentemente tenha conotação negativa, é normal e saudável chorar um pouco de vez em quando. Na realidade, durante toda a vida, cada um de nós produz cerca de trinta baldes de lágrimas! Os motivos pelos quais choramos, no entanto, são diferentes daqueles que levam os bebês a chorar. Eles ainda não conhecem a tristeza; não estão chorando para manipular os outros; não desejam se vingar dos pais ou arruinar propositadamente seu dia ou sua noite. Eles são apenas bebês e, como tais, seres consideravelmente simples. Eles não foram submetidos às mesmas experiências e situações que nós os adultos, o choro é apenas sua forma de comunicar: "Eu preciso dormir"; "Estou com fome"; "Já chega" ou "Estou com um pouco de frio".

DICA: Se você perceber que está projetando emoções ou intenções adultas no bebê, pense nele como um cachorrinho que está latindo: você não iria supor que o animal estivesse sempre sofrendo, iria? Pensaria apenas que ele está lhe "dizendo" algo. Faça o mesmo com seu bebê.

O Choro de Um Bebê Sadio

O Que Ele Pode Estar Querendo Dizer	O Que Ele Não Está Dizendo
Estou com fome.	Estou com raiva de você.
Estou cansado.	Estou triste.
Estou superestimulado.	Estou solitário.
Preciso mudar um pouco de ambiente.	Estou entediado.
Minha barriga dói.	Eu quero me vingar de você.
Eu não estou confortável.	Eu quero acabar com a sua vida.
Estou com calor.	Eu me sinto abandonado.
Estou com frio.	Tenho medo do escuro.
Já chega.	Eu detesto meu berço.
Preciso de um abraço ou de tapinhas carinhosos.	Eu gostaria de ser filho de outra pessoa!

Você projeta seus motivos ou problemas no bebê. Yvonne, cujo bebê fica um pouco inquieto antes de dormir, não consegue suportar os mínimos ruídos que ele faz sem correr para salvá-lo; por isso, fica ouvindo o bebê pelo *walkie-talkie*. "Oh, pobre Adam", ela suspira. "Você está solitário aqui? Está com medo?". O problema não é o pequeno Adam, e sim a própria Yvonne. "Oh, pobre Adam" na verdade quer dizer "Oh, pobre de mim". Seu marido viaja muito e ela jamais gostou de ficar sozinha. Em outra família, Donald se preocupava demais a cada vez que o pequeno Timothy chorava. "Será que ele está com febre?", ele perguntava. "Ele está mexendo as pernas assim porque sente dor?". Como se isso não fosse ruim o suficiente, Donald passava para a próxima fase: "Ai, não. Provavelmente, ele terá colite assim como eu".

As dificuldades emocionais de uma pessoa podem enfraquecer seu poder de observação. O remédio é conhecer seu próprio tendão de Aquiles e, através dessa conscientização, parar de associar seu pior pesadelo a cada choro do bebê. Você tem problemas em ficar sozinha? Talvez pense que seu filho está chorando porque se sente só. Você é um tanto hipocondríaca? Então, cada choro do bebê pode parecer um sinal de doença. Você tem tendência a explosões de raiva? Talvez pense que seu filho também está com raiva. Você tem autoestima baixa? A seus olhos, o choro do bebê pode indicar que ele se sente mal em relação a si mesmo. Você se sente culpada por ter voltado a trabalhar? Quando você chega à sua casa e o bebê começa a chorar, não será difícil pensar que ele sentiu saudade. (Veja a tabela das páginas 99-101 para descobrir os motivos pelos quais os bebês realmente choram.)

> **DICA**: *Sempre que o bebê chorar, faça uma pausa e pergunte a si mesma: "Eu realmente estou consciente do que meu bebê precisa ou estou reagindo às minhas próprias emoções?".*

Você tem baixo grau de tolerância ao som de choro. Essa intolerância pode ter raízes nas "vozes" em sua cabeça – certamente era o caso de Janice. Mas vamos admitir: o choro agudo de um bebê pode realmente irritar. Eu não vejo o choro infantil como algo negativo – talvez porque tenha estado perto dele a maior parte da minha vida adulta –, mas a maioria dos pais, pelo menos no início, dá conotação negativa ao choro. Observo essa aversão a cada vez que toco minha fita "Choros de Bebês", por três minutos, para os futuros pais que participam dos meus grupos. Primeiro, eles dão uma risadinha nervosa. Depois começam a se contorcer e a se remexer na cadeira. No final da fita, torna-se óbvio, pelo menos em metade dos rostos da sala – com frequência, os masculinos –, que eles estão desconfortáveis, quando não visivelmente agitados. Nesse ponto, eu sempre pergunto: "Por quanto tempo este bebê ficou chorando?". Ninguém nunca estimou menos que seis minutos. Em outras palavras, sempre que o bebê chora, para a maioria das pessoas o choro *parece* durar o dobro.

De qualquer modo, alguns pais realmente apresentam um limiar menor para ruídos do que outros. Sua resposta começa no plano físico, mas logo passa para o emocional. O som do choro invade o silêncio adulto, e o pai ou a mãe instantaneamente pensam: "Ai, meu Deus! Não sei mais o que fazer!". Os pais que não toleram o choro quase sempre querem que *eu* faça alguma coisa a respeito, mas as mães também descrevem seu dia como "uma espiral para baixo" se o bebê esteve mal-humorado pela manhã.

Leslie, cujo filho tem 2 anos, admite: "Agora que Ethan consegue verbalizar o que deseja, é muito mais fácil". Lembro-me dela logo que o filho nasceu. Leslie não conseguia tolerar o choro do bebê, não apenas por causa do barulho, as lágrimas dele também partiam o coração dela, porque tinha certeza de que, de alguma forma, havia causado aquela infelicidade. Demorei três semanas para convencê-la de que o choro era a voz de Ethan.

A propósito, não são apenas as mães que tentam silenciar os bebês com o seio. A cada vez que o recém-nascido Scott chorava por mais de alguns segundos, Brett, um pai com o qual trabalhei recentemente, insistia que a esposa amamentasse o bebê. Brett não apenas tinha um limiar físico baixo para o ruído, mas também não conseguia lidar com a própria ansiedade ou com a da esposa. Embora ambos fossem executivos muito poderosos, o novo bebê havia acabado com sua confiança. Além disso, ambos acreditavam, no fundo, que o choro de Scott era algo ruim.

DICA: Se você for particularmente sensível ao som de choro, precisará trabalhar para sua aceitação, pois agora sua vida é esta. Você tem um bebê e ele chora. Isso não vai durar para sempre. Quanto mais rápido você aprender a linguagem dele, menos ele irá chorar, mas ele ainda o fará. Nesse meio tempo, não veja o choro de forma negativa. Compre um fone de ouvido ou use bastante seu Walkman; nenhum dos dois irá impedi-la de ouvir seu bebê, mas abafam um pouco o som de seu choro. Como um amigo inglês observou: "Prefiro ouvir Mozart ao som do choro".

Você tem vergonha do choro de seu bebê. Devo admitir que esse é um sentimento muito comum, e parece afligir mais mulheres do que homens. Já vi isso acontecer na sala de espera do dentista, em que fiquei sentada por aproximadamente 25 minutos. Na minha frente estavam uma mãe e seu bebê, que parecia ter 3 ou 4 meses. Observei como a mãe primeiro deu a ele um brinquedo e depois, quando ele ficou entediado daquele brinquedo, logo tirou outro da bolsa. Ele começou a ficar inquieto, e então ela tentou um terceiro brinquedo. Eu vi que a atenção do bebê estava diminuindo com rapidez. Também observei que a mãe começava a ter medo do que estava acontecendo. No seu rosto, havia uma expressão que dizia: "Oh, não! Eu já sei o que vem depois". E ela estava certa. O menino começou a ter uma crise, e sua irritação rapidamente se transformou no choro característico de um bebê cansado. Nesse momento, a mãe olhou ao redor, envergonhada. "Eu sinto muito", ela anunciou para todo mundo que estava na sala de espera.

Eu me senti tão mal por ela que fui até lá e me apresentei. "Você não precisa pedir desculpas, querida", eu disse. "O bebê está apenas falando: 'Mamãe, eu sou apenas um bebezinho e já cheguei a meu limite de concentração. Preciso dormir!'"

DICA: Quando sair de casa com seu bebê, é uma boa ideia levar um carrinho ou moisés, de modo que você tenha um lugar seguro e fácil para colocar o bebê cansado para dormir.

Também não canso de repetir a frase destacada abaixo. Por isso, pedi ao editor que a publicasse em letras garrafais, para que todas as mães a leiam (façam bilhetes com ela e os pendurem por toda a casa, no carro e no escritório e coloquem um em sua carteira):

BEBÊ CHORÃO NÃO É SINÔNIMO DE MÃE INEFICIENTE

Lembre-se também de que você e seu filho são duas pessoas separadas: não leve o choro dele para o lado pessoal, isso não tem nada a ver com você.

O parto foi difícil. Lembra-se de Chloe e Seth, a quem apresentei no Capítulo 2? Chloe ficou em trabalho de parto por vinte horas, porque Isabella ficou presa no canal. Cinco meses depois, Chloe ainda sentia pena do bebê – ou era isso que imaginava. O que estava acontecendo realmente é que ela havia transferido sua própria decepção para Isabella. A mãe havia imaginado que seu parto em casa transcorreria sem nenhum problema. Eu já observei a mesma tristeza e arrependimento em outras mães. Em vez de se concentrarem no bebê, elas não conseguem parar de sentir pena de si mesmas, porque a realidade não correspondeu às suas expectativas. Elas tendem a ficar lembrando do parto o tempo todo. Sentem-se culpadas, especialmente se o bebê teve um problema, e também se sentem indefesas. Porém, por não estarem conscientes do que se passa na própria mente, elas não conseguem sair desse ciclo.

DICA: Se mais de dois meses já se passaram desde o parto e você fica pensando nele repetidamente ou contando a história para qualquer pessoa que se disponha a ouvir, tente pensar um pouco nele de outra maneira. Em vez de se concentrar no "coitado do bebê", admita sua própria decepção.

Quando conheço uma mãe que ainda não terminou de processar o parto, sugiro que ela converse com uma parente ou uma boa amiga; isso pode ser suficiente para ajudá-la a mudar de perspectiva. Como eu disse a Chloe, tentando valorizar sua experiência mas, ao mesmo tempo, estimulando-a a sair do drama: "Eu sei como foi difícil. No entanto, você não pode mudar ou consertar o que já foi. Então, agora, precisa seguir adiante".

Aguçando Sua Capacidade de Observação: Um Guia Completo

Junto com o choro do bebê vêm os gestos, a expressão facial e a postura do corpo. A "interpretação" do bebê envolve quase todos os órgãos sensoriais – ouvidos, olhos, dedos, nariz – e também a mente, que ajudará a organizar todas as informações que você acaba de obter. A fim de auxiliar os pais na fase O (observar) do S.L.O.W., que permite a interpretação da linguagem corporal do bebê, fiz um inventário mental dos diversos bebês que já conheci e dos quais tratei. Além do som do choro, tentei especificar qual era a *aparência* deles quando estavam famintos, cansados, angustiados, encalorados, friorentos ou sujos. Imaginei os meus pequenos clientes como personagens de um filme mudo, o que me obrigou a me concentrar na aparência de sua face e de seu corpo.

A seguir, apresento um resumo do que assisti no meu filme imaginário. Note que essa linguagem corporal é "falada" pelos bebês até os 5 ou 6 meses de idade; a partir daí, eles começam a ter mais controle sobre o corpo, por exemplo, chupando o dedo para se acalmar. Ainda assim, a comunicação permanece basicamente a mesma após essa idade. Além disso, se você começar logo no início da vida do bebê, mais adiante já o conhecerá e, provavelmente, compreenderá o dialeto do corpo dele.

Linguagem Corporal	Tradução
Cabeça	
⇨ Move-se de um lado para outro	⇨ Cansado
⇨ É afastada do objeto	⇨ Precisa de mudança de ambiente
⇨ Vira para os lados e estende o pescoço (boca bastante aberta)	⇨ Com fome
⇨ Se o bebê está ereto, a cabeça pende, como alguém que pega no sono no metrô	⇨ Cansado
Olhos	
⇨ Vermelhos, congestionados	⇨ Cansado
⇨ Abrem-se lentamente e depois mais rápido; então, fecham-se da mesma forma, várias vezes	⇨ Cansado
⇨ "O olhar de 7 milhas": olhos abertos, frios, como se fossem presos por palitos	⇨ Muito cansado; superestimulado
Boca/Lábios/Língua	
⇨ Boceja	⇨ Cansado
⇨ Lábios contraídos	⇨ Com fome
⇨ Aparência de alguém que está gritando, sem produção de nenhum som; finalmente, um suspiro precede um gemido audível	⇨ Gases ou outra dor
⇨ Lábio inferior treme	⇨ Com frio
⇨ Suga a língua	⇨ Está se acalmando; às vezes é confundido com fome
⇨ Enrola a língua para os lados	⇨ Com fome – o clássico gesto de "rotação"
⇨ Enrola a língua para cima, como uma lagartixa; não é acompanhado de sucção	⇨ Gases ou outra dor

Linguagem Corporal	Tradução
Rosto	
⇨ Careta, geralmente enrugada como uma bala mastigada; se está deitado, também pode começar a ofegar, mover os olhos e fazer uma expressão semelhante a um sorriso	⇨ Gases ou outra dor; está tendo um movimento intestinal
⇨ Vermelho; as veias das têmporas se destacam	⇨ Chorou demais, prendeu o fôlego; os vasos vermelhos se expandem
Mãos/Braços	
⇨ As mãos são colocadas na boca, tentativa de sugá-las	⇨ Com fome se não tiver comido há 2,5 ou 3 horas; caso contrário, apenas necessidade e sucção
⇨ Brinca com os dedos	⇨ Precisa de mudança de ambiente
⇨ Bate os braços e as mãos de forma descoordenada, pode agarrar a pele	⇨ Muito cansado; está com gases
⇨ Balança os braços, ligeiro tremor	⇨ Gases ou outra dor
Torso	
⇨ Arqueia as costas, procurando o seio ou a mamadeira	⇨ Com fome
⇨ Contorce o corpo, movendo o bumbum de um lado para outro	⇨ Fralda úmida ou frio; gases
⇨ Fica rígido	⇨ Gases ou outra dor
⇨ Tem calafrios	⇨ Com frio
Pele	
⇨ Grudenta, suada	⇨ Superaquecido; ficou chorando por muito tempo, o que faz o corpo esquentar e expelir energia

Linguagem Corporal	Tradução
⇨ Extremidades azuladas	⇨ Com frio; gases ou outra dor; ficou chorando por muito tempo (quando o corpo produz calor e energia, o sangue é drenado das extremidades)
⇨ Arrepiada	⇨ Com frio
Pernas	
⇨ Chutes fortes e descoordenados	⇨ Cansado
⇨ Encostadas no peito	⇨ Gases ou outra dor abdominal

Analise o Que Está Acontecendo

Para prosseguir para o W do S.L.O.W., que a auxilia a combinar todas as informações e a descobrir o que está acontecendo, consulte a tabela das páginas 99-101, que oferece dicas para a avaliação dos sons e movimentos que o bebê produz. Cada criança é única, obviamente, mas existem alguns sinais universais que quase sempre apontam a necessidade do bebê. Se você prestar atenção a esses sinais, começará a compreender a linguagem de seu filho.

Com certeza, um dos aspectos mais gratificantes do meu trabalho é ver *os pais crescendo*, e não apenas o bebê. A aquisição da capacidade de interpretação da linguagem do bebê é mais difícil para algumas mães e pais do que para outros. A maioria dos pais com quem trabalhei aprendeu a decodificar a "fala do bebê" em duas semanas, embora outros tenham demorado até um mês.

Shelly. Essa não me procurou porque tinha certeza de que a filha sofria de cólicas. Mas, quando conversei com ela, o verdadeiro problema foi revelado, e não eram cólicas. Shelly era certamente "o gatilho mais rápido do oeste", como eu a chamava de brincadeira. Assim que Maggie fazia o menor ruído, um seio já pulava da blusa. Shelly pegava a filha no colo e imediatamente colocava o seio em sua pequenina boca.

"Eu não posso deixá-la chorar, fico muito nervosa", Shelly admitiu. "E prefiro colocar meu seio na boca do bebê a ficar brava." Em sua manifestação eu conseguia identificar o sentimento de culpa: "Eu devo estar fazendo algo errado; talvez meu leite não seja bom". Esse coquetel letal de sentimentos negativos dificultava a Shelly a realização de uma pausa de apenas um segundo; imagine sua dificuldade de parar, escutar e observar.

Para mostrar a ela o que estava acontecendo, eu pedi que ela fizesse um diário (veja a página 71). Assim, ela teve de registrar exatamente os horários em que a filha comia, brincava e dormia. Eu precisei analisar o registro de apenas dois dias para saber qual era o problema. Literalmente, Maggie estava comendo a cada 25 ou 45 minutos. Sua suposta cólica era causada pelo excesso de lactose, o que significava que o problema desapareceria "magicamente" se ela fosse colocada no E.A.S.Y. e, portanto, se alimentasse em intervalos regulares.

"Maggie perderá a capacidade de lhe dizer o que deseja se você não aprender a conhecer o significado de seus diferentes choros", eu expliquei a Shelly. "Todos os ruídos dela se resumem no seguinte pedido: 'Preste atenção!'"

No começo, tive de treinar Shelly, ajudando-a a identificar os diferentes choros de Maggie. Depois de algumas sessões, Shelly estava muito animada – era capaz de distinguir pelo menos dois deles: o de fome, que se processava em um ritmo cadenciado (*uá, uá, uá*), e o de cansaço, que consistia em ruídos semelhantes a tosses curtas vindas do fundo da garganta e acompanhadas de contorções e arqueamento das costas. Se Shelly não pegasse Maggie no colo neste momento, ajudando-a a dormir, a inquietação se transformava em um choro a plenos pulmões.

Como já disse, o turbilhão emocional da mãe pode interceptar o caminho, assim como aconteceu com Shelly. Ela se tornou cada vez melhor em usar a técnica S.L.O.W. e suspeito que continue melhorando. O mais importante é que sua atual consciência ajuda a ver a pequena Maggie como um ser separado, que tem seus próprios sentimentos e necessidades.

Marcy. Uma das minhas mais destacadas alunas, Marcy tornou-se uma conselheira notável a partir do momento em que aprendeu a linguagem do filho. Ela telefonava para mim porque os seios estavam inchados e doloridos e seu filho parecia não comer direito.

"Dylan chora apenas quando está com fome", ela insistia quando nos conhecemos. Quando explicou que ele ficava "com fome" a cada 30 minutos, percebi que Marcy não era capaz de distinguir os choros dele. Imediatamente, eu a ajudei a entender que era necessário submeter seu filho de 3 dias de idade a uma rotina, a qual forneceria ao bebê uma estrutura previsível e, à mãe, maior tranquilidade e segurança. Depois, quando comecei a passar a tarde toda com eles, percebi que Dylan emitia ruídos semelhantes a tosses curtas.

"Ele está com fome", Marcy anunciava. Ela estava certa; o filho mamava bastante, depois de alguns minutos, começava a dormir. "Acorde-o delicadamente", eu aconselhei. Marcy me olhou como se eu tivesse sugerido que ela o torturasse. Sugeri a ela que batesse de leve nas bochechas dele (conheça mais truques como esse nas páginas 136-37, truques que auxiliam a acordar o bebê sonolento durante as mamadas). Dylan, então, começou a sugar novamente. Ele ficou no seio da mãe por cerca de quinze minutos e deu um belo arroto em seguida. Então, eu o coloquei sobre um cobertor e deixei alguns brinquedos coloridos perto dele. Ele ficou muito feliz por cerca de quinze minutos e depois começou a se mostrar irrequieto. Ele não estava chorando, – aquilo era mais parecido com uma reclamação.

"Viu?", disse a mãe. "Ele deve estar com fome de novo." "Não, querida", expliquei, "ele está apenas ficando cansado". E então, nós o colocamos na cama. (Eu não entrarei em detalhes aqui, sobre a hora do sono, porque vou abordar o assunto no Capítulo 6.) Basta dizer que, depois de dois dias, Dylan já havia se adaptado ao E.A.S.Y. e estava mamando a cada 3 horas. Além disso, Marcy era uma nova mulher: "Parece que aprendi um idioma estrangeiro, composto de sons e gestos que me eram totalmente desconhecidos". Ela então, com entusiasmo começou a aconselhar outras mães. "Seu filho não chora apenas porque está com fome", ela disse para uma mãe do grupo de recém-nascidos. "Você tem de fazer uma pausa e esperar para ver o que ele está tentando dizer."

Obedeça à Velocidade do Bebê

Sim, todo esse procedimento exige prática, mas você ficará surpresa ao verificar como sua reação às mensagens do bebê muda quando você passa a adotar o S.L.O.W. O método também altera sua perspectiva, pois lhe permite ver seu filho como a pessoa que ele é, e também lembra que você deve escutar a voz exclusiva dele. Demora apenas alguns segundos, veja bem, para empregar a estratégia; depois desse pequeno intervalo, você será a melhor mãe que seu bebê poderia esperar.

Quando você descobre *o que* seu bebê está dizendo e se prepara para responder, o acrônimo S.L.O.W. também serve de lembrete: *na presença do bebê, movimente-se de modo lento e suave.*

Para fortalecer minha argumentação, eu costumo fazer uma demonstração em classe para as turmas de pais recentes: peço a todos que se deitem no chão. Sem dizer uma palavra, vou até um deles, levanto suas pernas e as empurro na direção da cabeça. Todo mundo começa a rir, claro, mas então explico meus motivos: "É assim que seu bebê se sente!".

Nunca se deve assumir que é certo aproximar-se de um bebê sem se anunciar ou fazer algo com ele sem antes avisá-lo (e só depois explicar o que está sendo feito). Isso simplesmente é falta de respeito. Portanto, quando seu filho chora e você sabe que ele está chorando porque não está confortável em sua fralda molhada, avise a ele o que irá fazer, converse com ele durante todo o processo de troca de fralda e, depois de terminar, diga: "Eu espero que isso faça você se sentir melhor".

Nos próximos quatro capítulos, entro em maiores detalhes sobre a alimentação, a troca de fralda, o banho, as atividades e o sono. Mas, seja lá o que estiver fazendo com seu bebê, faça-o devagar.

Causa	Escute	Observe	Outras Formas de Avaliações/ Comentários
Cansaço ou muito Cansaço	Começa como uma inquietação mal--humorada, de frequência irregular, mas, se não for interrompida imediatamente, passa ao choro que evidencia três gemidos curtos seguidos por um gritinho alto; depois dois fôlegos curtos e um grito mais longo e mais alto. Geralmente, quando cansados, os bebês choram sem parar e, se são deixados sozinhos, acabam pegando no sono.	O bebê pisca e boceja. Se não for colocado na cama logo, os sinais físicos podem incluir arqueamento das costas, chutes e bater de braços; pode agarrar as orelhas e as bochechas ou arranhar o rosto (um reflexo); se estiver no colo, contorce o corpo e tenta virar-se na direção de quem o segura. Se continuar chorando, sua face irá se tornar vermelha.	Entre todos os choros, este é confundido com sinal de fome com maior frequência. Portanto, preste atenção ao momento em que ele ocorre – pode vir após a hora de brincar ou depois de alguém ter conversado com o bebê. A contorção do corpo pode ser confundida com cólica.
Superestimulação	Choro longo e alto, semelhante ao do excesso de cansaço.	Bate braços e pernas; afasta a cabeça da luz; dá as costas para qualquer pessoa que tente brincar com ele.	Geralmente começa quando o bebê já brincou o bastante e o adulto continua tentando distraí-lo.

Causa	Escute	Observe	Outras Formas de Avaliações/ Comentários
Necessidade de mudança de ambiente	Inquietação mal-humorada que começa com reclamações, e não com um choro aberto.	Dá as costas para os objetos colocados à sua frente; brinca com os dedos.	Piora se você muda a posição do bebê, então ele fica cansado e precisa de uma soneca.
Dor/gases	Som agudo inconfundível; grito muito alto que surge repentinamente; o bebê pode prender o fôlego entre os gritos e depois recomeçar.	O corpo todo está tenso e rígido, o que perpetua o ciclo, porque os gases não conseguem passar. O bebê tenta encostar os joelhos no queixo, o rosto se contorce em uma expressão de dor, a língua se enrola para cima, como a de um lagarto.	Todos os recém-nascidos engolem ar, o que pode causar retenção de gases. Durante o dia todo, você ouvirá guinchos agudos e um "estremecimento" do fundo da garganta – isso é a engolição do ar. Os gases também podem ser provocados por padrões irregulares de alimentação (veja a página 302-3).

Raiva. Veja "cansaço" e "superestimulação". Os bebês nunca ficam com raiva, isso é uma projeção dos adultos. Eles não estão sendo interpretados corretamente.

Fome	Som parecido com a tosse no fundo da garganta. Depois vem o primeiro grito: curto no começo, vai adquirindo um ritmo mais cadenciado (uá, uá, uá).	O bebê começa a lamber os lábios sutilmente e depois faz a "rotação": a língua sai da boca e ele gira a cabeça para os lados. Tenta colocar a mão na boca.	A melhor forma de discernir o choro de fome é verificar o horário da última mamada do bebê. A adoção do E.A.S.Y. evita a necessidade de adivinhação. (Tudo o que você precisa saber sobre a alimentação está no Capítulo 4.)
Frio	Choro a plenos pulmões, com o lábio inferior tremendo.	Pele arrepiada; calafrios; extremidades frias (mãos, pés e nariz); a pele pode ficar azulada.	Pode acontecer com o recém-nascido depois do banho ou durante a troca de fralda ou de roupa.

Causa	Escute	Observe	Outras Formas de Avaliações/ Comentários
Muito calor	Lamento inquieto, que se parece mais com um ofego baixo e dura cerca de cinco minutos; se o bebê for deixado só, acabará caindo no choro.	O bebê fica quente e suado; pele avermelhada; ofega em vez de respirar regularmente; pode haver manchas vermelhas na face e no torso.	O excesso de calor é diferente da febre, na qual o choro se assemelha ao de dor; a pele fica seca, e não grudenta. (Tire a temperatura do bebê, para garantir.)
"Onde você estava? Eu preciso de carinho."	O murmúrio de repente se transforma em uás curtos, que parecem com miados; o choro desaparece no instante em que o bebê é pego no colo.	O bebê ao redor, tentando encontrar você.	Se você interpretar logo este choro, talvez nem precise pegar o bebê no colo – um tapinha nas costas e uma palavra de conforto funcionam melhor, porque estimulam a independência.
Alimentação excessiva	Inquietação, até mesmo choro, depois da mamada.	O bebê cospe frequentemente.	Isto frequentemente ocorre quando o sono e a estimulação excessiva são confundidos com fome.
Movimentos intestinais	Grunhidos ou choro durante a mamada.	O bebê contorce o corpo e se aproxima de você; para de mamar; aparenta os movimentos intestinais.	Pode ser confundido com fome; a mãe geralmente pensa que "está fazendo algo errado com seu bebê".

CAPÍTULO QUATRO

De Quem É Esta Boquinha?
(A Letra E do E.A.S.Y.)

Quando uma enfermeira diz que nosso filho está com fome, toca em nosso ponto mais vulnerável. Graças a Deus, eu havia lido bastante e participado das aulas de Tracy.

— Mãe de um bebê
de três semanas

A comida vem primeiro, depois a moral.

— Bertolt Brecht

O Grande Dilema das Mães

A alimentação é a principal fonte da sobrevivência humana. Nós, adultos, temos uma ampla gama de escolhas, mas independentemente da dieta que escolhemos, sempre enfrentaremos opiniões adversas. Por exemplo, é com certeza possível encontrar cem pessoas que apoiam irrestritamente o vegetarianismo e que são contra os alimentos ricos em proteínas. Tenho igual certeza de que não haverá problemas em encontrar outras cem que preferem a dieta rica em proteínas. Quem está certo? Na verdade, isso não importa. Seja qual for a opinião dos especialistas, temos de escolher a dieta que atenda às nossas necessidades e ao nosso paladar.

Infelizmente, as futuras mães enfrentam dilema semelhante quando decidem como irão alimentar seus bebês. Dada a atual polêmica entre o leite materno e o leite industrializado, a escolha é influenciada por fortes campanhas publicitárias. Claro que, nos livros sobre amamentação ou nos websites da La Leche League International ou do U.S. Public Health Service, que apoiam veementemente a cultura da amamentação natural, o material incentiva as mães a darem ao bebê apenas leite materno. Mas provavelmente você encontrará a tendência oposta nos websites dos fabricantes de alimentos infantis. Vamos admitir: se você comprar um manual de culinária moderna, é muito improvável que encontre nele alguma informação sobre o uso de um batedor manual de claras.

Por isso, como nova mamãe, o que você irá fazer? Tente manter uma visão equilibrada e, no fim, decida o que é melhor para você. Leve todas as opiniões em consideração, mas cuidado com as fontes que consulta – algumas delas estão apenas tentando *vender* uma ideia. No que diz respeito a suas amigas, ouça o relato de suas experiências, mas preste menos atenção às "histórias de terror". Sabe-se que existem casos nos quais o bebê amamentado ao peito é malnutrido, assim como aqueles nos quais o leite industrializado fez mal ao bebê. Mas esses exemplos estão distantes da norma.

Neste capítulo, para ajudá-la a tomar uma decisão mais esclarecida, forneço diversas informações a respeito sem o tom científico ou a pilha de estatísticas com os quais os livros convencionais sobre a amamentação tendem a bombardear as mães. Eu peço que você use o conhecimento e as dicas de bom-senso que ofereço, mas, sobretudo, confie em sua intuição.

Decisão Certa, Motivo Errado?

Um fato que me entristece é que muitas mães, confusas sobre o que é *melhor* ou *certo*, acabam tomando uma decisão pelos motivos errados. Diversas vezes, quando sou chamada como instrutora de lactação depois do nascimento do bebê, constato que a mãe foi pressionada para adotar o regime de amamentação natural, seja pelo marido ou por alguém da família, seja pelo medo de não agradar aos amigos ou pela leitura de algum livro que a convenceu de realmente não haver outra escolha.

Lara, por exemplo, telefonou para o meu escritório porque teve problemas com a amamentação desde o início. O pequeno Jason não estava se encaixando direito no seio e sempre que Lara tentava amamentá-lo, ele chorava. Seu período pós-parto foi particularmente difícil, porque ela havia feito uma cesariana. Além de ter os seios doloridos, Lara sentia dor por causa da incisão. Além disso, o marido, Duane, sentia-se inseguro, indefeso e oprimido – sentimentos nada bons para um homem.

Naturalmente, todo mundo que convivia com o casal tinha alguma opinião. Os amigos que os visitavam davam conselhos sobre a amamentação. Uma das amigas foi particularmente taxativa. Você deve conhecer o tipo: se você sentiu dor de cabeça após o parto, ela diz que teve enxaqueca; se você fez uma cesariana, a dela foi complicadíssima; se seus mamilos estão doloridos, os dela ficaram infeccionados. Imagine uma pessoa assim dando conforto a Lara.

Em meio a tudo, havia a mãe de Lara, uma mulher um tanto rigorosa, que dizia à filha caçula para "superar o problema", afinal, Lara não era a primeira mãe que amamentava um bebê. A irmã mais velha também era igualmente severa, insistindo que ela não havia tido nenhum problema com seus bebês. O pai de Lara mantinha-se distante, mas sua mãe fez questão de anunciar a todos que ele estava tão perturbado pelo fato de a filha sentir dor, que não conseguiria ir ao hospital pela segunda vez.

Depois de alguns minutos observando essas interações, pedi educadamente a todos que se retirassem e perguntei a Lara como estava se sentindo. "Eu não consigo fazer isso, Tracy", ela me disse, com lágrimas imensas rolando pelo rosto. Amamentar era "muito difícil", Lara confessou. Durante a gravidez, ela havia se imaginado com um bebê sugando gentilmente seu seio, o amor pelo recém-nascido exalando de todos os poros de sua pele. A realidade não estava nem um pouco próxima da fantasia de *Madonna e o menino* que Lara criara. Agora, ela se sentia culpada e temerosa.

"Tudo bem", eu a tranquilizei. "Sim, amamentar é algo opressor. É uma grande responsabilidade. Mas você conseguirá passar por isso com minha ajuda".

Decida Como Alimentar Seu Bebê

- Pesquise sobre as diferenças entre o leite materno e o leite industrializado.

- Considere os aspectos práticos e seu estilo de vida.

- Conheça a si mesma: seu grau de paciência, seu conforto com a ideia de amamentar em público, seus sentimentos em relação aos seios e mamilos, e qualquer noção preconcebida de maternidade que possa afetar sua visão.

- Lembre-se de que você pode mudar de ideia e que sempre é possível adotar *ambas as formas de nutrição* (veja a página 140-141).

Lara esboçou um sorriso tímido. Para acalmá-la mais, disse-lhe que todas as mães passam por alguma versão do que ela estava vivendo. Assim como Lara, muitas mulheres não percebem que a amamentação é uma capacidade *aprendida*; é necessário preparo e prática – e nem todo mundo *pode* ou *deve* fazê-lo.

Fazendo a Escolha

Antes de mais nada, amamentar é mais difícil do que a maioria das futuras mães imagina. Em segundo, não é para todo mundo. Como eu disse a Lara: "Isso não tem a ver apenas com satisfazer às necessidades do seu bebê, mas também às suas". Quando as pessoas pressionam a mãe que não quer amamentar ou que ainda não teve tempo de pensar ponderadamente na questão, ela jamais será feliz na sua escolha.

A verdade é que *nós temos opções*. É possível defender tanto a adoção do aleitamento natural quanto da nutrição por mamadeira. Depende da mulher. Ademais, a escolha não é simplesmente fisiológica, é também uma decisão emocional. Eu induzo as mulheres a entender todos os aspectos envolvidos e tudo o que está em jogo, para o bebê e para ela. Recomendo que façam um curso em que possam presenciar alguém amamentando. Que conversem com as mães que amamentam para saber a opinião delas. Que conversem com pediatras, nutricionistas e profissionais de centros infantis. Nos Estados Unidos, existem até os "consultores de lactação" ou "educadores de lactação".

Você deve lembrar também que os pediatras em geral têm uma predisposição particular na direção de determinado regime alimentar. Por isso, enquanto está estudando as opções, é melhor consultar vários pediatras, até tomar sua decisão final em relação à amamentação. Eu conheço vários médicos que franzem as sobrancelhas para a nutrição por mamadeira; alguns não aceitam a nova paciente a menos que ela amamente ao peito. A mulher que opta pela mamadeira não se sentiria nem um pouco à vontade com um profissional desse tipo. Por outro lado, se você quer amamentar o bebê e acaba escolhendo um pediatra que não sabe muito sobre o assunto, também não será muito bem atendida por ele.

Muitos livros sobre cuidados com bebês citam as vantagens e desvantagens dos dois modos de alimentação, mas eu tentei discutir a questão de outra forma. Essa decisão é muito importante e parece desafiar a abordagem racional. Portanto, eu listo aqui os pontos que devem ser considerados e o que penso de cada um dos regimes.

Ligação mãe-filho. Os defensores da amamentação falam que a ligação entre mãe e filho é um motivo para as mulheres amamentarem. Eu garanto que as mulheres sentem uma proximidade especial quando o bebê mama em seu peito, mas as mamães que escolhem a mamadeira também se sentem muito próximas de seu bebê. Além disso, acho que não é isso que fortalece a relação entre a mãe e a criança; a verdadeira proximidade vem do conhecimento profundo de seu filho.

Saúde do bebê. Muitos estudos proclamam os benefícios do leite materno (quando a mãe é sadia e bem-nutrida). Na realidade, o leite humano consiste principalmente em micrófagos – células que matam bactérias, fungos e vírus – além de outros nutrientes. Os defensores da amamentação citam toda uma variedade de doenças que o leite materno pode prevenir, incluindo infecções no ouvido, dor de garganta, problemas gastrintestinais e doenças respiratórias. Embora eu concorde que o leite materno seja indubitavelmente bom para os bebês, não devemos exagerar. As descobertas empreendidas em pesquisas representam *probabilidades estatísticas*: também os bebês amamentados às vezes contraem essas doenças. Além disso, existem variações significativas na composição do leite materno de hora para hora, de mês para mês ou de mulher para mulher. Por outro lado, os leites industrializados atuais são mais refinados e cheios de nutrientes. Embora talvez não ofereçam ao bebê a imunidade natural, os leites industrializados fornecem a ele as quantidades recomendadas dos nutrientes necessário ao crescimento. (Veja também o quadro "A Moda da Amamentação", na página 110).

Recuperação pós-parto da mãe. A amamentação oferece vários benefícios para a recuperação da mãe. O hormônio liberado, a *oxitocina*, acelera a remoção da placenta e contrai os vasos sanguíneos do útero, minimizando a perda de sangue. À medida que a mãe continua a amamentar, a liberação contínua desse hormônio faz o útero retornar mais rapidamente ao tamanho original. Outro bônus para a mãe é a perda mais rápida de peso depois do parto: a produção de leite queima calorias. Isso é compensado, no entanto, pelo fato de a mãe que amamenta precisar manter de 5 a 10 quilos a mais de peso, para garantir que o bebê tenha nutrição adequada. Com o leite industrializado, não existem preocupações como essa. De qualquer modo, independentemente do regime que a mãe escolha, seus seios estarão doloridos e sensíveis. A mãe que escolheu a nutrição por mamadeira passa por um período às vezes bastante dolorido, no qual seu leite seca, mas a mãe que amamenta enfrentará outros problemas (veja as páginas 130-3).

Saúde da mãe a longo prazo. Os estudos sugerem, mas não comprovam, que a amamentação pode oferecer à mulher uma proteção contra o câncer de mama pré-menopausa, a osteoporose e o câncer de ovário.

Imagem física da mãe. Depois que o bebê chega, as mulheres geralmente dizem: "Eu quero meu corpo de volta". Não é apenas uma questão de perder peso, tem muito mais a ver com a imagem física. A amamentação dá a algumas mulheres a sensação de que estão "desistindo" de seu corpo. Além disso, a amamentação pode mudar a configuração dos seios ainda mais do que a gravidez. Quando a mulher amamenta, certas mudanças fisiológicas *irreversíveis* ocorrem, para permitir que os seios produzam leite com maior eficácia: os ductos lactíferos começam a se encher de leite e, quando o bebê suga, as glândulas mamárias pulsam e comunicam ao cérebro para manter um suprimento estável (veja o quadro "Como os Seios Produzem o Leite", na página 118). Mães com mamilos achatados percebem que eles crescem muito após a amamentação. Embora sofram nova mudança depois de interrompida a amamentação, os seios nunca voltam exatamente ao formato original. Seios pequenos, de mulheres que amamentam por mais de um ano, podem se transformar em "panquecas"; as mulheres de seios grandes podem experimentar a flacidez. Portanto, para a mulher preocupada com sua imagem física, talvez seja melhor *não* amamentar. Provavelmente os outros dirão que ela é egoísta por ter feito essa escolha, mas quem são eles para fazer uma mulher se sentir culpada ou errada?

Outro fator é o conforto emocional e físico com a ideia de colocar o seio na boca de um bebê. Algumas mulheres não gostam de tocar ou de segurar os próprios seios, ou detestam quando os mamilos são estimulados. Se a mulher tem um desconforto desse tipo, há uma boa chance de ter problemas com a amamentação.

Dificuldade. Apesar de a amamentação ser por definição "natural", a técnica é, todavia, uma capacidade aprendida – mais difícil, pelo menos inicialmente, do que dar a um bebê uma mamadeira. É importante que a mãe pratique a arte da amamentação antes de o bebê chegar (veja a página 118).

Conveniência. Ouvimos muito sobre a conveniência da amamentação. Em parte isso é verdade, especialmente no meio da noite, quando o bebê chora de fome. Se a mulher amamenta apenas um filho, não há necessidade de esterilizar a mamadeira ou o bico dos seios. No entanto, muitas mulheres bombeiam o leite materno, o que significa que terão de ter tempo para extrair o leite e para lidar com as mamadeiras. Além disso, embora a amamentação possa ser conveniente, muitas mulheres têm dificuldade em encontrar tempo e espaço para bombear o leite durante o trabalho. Finalmente, o leite materno sempre está na temperatura certa. Mas aqui está algo que você talvez não saiba: *o leite industrializado não precisa ser esquentado* (os bebês não parecem mostrar uma preferência) e, por isso, pelo menos na versão instantânea, ele é quase tão conveniente quanto o leite materno. Ambos requerem precauções quanto ao armazenamento (veja nas páginas 125-6 sobre o armazenamento do leite materno e, na 139, sobre o do leite industrializado).

Custo. Estima-se que em média, durante o primeiro ano de vida, um bebê precise de 400 quilos de comida – cerca de 1,12 quilo por dia (menos, obviamente, quando recém-nascido). A amamentação é, sem dúvida nenhuma, a alternativa mais barata. Mesmo somando o custo de uma consultoria ou um curso sobre amamentação, dos acessórios necessários e até mesmo do aluguel de uma bomba de extração de leite (comum na Inglaterra) durante um ano, a taxa mensal fica em torno de US$ 65, metade do custo mensal do leite industrializado. A maioria dos leites industrializados é comercializada na forma de pó (que deve ser misturado com água); há ainda a forma concentrada (que precisa de uma parte igual de água) ou a forma pronta para uso (que, compreensivelmente, é a mais cara, custando US$ 200 ou mais por mês). (Não estou incluindo aqui o preço de mamadeiras e bicos, porque muitas mulheres que amamentam também os compram.)

A Moda da Amamentação

O fato de hoje a amamentação estar na moda não significa que a alimentação industrializada seja "ruim". Na realidade, no período pós-guerra, a maioria das pessoas acreditava que o leite industrializado era melhor para os bebês, e apenas um terço das mães amamentava. Atualmente, cerca de 60% das mães amamentam, embora menos da metade delas ainda esteja amamentando seis meses depois. Quem pode ter certeza? Enquanto este livro estava sendo escrito, os cientistas experimentavam uma alteração genética das vacas para a produção de leite materno humano. Se o resultado for positivo, talvez no futuro todo mundo prefira o leite "materno" de vaca.

Um artigo de uma edição de 1999 do *Journal of Nutrition* sugere que "é absolutamente possível elaborar fórmulas que atendam melhor às necessidades individuais de cada bebê do que o leite materno".

UMA PALAVRA PARA O PAPAI: Talvez você deseje que sua esposa amamente porque sua mãe ou irmã o fizeram, ou então porque acredita
ser a melhor opção. Há também homens contrários à amamentação,
por questões práticas, estéticas ou emocionais. De qualquer modo,
sua esposa é um *indivíduo*: ela tem escolhas na vida e essa é uma
dela. Ela não irá amá-lo menos se quiser amamentar; e não será uma
mãe ruim se não quiser. Não estou dizendo que vocês não devam *discutir* a questão, mas a decisão cabe a *ela*.

A função do parceiro. Alguns homens sentem-se relegados a segundo
plano quando a esposa amamenta. Mas essa deve ser uma *escolha da
mulher*. Na realidade, a maioria das mães – independentemente do
modo de alimentação escolhido – *querem* que os parceiros se envolvam
na decisão e é isso que eles devem fazer. O envolvimento é, na verdade,
mais uma questão de motivação e interesse que de decisão. O parceiro
pode prestar auxílio em ambos os modos de nutrição, pois a ajuda do
pai é muito significativa para a mãe, aliviando seus encargos.

Contraindicações para o bebê. Com base nos resultados da monitoração
metabólica, o pediatra pode não recomendar a amamentação. Na realidade, em alguns casos, são indicadas fórmulas muito específicas e livres da
lactose. Da mesma forma, se o bebê tem um nível alto de icterícia (causada pelo excesso de bilirrubina, uma substância amarelada geralmente
metabolizada pelo fígado), alguns hospitais insistem no uso das fórmulas
industrializadas (veja a página 143). No que diz respeito às alergias aos
produtos industrializados, acho que, de modo geral, as pessoas se preocupam demais com isso. Qualquer um pode me dizer que o bebê fica com
manchas vermelhas ou gases depois de tomar determinada fórmula, mas
a amamentação também pode desencadear esse tipo de reação.

Contraindicações para a mãe. Algumas mães realmente não podem amamentar, seja porque fizeram uma cirurgia no seio (veja no quadro abaixo), seja porque têm uma infecção grave, como a causada pelo HIV, ou porque estão tomando algum medicamento que comprometa a qualidade do leite, como o lítio ou tranquilizantes muito fortes. Embora as pesquisas indiquem que fatores físicos como o tamanho dos seios e o formato dos mamilos sejam irrelevantes, algumas mães, em decorrência dessas características, terão mais problemas do que outras para estabelecer um bom fluxo e para fazer a boca do bebê encaixar direito no seio. A maioria dos problemas físicos pode ser solucionada (veja as páginas 130-3), mas algumas mães não têm paciência de persistir diante das dificuldades.

A conclusão essencial dessa discussão é que, embora seja bom para o bebê ingerir certa quantidade de leite materno, especialmente durante o primeiro mês, se esta não for a escolha da mãe ou se, por algum motivo, ela não puder amamentar, o leite industrializado é uma alternativa perfeitamente aceitável – para alguns, até mesmo preferível. Talvez a mulher não tenha tempo para amamentar ou a ideia da amamentação simplesmente não lhe agrade. Particularmente quando o bebê não é o primeiro filho, a mãe pode ter medo de que a visão da amamentação perturbe o equilíbrio da família, com os ciúmes despertado nos demais filhos.

Se Você Sofreu Uma Cirurgia no Seio

- Se foi uma reconstrução ou redução, descubra se o cirurgião cortou através do mamilo ou atrás do osso. Mesmo que o ducto lactífero tenha sido cortado, o bebê ainda pode sugar se você usar um sistema suplementar de amamentação, no qual o bebê suga simultaneamente o mamilo e através de um tubo.

- Procure um consultor, que pode ajudá-la a determinar se o bebê está tendo sucesso na sucção e, se necessário, mostrar-lhe como funciona o sistema suplementar de alimentação.

- Pese seu bebê uma vez por semana durante pelo menos seis meses, para verificar se ele está ganhando peso no ritmo apropriado.

Em qualquer caso, quando a mulher *não quer* amamentar, é preciso apoiá-la, e não culpá-la. É preciso também parar de usar a palavra *compromisso* apenas em relação à amamentação: *qualquer* tipo de regime alimentar envolve compromisso.

... E Comeram Felizes
Para Sempre

Começar de maneira correta já é meio caminho andado (saiba mais sobre a primeira mamada na página 118, se está amamentando, ou na 137, se usa mamadeira). É importante reservar um local especial da casa – o quarto do bebê ou algum canto silencioso, afastado da agitação – para as mamadas do bebê. Não se apresse. Respeite o direito do bebê de ter uma refeição tranquila. Não fique falando ao telefone ou conversando com a vizinha sobre o muro enquanto amamenta ou dá a mamadeira. A alimentação é um processo interativo – você também precisa *prestar atenção*. É assim que você conhece seu bebê, e também é assim que ele a conhece. Além disso, à medida que cresce, o bebê fica mais suscetível às distrações visuais e auditivas, o que interfere em sua refeição.

As mães frequentemente perguntam: "É certo conversar com o

Perfis Alimentares

O temperamento do bebê influencia seus hábitos alimentares. Como era de esperar, os bebês **Anjo** e **Livro-texto** em geral comem bem, mas o mesmo ocorre com os bebês **Enérgicos**.

Os bebês **Sensíveis** com frequência se frustram, especialmente quando são amamentados. Esses bebês não permitem muita flexibilidade. Se você começar a amamentar o bebê Sensível em determinada posição, ele precisará se alimentar sempre nessa posição. Você também não pode falar muito alto enquanto está amamentando, mudar de posição ou ir para outro recinto.

Os bebês **Irritáveis** são impacientes. Se você amamenta, eles não gostam de esperar até o início do fluxo; por isso, às vezes, puxam o seio da mãe. Frequentemente são ótimos com a mamadeira, desde que ela tenha um bico de fluxo livre (saiba mais sobre bicos de mamadeira na página 139).

bebê enquanto ele está mamando?". Absolutamente sim, mas de uma forma gentil e tranquila. Deve ter o clima de uma conversa em um jantar à luz de velas. Use um tom de voz baixo, suave e encorajador: "Vamos lá, só mais um pouco, você precisa comer mais". Eu costumo murmurar docemente ou ficar com a mão sobre a cabeça do bebê – é tanto uma maneira de se envolver com o bebê, quanto de mantê-lo acordado. Se o bebê fecha os olhos e para de mamar por um momento, digo suavemente: "Ei, você ainda está aí?" ou "Vamos lá, nada de dormir em serviço, afinal este é seu *único* trabalho!".

> *DICA: Quando o bebê cochila durante a mamada, tente qualquer uma destas estratégias para desencadear o reflexo de sucção: (1) esfregue suavemente seu polegar na palma da mão dele, em movimentos circulares; (2) acaricie as costas ou o braço dele; (3) corra os dedos pela coluna vertebral dele (técnica à qual chamo "andar pela prancha"). Nunca coloque um pano úmido na testa do bebê ou faça cócegas em seu pé para mantê-lo acordado, como alguns sugerem – é como se eu engatinhasse sob a mesa e lhe dissesse: "Bem, você não comeu todo o frango e por isso vou fazer cócegas no seu pé, para ajudá-la a começar de novo". Se nenhuma dessas estratégias funcionar, deixe o bebê dormindo por meia hora. Se o seu bebê dorme constantemente enquanto está mamando e é difícil acordá-lo, consulte o pediatra.*

Como deixei claro no Capítulo 2, independentemente do regime alimentar escolhido pela mãe, eu *nunca* defendo que o bebê mame de acordo com a própria demanda. Além de criar um bebê muito exigente, você corre maior risco de confundir os diferentes choros do bebê, interpretando-os sempre como sinal de fome. É por isso que o problema de superalimentação é frequentemente confundido com cólica (veja a página 303). Mas se você adaptar o seu bebê à rotina de E.A.S.Y., alimentando-o a cada 2,5 ou 3 horas no seio ou a cada 3 ou 4 horas pela mamadeira, saberá quando o choro tiver outro motivo.

Nos próximos tópicos, discuto as diversas particularidades da amamentação (páginas 118-37), da alimentação por mamadeiras (páginas 137-41) e da combinação entre ambas as modalidades (páginas 141-6). Mas, primeiro, aqui estão algumas questões que sempre surgem em relação ao regime alimentar do bebê.

Posições durante a mamada. Independentemente de o bebê mamar ao peito ou tomar mamadeira, você deve aconchegá-lo na dobra do braço, na altura de seus seios (mesmo que ele tome mamadeira), de forma que o corpo dele fique em linha reta, com a cabeça um pouco elevada, e ele não tenha que forçar o pescoço para alcançar o seio ou a mamadeira. A parte interna do braço dele é colocada para baixo, perto da lateral do corpo dele ou ao redor do seu. Cuidado para não inclíná-lo de forma que a cabeça fique mais baixa que o corpo, porque isso causa dificuldades para engolir. Se você dá mamadeira, o bebê deve ficar deitado de costas; se amamenta, ele deve ficar ligeiramente virado na sua direção, com a face na direção do mamilo.

Soluços. Todos os bebês soluçam, às vezes depois da mamada, às vezes depois da soneca. Acredita-se que os soluços sejam causados pelo enchimento do estômago ou pela rapidez ao comer – exatamente como acontece com os adultos que *engolem* a comida. O diafragma sai do ritmo normal. Não há muito o que fazer, exceto lembrar-se de que os soluços terminam tão rápido quanto começam.

Arrotos. Mamem ao seio ou tomem mamadeira, todos os bebês engolem ar. Frequentemente é possível ouvi-lo: um som curto de estremecimento ou de deglutição. O ar forma uma pequena bolha no estômago do bebê, às vezes causando a sensação de satisfação antes de o estômago estar cheio. É por isso que você precisa fazer o bebê arrotar. Eu gosto de fazer os bebês arrotarem antes de lhes dar o seio ou a mamadeira, porque eles engolem ar mesmo quando estão deitados; depois de mamar, eles arrotam novamente. Quando o bebê para na metade da refeição e começa a ficar irrequieto, a causa mais frequente é ter engolido um pouco de ar; neste caso, um arroto é muito apropriado.

Existem duas formas de fazer o bebê arrotar. Uma delas é sentá-lo no colo e esfregar suavemente suas costas, enquanto repousa o queixo dele na sua mão. A outra forma, minha preferida, é segurar o bebê em pé com os braços relaxados e o corpo apoiado sobre seu ombro. As pernas dele devem ficar esticadas, criando uma rota direta para que o ar se mova para cima e para fora. Esfregue suavemente o lado esquerdo do estômago dele, em um movimento de baixo para cima (se você der tapinhas mais abaixo, estará acertando os rins). Com alguns bebês, esse movimento é a única coisa necessária; outros também precisam de tapinhas suaves.

Se você já está dando tapinhas e esfregando por cinco minutos e o bebê ainda não arrotou, pode presumir que ele não tem bolhas de ar no estômago. Se você o coloca no berço e ele começa a se contorcer, levante-o suavemente, e logo virá um forte arroto. Às vezes a bolha de ar atravessa o estômago, entrando nos intestinos, o que pode provocar muito desconforto. Você saberá quando isso aconteceu porque o bebê puxa as pernas de encontro ao estômago, começa a chorar e fica com todo o corpo tenso. Às vezes você ouve o bebê soltando gases; verifique seu relaxamento logo a seguir (para conhecer outras dicas sobre gases, veja a página 309).

Quantidade ingerida e ganho de peso. Qualquer que seja o regime alimentar, as mães sempre se preocupam: "Meu bebê está comendo o suficiente?". As mães que adotam a alimentação por mamadeira podem ver o quanto de leite seu bebê ingere. Algumas mães que amamentam têm uma sensação de dormência ou pontadas no seio como reflexo do fluxo, por isso ao menos sabem que estão produzindo leite. Mas, se a mulher não tem esse tipo de sensibilidade (o que acontece com a maioria), eu digo a ela: "Você pode ver seu bebê sugando e também ouvir o som da deglutição". (As mães que amamentam e estão preocupadas com isso também podem "examinar sua produção", conforme sugiro no quadro da página 124). Em qualquer caso, se seu bebê fica contente depois de comer, é sinal de que a alimentação dele está adequada.

Também digo aos pais: "Tudo o que entra deve sair". O recém-nascido terá de seis a nove fraldas úmidas em um período de 24 horas. A urina será amarela-clara e quase inodora. Ele também produzirá entre dois e cinco movimentos intestinais, que variam do amarelado ao marrom, com consistência semelhante à da mostarda.

DICA: As fraldas descartáveis absorvem a urina, e fica difícil dizer quando o bebê urina ou qual é a cor. Especialmente durante os primeiros dez dias, coloque um tecido na fralda do bebê para determinar se ele está urinando e qual é a frequência.

Por fim, a melhor indicação da quantidade de leite ingerida é o ganho de peso, embora os recém-nascidos normais percam até 10% de peso nos primeiros dias. No útero, eles eram constantemente alimentados pela placenta; agora precisam aprender a se alimentar sozinhos e o aprendizado demora um pouco. No entanto, a maioria dos bebês que nasce ao término de nove meses, se receberem líquidos e calorias em quantidade adequada, retornam ao peso que tinham ao nascimento dentro de sete ou dez dias. Alguns bebês demoram mais, mas, se seu bebê não tiver recuperado seu peso na segunda semana, uma visita ao pediatra é obrigatória. Clinicamente, considera-se que os bebês que não recuperam o peso do nascimento até a terceira semana apresentam uma "falha no desenvolvimento".

DICA: Os bebês que nascem com menos de 2,7 quilos não podem perder 10% de seu peso. Neste caso, complemente a alimentação com leite industrializado até que o leite materno seja suficiente.

Como os Seios Produzem o Leite

Imediatamente após o nascimento do bebê, o cérebro da mãe libera *prolactina*, o hormônio que inicia e mantém a produção do leite. Os hormônios prolactina e *oxitocina* são liberados a cada vez que o bebê suga o seio. A *aréola*, aquela área escura ao redor do mamilo, é firme o suficiente para que o bebê se prenda a ela e macia o suficiente para permitir que ele a comprima. Enquanto o bebê suga, os *seios lactíferos* – sulcos no interior da aréola – enviam um sinal ao cérebro: "Produza leite!". Quando o bebê suga, esses seios pulsam e ativam os *ductos lactíferos*, as passagens que ligam o mamilo com os *alvéolos*, pequenos sacos no interior do seio em que o leite é armazenado. Essa compressão suave age como uma bomba, drenando o leite dos alvéolos para o interior dos ductos lactíferos e finalmente para o mamilo, que atua como um funil, dispensando o leite no interior da boca do bebê.

A variação normal no ganho de peso é entre 100 e 200 gramas por semana. Antes de ficar aflita com o ganho de peso de seu bebê, lembre-se de que as crianças que mamam no peito tendem a ser mais magras e a ganhar peso mais lentamente que as crianças que tomam mamadeira. Algumas mães muito ansiosas compram ou alugam balanças. Desde que você visite o pediatra com regularidade, acho suficiente pesar o bebê uma vez por semana durante o primeiro mês, e uma vez por mês daí em diante. Se você já tiver uma balança, no entanto, lembre-se de que o peso flutua de um dia para outro, por isso não pese seu bebê em intervalos inferiores a quatro ou cinco dias.

Conceitos Básicos da Amamentação

Existem livros inteiros devotados à amamentação. Se você já tiver decidido que irá amamentar seu bebê, aposto que agora já existem alguns volumes na sua estante. Como acontece quando você aprende qualquer capacidade, os segredos são: *paciência* e *prática*. Leia, faça um curso sobre lactação ou entre em um grupo de apoio à amamentação. Além de entender como seu corpo produz o leite (veja o quadro acima), aqui está o que *eu* considero mais importante.

Pratique durante a gravidez. A principal (e frequentemente a única) causa dos problemas com a amamentação é encaixar o bebê no seio de forma inadequada. Tento evitar isso nas mães com as quais trabalho encontrando-me com elas quatro ou seis semanas antes da data marcada para o parto. Eu explico como os seios funcionam e mostro a elas como colocar dois curativos antissépticos pequenos (Band-Aid®) redondos nos seios (um 2,5 centímetros acima do mamilo e outro, 2,5 centímetros abaixo), que é precisamente onde elas estarão segurando os seios enquanto amamentam. Isso as acostuma a posicionar os dedos da forma adequada. Tente – e pratique.

Lembre-se de que os bebês não obtêm leite com as mãos – o leite é produzido através do estímulo que a sucção no mamilo fornece. Quanto maior o estímulo, mais leite. Portanto, o posicionamento dos dedos e do bebê e a preensão corretos são fundamentais para o sucesso da amamentação. Aprenda a técnica e a amamentação parecerá "natural". Se o bebê não estiver bem posicionado e corretamente encaixado, os seios lactíferos não conseguirão enviar a mensagem para o cérebro e nenhum dos dois hormônios necessários para a amamentação será liberado. Consequentemente, o leite não sai e mamãe e o bebê sofrem.

> **DICA**: *Para um encaixe adequado, os lábios do bebê devem estar ao redor do mamilo e da aréola. Como foi explicado quanto ao posicionamento do bebê, estenda ligeiramente o pescoço dele, de forma que o nariz e o queixo encostem no seu seio. Isso ajuda o bebê a manter o nariz desobstruído, sem ter de segurar-se ao seio. Se você tiver os seios grandes, coloque uma meia enrolada sob eles para mantê-los erguidos.*

Alimente o bebê pela primeira vez o mais perto possível do nascimento. A primeira mamada é muito importante, mas não pelo motivo que você imagina. O bebê não está necessariamente faminto. Contudo, a primeira mamada estabelece na memória dele a ideia de como deve se encaixar corretamente no seio. Se for possível, peça que a enfermeira, uma ajudante, uma amiga ou sua mãe (se elas amamentaram) auxiliem-na em sua primeira vez. Quando a mãe tem um parto vaginal, alguns hospitais permitem que o bebê seja encaixado no seio ali mesmo, na sala de parto. Quanto maior a demora para a primeira mamada, mais difícil será. Nas primeiras duas horas após o nascimento, o bebê está muito alerta. Nos próximos dois ou três dias, ele entra em um tipo de choque – o efeito posterior a sua viagem através do canal do nascimento – e seus padrões de alimentação e de sono provavelmente serão irregulares. Quando a mãe é submetida a uma cesariana e a primeira mamada não ocorre antes de três horas após o nascimento, tanto mãe quanto o bebê ainda estão meio entorpecidos. Neste caso, geralmente é necessário mais tempo e paciência para que ele aprenda a se encaixar no seio. (Eu não recomendo que se acorde o bebê para comer durante esse período, exceto se o peso dele for muito baixo ao nascer, inferior a 2,4 quilos.)

Nos primeiros dois ou três dias, você produzirá o colostro: a "barra energética" que compõe o leite materno. Ele é grosso e amarelo, mais parecido com mel do que com leite, e é repleto de proteínas. Durante esse período, quando o leite é quase colostro puro, você deve amamentar quinze minutos com um dos seios e outros quinze minutos com o outro seio. Quando começar a produzir leite, no entanto, deve mudar para o método unilateral (veja a seguir).

Amamentação: Os Primeiros Quatro Dias

Quando o bebê pesa 2,7 quilos ou mais ao nascer, geralmente dou à mãe uma tabela como esta, para orientá-la durante as primeiras mamadas.

	Seio Esquerdo	Seio Direito
Primeiro dia: alimentar o dia todo, sempre que o bebê quiser.	5 minutos	5 minutos
Segundo dia: alimentar a cada 2 horas.	10 minutos	10 minutos
Terceiro dia: alimentar a cada 2,5 horas.	15 minutos	15 minutos
Quarto dia: começar a alimentar com apenas um dos seios e dentro da rotina E.A.S.Y.	40 minutos no máximo, a cada 2,5 ou 3 horas, mudando de seio a cada mamada	

Conheça seu próprio leite e saiba como os seios o produzem. Experimente seu leite; assim, se ele for armazenado, você saberá se está estragado ou não. Preste atenção à sensação de estar com os seios muito cheios. Quando o leite flui, a sensação é parecida com uma dormência ou uma coceira. Algumas mães têm fluxo rápido – seus bebês às vezes tendem a salivar e a engasgar nos primeiros minutos da mamada. Para lentificar o fluxo, coloque um dos dedos no mamilo, como se estivesse interrompendo o sangramento de um corte. Não fique com medo se não conseguir sentir o fluxo; a sensibilidade varia entre as mulheres. Quando as mães têm um reflexo de ejeção lento, o bebê parece frustrado e puxa o seio para tentar estimular o fluxo. A lentidão do fluxo pode ser um sinal de tensão. Tente relaxar, talvez ouvindo uma fita para meditação antes de amamentar; se isso não funcionar, prepare os seios com uma bomba manual até visualizar o fluxo do leite e depois encaixe a boca do bebê corretamente. Pode demorar três minutos para que isso aconteça, mas o procedimento impede que o bebê fique frustrado.

Não troque de lado. Muitas enfermeiras, médicos e especialistas em amamentação dizem que as mulheres devem trocar o bebê de lado a cada dez minutos, possibilitando que ele sugue ambos os seios durante cada uma das mamadas. Uma lida no quadro desta página, que define as três partes do leite materno, elucidará por que isso não é bom para o bebê.

Principalmente nas três primeiras semanas da vida do bebê, é preciso ter certeza de que ele obtenha o leite posterior. Se você mudar de lado depois dos primeiros dez minutos, na melhor das hipóteses o seu bebê estaria apenas começando a mamar o colostro e nunca teria chegado ao leite posterior. E, o que é ainda pior, essa mudança de lado envia uma mensagem para seu cérebro de que não é mais necessário produzir o leite posterior.

Quais as Partes do Leite Materno?

Se você deixar uma mamadeira com leite materno descansar por uma hora, ele se separa em três partes: de cima para baixo, você verá um líquido progressivamente mais grosso. É assim que seu leite é enquanto o bebê o suga:

Primeiros 5-10 minutos: Ele é parecido com a espuma do leite. Penso nele como se fosse uma sopa, porque satisfaz a sede do bebê. É rico em *oxitocina*, o mesmo hormônio liberado durante o ato sexual e que, na mamada, afeta mãe e bebê: a mãe fica bastante relaxada, semelhante à sensação posterior ao orgasmo, e o bebê fica sonolento. Essa parte do leite materno também apresenta a maior concentração de *lactose*.

Depois de 5 ou 8 minutos de mamada: Mais parecido com a consistência do leite normal, é rico em *proteínas*, o que é bom para os ossos e o desenvolvimento do cérebro do bebê.

Depois de 15 ou 18 minutos de mamada: Este leite é grosso e cremoso e é nele que estão todas as gorduras boas. É a "sobremesa", que ajuda o bebê a ganhar peso.

Se, no entanto, você mantiver o bebê em apenas num dos seios durante toda a mamada, ele obterá porções iguais dos três tipos de leite, ou seja, uma dieta balanceada. Além disso, seu corpo irá se acostumar com esse regime. Se você pensar bem, é assim que as mães de gêmeos *precisam* amamentar. Não seria burrice se elas tentassem repentinamente, no meio da mamada, trocar os bebês de lado? Na verdade, esse hábito também é absolutamente improdutivo para quem tem apenas um bebê.

> *DICA: Depois de cada mamada, use um broche na blusa sobre o seio com o qual dará a próxima mamada. Você também pode se guiar pela sensação de maior volume no seio que não foi esvaziado.*

Quando trabalho com uma mãe desde o primeiro dia após o parto, ela já estará amamentando com apenas um dos seios no terceiro ou quarto dia. Frequentemente, no entanto, recebo telefonemas desesperados de mães cujo pediatra ou instrutor orientou para a troca em uma mesma mamada. Em quase todos os casos, os bebês têm entre 2 e 8 semanas de idade.

O Mito do Repolho

As mães que amamentam frequentemente são aconselhadas a ficar longe de repolho, chocolate, alho e outros alimentos fortes, caso contrário eles "entram" na composição de seu leite. Besteira pura! Uma dieta normal e variada não altera a qualidade do leite materno. Eu sempre lembro as mães indianas, cuja alimentação bem temperada poderia perturbar a maioria dos estômagos adultos, mas elas e seus bebês não sofrem nenhum efeito.

Os bebês não ficam com gases por causa do repolho ou do feijão que a mãe ingere. Os gases são uma consequência da ingestão de ar, de arrotos incorretos ou da imaturidade do sistema digestivo.

Ocasionalmente, um bebê pode ser sensível a algum componente da alimentação da mãe – em geral, as proteínas presentes em leite de vaca, soja, trigo, peixes, milho, ovos e nas nozes. Se você acredita que seu bebê esteja reagindo a algo que você comeu, elimine esse alimento de sua dieta por duas ou três semanas e depois experimente-o novamente.

Lembre-se de que o exercício também afeta o leite materno. Quando você se exercita, os músculos produzem ácido lático, que pode provocar no bebê fortes dores de barriga. Por isso, após se exercitar espere uma hora para amamentar.

Maria, por exemplo, cujo filho estava com 3 semanas, me disse: "Meu bebê está mamando a cada sessenta ou noventa minutos, no máximo. Assim não é possível". O pediatra de Maria não estava preocupado: Justin estava ganhando peso lentamente, mas pelo menos estava ganhando. O fato de Justin comer a cada hora não incomodava o médico – não era *ele* quem estava amamentando!

Eu aconselhei Maria a amamentar com apenas um dos seios. Uma vez que o seu corpo estava acostumado à troca de lado, tivemos de mudar gradualmente a rotina do bebê. Eu instruí Maria a começar cada mamada colocando Justin em um dos lados por apenas cinco minutos e, depois, o restante da mamada era concentrado no segundo lado. Ao continuar com esse método por três dias, a cada mamada a pressão do seio que não estava sendo sugado foi eliminada, e a ingurgitação, prevenida (veja a página 131). Igualmente importante foi a mensagem enviada para o cérebro de Maria pelo novo hábito: "Por enquanto, não precisaremos do outro seio". O leite do seio não sugado era reabsorvido pelo organismo da mãe, onde ficava armazenado até a próxima mamada de Justin, três horas depois. No quarto dia, ela já era capaz de amamentar unilateralmente.

Quanto Mama o Bebê

A menos que você bombeie e pese o leite (veja a dica abaixo), é difícil saber a quantidade que seu bebê está ingerindo. Apesar de eu não aconselhar ficar observando o relógio, muitas mães perguntam quanto tempo o bebê demora para mamar. À medida que crescem, eles se tornam mais eficientes em mamar e demoram menos. Abaixo apresento uma estimativa, seguida pelas quantidades aproximadas consumidas a cada mamada:

4-8 semanas: até 40 minutos (57-140 g)
8-12 semanas: até 30 minutos (115-170 g)
3-6 meses: até 20 minutos (140-227 g)

DICA: *Se você estiver preocupada com o suprimento de leite, faça por dois ou três dias o que chamo de "exame da produção" – um conceito utilizado nas fazendas inglesas. Uma vez por dia, quinze minutos antes da mamada, bombeie o leite e meça quanto você está produzindo. Levando em consideração que o bebê pode extrair no mínimo 30 ml a mais pela sucção ativa do seio, você já terá uma boa ideia de quanto está produzindo.*

Não se prenda ao relógio. Amamentação não tem nada a ver com relógio ou com mililitros, é uma manifestação da consciência, sua e do bebê. Os bebês que mamam no seio em geral comem com um pouco mais de frequência, porque o leite materno é digerido mais rapidamente do que o industrializado. Por isso, se seu filho de 2 ou 3 meses mama por quarenta minutos, dentro de três horas o organismo dele já terá processado toda a quantidade ingerida (veja o quadro da página 124 para saber quanto tempo demora para seu bebê se alimentar).

DICA: Depois de amamentar, sempre limpe os mamilos com um pano limpo. O resíduo do leite pode ser um meio de cultura de bactérias, causando "sapinho" no seu seio e na boca do bebê. Nunca use sabonete, porque resseca os mamilos.

Armazenando o Leite Materno

Uma vez, visitei uma mãe que estava profundamente perturbada porque os 2,8 litros de leite materno bombeado que ela guardara no *freezer* haviam descongelado, durante um corte na energia elétrica. Perplexa, eu perguntei: "Meu amor, você está tentando estabelecer um novo recorde mundial? Para começo de conversa, por que guardou tanto leite?". Certamente, bombear e armazenar leite materno é uma excelente ideia, mas não exagere. Aqui estão alguns pontos que devem ser lembrados:

- O leite materno recém-extraído deve ser colocado na geladeira imediatamente e não pode ser armazenado por mais de 72 horas.

- Você pode congelar o leite materno por até seis meses, mas nessa época as necessidades de seu bebê já serão diferentes – as necessidades nutricionais de um bebê de 1 mês são diferentes das do bebê de 3 ou 6 meses. O milagre do leite materno é que sua composição muda à medida que o bebê cresce. Por isso, para garantir que todas as propriedades do leite congelado satisfaçam às necessidades do bebê, não armazene mais de 650 ml e faça um ciclo rotativo a cada quatro semanas. Use primeiro o leite armazenado.

- O leite materno pode ser armazenado em mamadeiras esterilizadas ou em sacos plásticos especialmente projetados para isso (os agentes químicos dos plásticos comuns se dissolvem no leite). De qualquer forma, o leite sempre deve ser rotulado com a data e o horário da extração. Armazene o leite em recipientes de 50 e 100 ml, para evitar desperdícios.

- Lembre-se de que o leite materno é um fluido humano. Sempre lave as mãos e evite o contato manual com ele. Se possível, bombeie diretamente no saco em que ele será congelado.

- Descongele o leite materno mergulhando o recipiente vedado dentro de uma tigela com água quente por cerca de trinta minutos. Nunca use o microondas: ele altera a composição do leite, decompondo as proteínas. Agite o recipiente para misturar a gordura que possa ter se separado e subido para a superfície durante o descongelamento. Use o leite descongelado imediatamente ou guarde-o na geladeira por no máximo 24 horas. Você pode combinar o leite materno fresco com o descongelado, mas nunca congele-o novamente.

Defenda seu direito de amamentar da forma que quiser. Qualquer que seja a técnica que tenha escolhido para amamentar seu bebê, não desista dela.

UMA DICA PARA PARCEIROS E AMIGOS: Quando sua parceira (ou amiga) começa a amamentar, aprenda junto com ela e continue sendo um bom observador. Verifique se o bebê está corretamente encaixado. No entanto, não seja muito vigilante. Embora você possa ter boas intenções, não ofereça, em nome da sua "supervisão", uma narração do que está acontecendo: "Isso aí, garota, você conseguiu... Ai não, ele escorregou do seio... Lá vai ele de novo... Sim, ele conseguiu, está sugando como um campeão... Opa, escapou de novo... Segure-o um pouco mais para cima... Sim, isso mesmo... Oh não, ele escorregou de novo!". Coloque-se no lugar da mãe: ela precisa de apoio, não de um locutor que fica narrando toda a partida. Já é difícil o suficiente para uma mulher aprender a arte da amamentação sem se sentir julgada.

Procure uma mentora. Antigamente, a técnica da amamentação era passada de mãe para filha. Porém, em decorrência da popularidade do leite industrializado nas décadas de 1940 a 1960, toda uma geração de potenciais amamentadoras decidiu usar a mamadeira. Como resultado, muitas mães atuais não podem pedir ajuda às próprias mães, porque estas somente usaram mamadeira. O que é ainda mais triste é as jovens de hoje muitas vezes receberem informações conflitantes. No hospital, por exemplo, a enfermeira do turno da manhã diz que ela deve posicionar o bebê de tal e tal forma; a do turno da tarde diz algo diferente. Esse caos pode não apenas afetar o suprimento de leite da mãe, mas também seu estado emocional, aspecto que mais do que qualquer outro influencia sua capacidade de amamentar. Em razão dessa confusão, criei grupos de apoio para as mães que amamentam. No início, não há melhor ajuda do que outra mulher que recentemente tenha passado pela mesma situação. Se não houver ninguém para ajudá-la, procure uma consultora que ensine as medidas preventivas e fique de plantão para atender você se qualquer problema surgir.

DICA: Escolha bem sua mentora: ela deve ser paciente, bem-humorada e ter bons sentimentos em relação à amamentação. Esqueça as histórias negativas ou exageradas. Isso lembra a pobre Gretchen, que me disse não querer amamentar "porque o bebê de uma amiga engoliu o mamilo dela"!

Conceitos Básicos do Bombeamento de Leite

Bombear o leite materno não quer dizer substituir a amamentação, mas sim complementar e enfatizar a experiência. O bombeamento permite o esvaziamento dos seios, de modo que o bebê possa ter o leite materno mesmo quando a mãe não está perto dele; também pode prevenir problemas como a ingurgitação (veja a página 131). Peça a alguém qualificado para ensiná-la a usar a bomba adequadamente.

Qual tipo de bomba? Se seu bebê nasceu prematuro, você precisará de um tipo de bomba industrial forte. Se você planeja ficar longe dele apenas ocasionalmente, uma bomba manual servirá bem. De qualquer modo, aprenda a usar a bomba manual no caso de falta de energia elétrica.

Comprar ou alugar? Se você está voltando ao trabalho e planeja amamentar por um ano, o melhor é comprar, se planeja amamentar por menos de seis meses, alugar pode ser uma boa solução. As bombas alugadas (na Inglaterra) são sempre submetidas a manutenção e, portanto, podem ser compartilhadas, desde que cada pessoa compre seus próprios acessórios. As bombas compradas devem ser utilizadas por apenas uma pessoa.

O que procurar? Compre ou alugue uma bomba cujo motor possa ser regulado quanto à velocidade e à força. Não compre aquelas que exigem ajuste manual do ciclo de bombeamento pela colocação do dedo sobre a mangueira – elas não são seguras.

Quando? Geralmente, demora uma hora após a mamada para seu fluxo de leite ser restabelecido. Para aumentar o suprimento, bombeie por dez minutos durante dois dias, depois de o bebê mamar. Quando voltar ao trabalho, se não puder bombear no horário em que normalmente o bebê mamaria, pelo menos bombeie no mesmo horário todos os dias – por exemplo, quinze minutos na hora do almoço.

Onde? Não bombeie seu leite no banheiro do escritório, pois não é um ambiente limpo; feche a porta de sua sala ou o faça em outro lugar tranquilo. Algumas empresas reservam um espaço especialmente para isso, o qual é mantido limpo para as mães que estão amamentando.

Faça um diário da amamentação. Depois de já ter iniciado a amamentação unilateral, registre em um diário o horário em que o bebê se alimenta, por quanto tempo, em qual seio e outros detalhes pertinentes. A seguir, reproduzi o folheto que dou às mães. Sinta-se à vontade para adaptá-lo de acordo com suas necessidades. Você verá que já preenchi, como exemplo, as duas primeiras linhas.

Hora do Dia	Qual Seio?	Duração da Mamada	Você Ouviu a Deglutição?	Número de Fraldas Úmidas Desde a Última Mamada	Número de Defecações e Cor das Fezes Desde a Última Mamada	Suplemento: Água/Leite Industrializado?	Quantidade de Leite Bombeado	Outros
6h	☒ E ☐ D	35 min.	☒ S ☐ N	1	1, amarela e muito mole	não	30 ml às 7h15	Pareceu um pouco irrequieto depois de comer
8h15	☐ E ☒ D	30 min.	☒ S ☐ N	1	0	não	45 ml às 8h30	Tive de acordá-lo durante a mamada
	☐ E ☐ D							
	☐ E ☐ D		☐ S ☐ N					
	☐ E ☐ D		☐ S ☐ N					
	☐ E ☐ D		☐ S ☐ N					
	☐ E ☐ D		☐ S ☐ N					
	☐ E ☐ D		☐ S ☐ N					

129

Observe a regra dos quarenta dias. Algumas mulheres aprendem a amamentar em poucos dias; outras demoram mais. Se você for uma das que têm maior dificuldade, por favor não entre em pânico. Dê a si mesma um prazo de *quarenta dias*, antes de procurar outras soluções. Naturalmente todo mundo (inclusive o pai do bebê) deseja que a amamentação seja fácil desde o início, por isso depois de dois ou três dias sem sucesso, você ou seu parceiro podem se tornar impacientes e preocupados. Todavia, obter conforto e amamentar corretamente muitas vezes demora mais tempo. O que há de tão especial nos quarenta dias? Esse período corresponde a cerca de seis semanas, período geralmente definido como pós-parto (saiba mais sobre isso no Capítulo 7). Para algumas mulheres, demora esse tanto para aprender a amamentar. Mesmo com o encaixe adequado da criança ao seio, você poderá ter alguns problemas nos seios (veja o quadro a seguir), ou seu bebê não conseguirá mamar logo de início. Vocês dois merecem uma pausa, permitindo tempo para a tentativa e o erro.

> **DICA:** *Durante o dia, todas as calorias que você ingere são distribuídas entre o bebê e seu próprio corpo. Por isso, é muito importante manter uma ingestão adequada de alimentos enquanto amamenta, ou seja, nada de dietas drásticas. Mantenha uma alimentação saudável e bem equilibrada, rica em proteínas e carboidratos complexos. Além disso, uma vez que o bebê também está consumindo o líquido do seu corpo, não se esqueça de beber, no mínimo, dezesseis copos de água por dia – o dobro da quantia recomendada em períodos normais.*

Soluções para os Problemas de Amamentação		
Problema	Sintomas	O Que Fazer
Ingurgitação: Os seios ficam cheios de líquido – às vezes leite, mas, ocasionalmente, líquido excedente (sangue, linfa ou água), que se acumula nas extremidades, especialmente após cesariana.	Os seios ficam duros, quentes e inchados; pode ser acompanhado de sintomas semelhantes aos da gripe (febre, tremores, suor noturno); também pode dificultar o encaixe do bebê, causando dor nos mamilos.	Envolva os seios com uma fralda úmida e quente; faça exercícios com os braços elevados (como o lançamento de uma bola), cinco séries a cada duas horas e antes de amamentar, e gire os braços e tornozelos. Consulte um médico se a condição não melhorar dentro de 24 horas.
Bloqueio do Ducto do Leite: O leite fica retido no ducto lactífero e assume a consistência de ricota.	Caroço no seio, sensível ao toque.	Se o quadro não for tratado, pode resultar em mastite (veja no final do quadro). Aqueça e esfregue os seios em movimentos circulares ao redor do caroço, deslizando-o na direção do mamilo. Imagine que está amassando um pouco de ricota para transformá-la em leite (você, porém, não verá o leite sair de seus seios).

Problema	Sintomas	O Que Fazer
Dor nos Mamilos	Os mamilos podem estar rachados, sensíveis, doloridos e/ou avermelhados; nos casos crônicos, há evidências de bolhas, queimação, hemorragia e dor durante as mamadas e nos intervalos entre elas.	Condição normal nos primeiros dias de amamentação que desaparece quando o bebê começa a sugar de forma rítmica. Se o desconforto persistir, o bebê não está se encaixando corretamente; procure a ajuda de um especialista.
Sobrecarga de Oxitocina	A mulher fica com sono durante a amamentação por causa da produção do "hormônio do amor", o mesmo liberado durante o orgasmo.	Não há prevenção, mas é uma boa ideia tentar descansar mais entre as mamadas.
Dor de Cabeça	Ocorre durante ou imediatamente após a mamada, como resultado da liberação de oxitocina e de prolactina pela glândula pituitária.	Procure a ajuda de um médico se a dor persistir.
Erupção Cutânea	Por todo o corpo, como urticária.	É uma reação alérgica à oxitocina. Os anti-histamínicos são normalmente recomendados, mas antes converse com o médico.

Problema	Sintomas	O Que Fazer
Infecção da Levedura	Seios doloridos ou sensação de queimação; o bebê também pode ter erupções nos locais em que a pele encosta na fralda, com pontos vermelhos.	Telefone para o médico, porque talvez você precise de medicamentos para cuidar da infecção; o bebê precisa de uma pomada ou creme para as nádegas, mas não os utilize nos seios – eles podem obstruir suas glândulas.
Mastite: A Inflamação da Glândula Mamária	Uma linha vermelha desigual atravessa os seios, que ficam quentes; sintomas semelhantes aos da gripe.	Consulte um médico imediatamente.

Os Dilemas da Amamentação: Fome, Necessidade de Sucção ou Impulso do Crescimento?

É importante lembrar que os recém-nascidos têm a necessidade física de sugar por aproximadamente dezesseis horas durante o dia. Especialmente as mães que amamentam costumam confundir essa necessidade de sucção com a "rotação" que o bebê faz quando realmente está com fome (veja a página 100). Dale, por exemplo, uma mãe que amamentava, descreveu este padrão inconfundível quando telefonou procurando minha ajuda: "Parece que Troy sente fome o tempo todo. Por isso, quando ele chora, eu o coloco no seio, ele suga por cerca de três minutos e depois dorme. Eu tento acordá-lo, porque tenho medo de que não esteja comendo o suficiente". Ali estava um bebê que já pesava 4 quilos na terceira semana, por isso logo vi que Troy jamais poderia estar malnutrido. Era a mãe que estava confundindo o reflexo de sucção do bebê com fome, embora ele tivesse comido há apenas uma hora. Quando Troy dormia durante a mamada, Dale o tocava e dava tapinhas, mas conseguia apenas que ele engolisse mais um pouquinho de leite. Então, ela tirava Troy do seio. O problema é que vinte ou trinta minutos haviam se passado, e ele já passara por um ciclo de sono (veja a página 214). Quando ela o tirava do seio, provavelmente quando Troy estava entrando no sono REM, ele acordava. Perturbado, ele então queria sugar novamente *para se acalmar,* e não porque ficara com fome de repente. Mamãe então se sentava, e o ciclo começava novamente.

O problema – muito comum, aliás – foi que Dale treinara o filho, inadvertidamente, para ser um "beliscador". E agora ela lutava uma batalha perdida. Pense um pouco: é por essa mesma razão que você não pode dar a seu filho que já engatinha pedaços de bolo entre as refeições. Se belisca o dia todo, a criança acaba não fazendo uma refeição adequada, não é? O mesmo acontece com os bebês que são alimentados a cada sessenta ou noventa minutos. Esse problema não acontece com tanta frequência quando o bebê é alimentado por mamadeira porque a mãe pode *ver* quantos mililitros o bebê está tomando. No entanto, independentemente do regime alimentar, quando o bebê segue uma boa rotina de três horas, você saberá que a refeição dele é adequada e que, provavelmente, não precisará acordá-lo durante a mamada, porque ele também está descansando o suficiente.

Agora vamos examinar outra situação que pode confundir a mãe que amamenta: os impulsos do crescimento. Digamos que seu bebê esteja mamando regularmente a cada 2,5 ou 3 horas e que, de repente, parece mais faminto – quase como se quisesse comer durante o dia inteiro. Provavelmente ele está passando por um *impulso do crescimento,* ou seja por um período de um ou dois dias, durante o qual precisa de

---

Use o Bom-senso Desde o Início

Embora eu recomende uma rotina alimentar estruturada, não estou dizendo que se o bebê chorar de fome depois de duas horas da mamada, você não deva alimentá-lo. Na realidade, durante um impulso de crescimento, ele pode precisar comer um pouco mais. O que digo é que seu bebê irá se alimentar melhor e o intestino dele funcionará bem se ele fizer refeições adequadas em intervalos regulares.

Também não estou dizendo que se, de vez em quando, o bebê precisar de um carinho adicional ou de mais uma mamada, porque está crescendo muito rápido, você deva ignorar seu pedido. O que detesto é ver os bebês contrariados porque seus pais não começam do jeito que desejam continuar. São os pais que criam *maus hábitos* nos bebês; não é culpa dos coitadinhos. Por isso, se você usar o bom-senso desde o início, pode evitar traumas futuros a seu bebê. (Aprenda no Capítulo 9 tudo sobre a eliminação de maus hábitos.)

---

mais alimento do que o normal. Os impulsos do crescimento geralmente acontecem a cada três ou quatro semanas. Se você prestar atenção, verá que esses "ataques de fome" duram apenas cerca de 48 horas e que depois é fácil retornar ao E.A.S.Y.

O importante é não confundir um impulso do crescimento com a diminuição ou a secagem do seu leite. Na realidade, com o processo de crescimento, as necessidades do bebê mudam e o aumento da necessidade de sucção é a forma que a natureza encontra de enviar uma mensagem para o corpo da mãe: "Produza mais leite!". Milagrosamente, em uma mulher sadia, o corpo produz tudo o que o bebê precisa ingerir. No caso da mamadeira, se o bebê tiver um ciclo de mamada de três horas e repentinamente parecer mais faminto, simplesmente dê a ele mais leite. Também é isso que a mãe que amamenta precisa fazer. Além disso, na amamentação unilateral, quando o bebê esvazia um dos seios (o que geralmente acontece na época em que ele pesa 5,4 quilos), você simplesmente o troca de lado, fornecendo assim todo o leite de que precisa.

Se seu bebê parece mais faminto *somente à noite*, provavelmente não se trata de um impulso do crescimento, e sim de um sinal de que ele não está consumindo calorias suficientes e de que você precisa ajustar a sua rotina E.A.S.Y. para acomodar a necessidade calórica dele. Esse pode ser um bom momento para a "mamada quantificada" (veja a página 213).

DICA: Pela manhã, depois de uma boa noite de repouso, o leite materno é mais rico em gordura. Se o bebê parece mais faminto à noite, bombeie o leite no começo do dia e guarde-o para a mamada noturna. Isso garante ao bebê as calorias adicionais de que ele precisa, oferece a você e a seu marido uma pausa à noite e, o mais importante, silencia aquela voz chata no interior de sua mente que sempre diz: "Será que estou produzindo leite suficiente para sustentar meu bebê?".

Mitos da Amamentação

O Que Acontece	Por Quê?	O Que Fazer
O bebê frequentemente contorce o corpo durante a mamada.	No caso de um bebê de menos de quatro meses, as contorções podem significar que ele precisa de um movimento intestinal: ele não consegue fazer cocô e sugar ao mesmo tempo.	Tire-o do seio, coloque-o no colo, deixe que ele faça cocô e depois retome a amamentação.
O bebê cai no sono enquanto eu estou tentando amamentá-lo.	O bebê pode estar ingerindo uma dose muito alta de oxitocina (veja o quadro da página 122), ou então estar apenas beliscando e não realmente com fome.	Para acordar o bebê, veja as dicas da página 114. Todavia, pergunte a si mesma: "Meu bebê está seguindo uma rotina estruturada?". Essa é a melhor forma de determinar se ele está realmente com fome. Se estiver comendo a cada hora, ele pode estar beliscando, em vez de fazer refeições adequadas. Coloque-o na rotina do E.A.S.Y.

O Que Acontece	Por Quê?	O Que Fazer
O bebê fica puxando os seios da mãe.	Isso pode ser impaciência diante de um fluxo lento. Quando acompanhado de elevação das pernas, pode significar retenção de gases. Também pode ser ausência de fome.	Quando isso acontece repetidamente, é provável que você tenha um reflexo lento de fluxo. "Prepare-se", bombeando o leite antes (veja a página 121). Se o problema for retenção de gases, tente as soluções da página 309. Se nada disso funcionar, provavelmente o bebê não está interessado em mamar; tire-o do seio.
O bebê parece esquecer-se de como encaixar-se no seio.	Todos os bebês, especialmente os meninos, às vezes "esquecem" – eles perdem a concentração. Isso também pode significar que o bebê está com muita fome.	Coloque o dedo mínimo na boca do bebê durante alguns segundos, para aumentar sua concentração e lembrar-lhe como mamar. Depois, recoloque-o no seio. Se ele estiver com muita fome e você sabe que tem um fluxo lento, prepare os seios antes de encaixá-lo.

Conceitos Básicos da Alimentação por Mamadeira

Não importam os motivos; se você leu, pesquisou e chegou à conclusão de que quer nutrir seu bebê por leite industrializado, tudo bem. *Não desista do direito de alimentar seu bebê do modo como quiser.* Bernice, que já havia lido todos os livros em que pudera colocar as mãos, incluindo complexos relatórios médicos, me disse: "Se eu fosse mais fraca, Tracy, teria me entregado ao sentimento de culpa. Por causa de todas as informações que obtive sobre as fórmulas industrializadas – coisas que nem mesmo as enfermeiras sabem –, os outros tiveram de respeitar minha decisão. Mas eu sinto pena das mulheres que não têm essa coragem". Sua melhor defesa contra os críticos do leite industrializado – embora você não precise se defender de nada – são os fatos.

Antes de escolher um leite industrializado, leia os ingredientes. Existem diferentes tipos de leite para bebês no mercado e todas eles foram cuidadosamente testados e aprovados pelos laboratórios e órgãos competentes. Basicamente, a fórmula industrial contém leite de vaca ou de soja. Eu prefiro as fórmulas à base de leite de vaca, embora ambos os tipos sejam fortalecidos com vitaminas, ferro e outros nutrientes. A diferença é que a gordura presente na fórmula com leite de vaca é substituída por gordura vegetal na fórmula com leite de soja. Apesar de as fórmulas baseadas em soja não conterem proteína animal nem lactose, as quais supostamente são associadas a cólicas e a certas alergias, recomendo que você tente primeiro uma fórmula hipoalergênica e baseada em leite de vaca. Não existe nenhuma prova de que a soja previna tais problemas. Além disso, existem nutrientes no leite da vaca que não estão presentes na soja. No que diz respeito à preocupação com as erupções cutâneas e os gases causados pelos leites industrializados, lembre-se de que esses problemas também surgem nos bebês amamentados. Esses sintomas geralmente *não* representam uma reação adversa, embora os sinais mais óbvios, como o vômito em jatos ou a diarreia, possam ser efeitos colaterais.

Armazenamento do Leite Industrializado

O leite industrializado, vendido em pó, ou em concentrações, é datado pelo fabricante. Depois de colocado na mamadeira, no entanto, independentemente do tipo que você escolheu, o leite industrializado só tem validade por 24 horas. A maioria dos fabricantes *não* recomenda o congelamento. Como também recomendado para o leite materno, não use o microondas: embora ele não altere a composição da fórmula, aquece o líquido de forma desigual e pode queimar o bebê. Nunca reutilize uma mamadeira que o bebê não terminou. Para evitar desperdícios, prepare apenas mamadeiras de 50 ou 100 ml até que o recém-nascido demonstre mais necessidade.

Escolha bicos de mamadeira semelhantes a seu mamilo. Existem muitos tipos de bicos de mamadeira à disposição no mercado: achatados, longos, curtos, arredondados. Sempre recomendo para o recém-nascido uma mamadeira que tem uma válvula especial na ponta, a qual permite que o bebê obtenha leite apenas quando suga com força, da mesma forma que ele deve fazer quando é amamentado ao peito. Embora alguns bicos regulem o fluxo mais do que outros, em todos eles (com exceção do bico com válvula), o leite é colocado na garrafa da mamadeira e é a gravidade, e não o bebê, que determina a velocidade do fluxo (veja o quadro "O Mito da Confusão do Mamilo", na página 142). Via de regra, eu sugiro o uso do bico com válvula até que o bebê tenha 3 ou 4 semanas de idade, mesmo que ela custe um pouco mais que os outros. Troque-o por um bico de fluxo lento no segundo mês, use um bico do segundo estágio no terceiro mês e um bico de fluxo regular desde o quarto mês até o desmame. Antes de pensar no fluxo, se você está planejando amamentar e ao mesmo tempo dar mamadeira ao bebê, é importante encontrar um bico de mamadeira parecido com seu mamilo. Por exemplo, se você tiver mamilos achatados, experimente o Nuk; se eles forem firmes e eretos, o Playtex, o Avent ou o Munchkin podem ser melhores.

Recentemente conheci Irene, uma mãe que amamentava e estava planejando voltar a trabalhar. Ela tentara oito sistemas diferentes de alimentação: sua pequena Dora havia rejeitado todos eles. "Ela morde o bico da mamadeira ou fica rolando-o na boca", Irene lamentava, "e cada mamada é um pesadelo". Então, ela andava tendo muitos pesadelos, eu pensei, considerando-se que precisava alimentar o bebê em média oito vezes por dia. Então eu disse: "Deixe-me examinar seus seios e depois vamos fazer compras". E foi isso que fizemos. Nós encontramos um bico muito semelhante aos mamilos de Irene. Nos dias seguintes, Dora ainda deu um pouco de trabalho, mas certamente foi mais fácil acostumá-la a um bico semelhante ao da mãe do que a todos os outros oito.

Qual Quantidade de Leite Industrializado?

A composição do leite industrializado nunca muda como acontece com o leite materno, mas o bebê, compreensivelmente, precisa comer mais à medida que cresce. Veja a quantidade indicada para cada fase:

Do nascimento até 3 semanas: 85 g a cada três horas.

3-6 semanas: 115 g a cada três horas.

6-12 semanas: de 115 a 170 g (geralmente, permanecendo nas 170 g durante três meses) a cada quatro horas.

3-6 meses: aumentar para 227 g a cada quatro horas.

Quando você for comprar mamadeiras e bicos, procure também as combinações que tenham uma rosca universal na parte superior, de forma que você possa combinar as peças, se necessário. Eu já vi alguns sistemas muito atraentes, que vêm com todo tipo de promessa fantástica: "exatamente como o seio da mãe", "inclinação natural", "previne a formação de gases". Não acredite muito na propaganda e veja o que funciona melhor para *seu* filho.

Seja gentil quando der mamadeira pela primeira vez. Na primeira vez em que você coloca o bico de uma mamadeira na boca do bebê, encoste-o nos lábios dele e espere até que ele responda abrindo a boca. Depois, deslize o bico para o interior da boca, enquanto ele se encaixa. *Nunca* force a mamadeira para dentro da boca do bebê.

Não compare o regime alimentar que adotou para seu bebê com o de uma mãe que amamenta. O leite industrializado é digerido mais lentamente que o leite humano, o que significa que os bebês alimentados com ele frequentemente fazem intervalos de quatro horas entre as mamadas, e não de três.

A Terceira Alternativa:
Seio e Mamadeira

Seja qual for a escolha entre leite materno e leite industrializado, sempre digo aos pais que *um pouco* de leite materno é melhor do que nada. Algumas mães ficam chocadas ao ouvir isso, especialmente aquelas que consultaram médicos ou organizações que defendem a amamentação e acreditam que a forma de alimentação deve ser única.

"Eu posso *mesmo* adotar os dois modos?", elas perguntam. "É possível amamentar o bebê e dar mamadeira?". Minha resposta é, inacreditavelmente: "É lógico que sim!". Também explico que o bebê pode mamar ao peito e tomar leite industrializado, ou apenas mamar o leite materno (tanto na mamadeira quanto no seio).

É claro que algumas mães já têm certeza de sua preferência desde o início. Bernice, que fez uma imensa pesquisa durante a gravidez, estava 100% certa de sua decisão de alimentar Evan com leite industrializado; tão certa que pediu ao obstetra uma injeção de hormônios, para secar imediatamente seu leite. Margaret, por outro lado, era igualmente decidida em relação à amamentação. Mas... e as mães que estão indecisas? Algumas delas, por causa de uma limitação no suprimento de leite durante os primeiros dias, *precisam* suplementar a alimentação do bebê com leite industrializado. Outras *decidem* alimentar com a mamadeira e o seio desde o início, porque não querem limitar a própria vida. O terceiro grupo começa com um dos regimes e mais tarde muda de ideia. Dentre estas, a maioria das mães primeiro amamenta e depois passa para a mamadeira; mas, acredite ou não, essa ordem às vezes é invertida.

Se o bebê tem menos de 3 semanas, é relativamente fácil fazer ele tomar mamadeira se já estiver acostumado com o seio, ou vice-versa, e também adotar ambos os modos. Depois de 3 semanas, no entanto, a mudança pode ser muito difícil para a mãe e para a criança (veja a página 146). Portanto, se você estiver em dúvida quanto ao modo de alimentar o bebê, lembre-se desse prazo e saiba que é melhor agir o mais rápido possível.

Agora, vamos examinar alguns casos nos quais as mães optaram pelos melhores aspectos das duas alternativas.

O Mito da Confusão do Mamilo

Muito já foi dito sobre a "confusão do mamilo", como um motivo para não alimentar os bebês com seio e mamadeira ao mesmo tempo. Eu acredito que isso seja puro mito. O que pode confundir o bebê é o fluxo, e isso pode ser facilmente solucionado. O bebê que mama no seio usa músculos da língua diferentes dos músculos usados por aquele que toma mamadeira. Além disso, o que mama no seio pode regular a quantidade de leite que ingere quando muda a forma pela qual suga, mas no caso da mamadeira, o fluxo é constante e controlado pela força da gravidade, e não pelo bebê. Se o bebê costuma engasgar com a mamadeira, é melhor utilizar o sistema de bico com válvula, que permite ao bebê obter leite apenas quando suga com força.

Carrie: precisava dar alimentação suplementar a seu bebê. Especialmente quando faz parto cesariano, a mãe pode não ser capaz de produzir o leite de que o bebê precisa nos primeiros dias de vida. A morfina, que costuma ser administrada após esse tipo de parto, cessa as atividades do corpo, embora a mãe possa não perceber que o leite não está fluindo. É isso que acontece naqueles casos trágicos em que o bebê tenta mamar no seio da mãe e, nas próximas semanas, sofre de desidratação severa ou até mesmo morre por causa da má nutrição. Ele estava sugando, mas sem que a mãe se desse conta, nada estava saindo. Também por isso é fundamental verificar a urina e as fezes do bebê e pesá-lo uma vez por semana (veja a página 117).

Infelizmente, muitas mães não sabem que o leite pode demorar até uma semana após o parto para começar a fluir. Assim, independentemente da posição correta ou do encaixe firme do bebê, se a mãe não estiver produzindo leite, o bebê não se desenvolverá. No hospital, quando a enfermeira diz à mãe que precisa dar ao bebê água com glicose ou suplementar as mamadas com leite industrializado, a mãe pode resistir: "Nada de leite em pó para *meu bebê*!". Ela ouviu em algum lugar que a alimentação suplementar "arruína" a amamentação. A verdade é que, se você não estiver produzindo leite suficiente, não haverá escolha.

Mesmo quando a alimentação suplementar é introduzida, aconselho as mães a colocarem o bebê no seio da mesma forma, porque a sucção ajuda a ativar os seios lactíferos da mãe, o que uma bomba normal não pode fazer. Enquanto a sucção do bebê envia uma mensagem a seu cérebro para produzir leite, a bomba mecânica apenas esvazia os alvéolos nos quais o leite é armazenado. Por isso, é possível dar leite industrializado e também bombear a cada duas horas, a fim de estimular o fluxo. Carrie, por exemplo, que teve gêmeos e fez uma cesariana, não tinha leite nos primeiros três dias. Devido ao nível baixo de açúcar no sangue dos bebês, eles começaram a tomar alimentação suplementar logo de início. Carrie ainda coloca os filhos nos seios – durante vinte minutos a cada duas horas – mas também os alimenta com 30 gramas de leite industrializado.

Bombeando logo após a mamada e também depois de uma hora, no quarto dia o leite de Carrie começou a surgir e, em vez daqueles 30 gramas de leite suplementar, os bebês passaram a tomar apenas 15 gramas. Não se iluda: esse procedimento é exaustivo para a mãe. Não foi surpresa que, à véspera do terceiro dia de bombeamento, Carrie tenha jogado a sua bomba lá no outro lado do quarto. Papai e eu apenas observavamos enquanto mamãe tinha sua crise e depois a vida continuou. No quinto dia, no entanto, os gêmeos já mamavam apenas o leite materno.

Freda: não queria amamentar, mas desejava que seu bebê tomasse leite materno. Como já mencionei, pelos sentimentos que têm em relação ao corpo, particularmente quanto aos seios, algumas mães rejeitam a ideia de amamentar, mas sabem dos benefícios que a amamentação traz para a saúde do bebê. Freda, por exemplo, amamentou o bebê apenas nos primeiros dias, apenas para que seu leite continuasse fluindo. Depois, continuou com a bomba, até que o bebê tivesse cerca de 1 mês, e nesse ponto tornou-se claro que o leite dela estava começando a secar. Eu também conheço uma mãe de aluguel que bombeava o leite e o enviava congelado, para a mãe adotiva do bebê. Neste caso, apenas o bombeamento pode não manter a produção do leite materno por mais de cinco semanas.

Kathryn: preocupada com a harmonia familiar. Quando estava grávida de seu terceiro filho, Kathryn decidiu que iria amamentar também o novo bebê, como havia feito com Shannon, na época com 7 anos, e Erica, de 5. Steven não teve problemas em encaixar-se ao seio da mãe no hospital, mas quando Kathryn chegou em casa, sentiu-se oprimida. Simplesmente não havia tempo durante o dia para amamentar Steven; por isso, relutantemente, mudou para a mamadeira. Cerca de duas semanas depois, ela recorreu à sua última opção: me telefonar. Ela queria ter a mesma sensação de proximidade com Steven que havia experimentado ao amamentar as irmãs dele, mas todo mundo estava dizendo que já era muito tarde. Além disso, ela já havia visto como a amamentação poderia atrapalhar a vida de sua família. "A única coisa que eu quero", Kathryn confessou, "é amamentar duas vezes por dia: pela manhã quando ele acorda e na hora do almoço, antes das outras crianças chegarem da escola." Eu expliquei a ela que os seios podem ser milagrosos – se você colocar o bebê neles apenas duas vezes por dia, eles produzem leite o suficiente apenas para essas duas mamadas. O retorno do leite aos seios de Kathryn exigiu que ela "se preparasse para bombear", colocando Steven para mamar duas vezes por dia e usando a bomba seis vezes por dia. No começo, embora Steven sugasse bastante, Kathryn ainda precisava complementar a refeição dele com leite industrializado. No quinto dia, ele parecia mais feliz após as mamadas e, com o uso da bomba, Kathryn pôde constatar que seu leite realmente havia voltado. No seu caso, uma vez que o leite voltou, ela já não precisou mais bombear. No final, Kathryn estava tendo o contato que tanto desejava, mas de uma forma que não prejudicava o restante da família.

Vera: de volta ao trabalho. Se a mulher planeja voltar a trabalhar, precisa bombear e armazenar seu próprio leite ou introduzir o leite industrializado. Algumas mulheres esperam até uma semana antes do início do trabalho para adicionar uma mamadeira uma ou duas vezes por dia. Porém, se o bebê nunca tomou mamadeira, sugiro sua introdução três semanas antes de a mãe estar pronta para a volta ao trabalho. Vera, por exemplo, trabalhava como secretária em um complexo industrial e não podia mais ficar em casa; portanto, optou por amamentar pela manhã, dar mamadeira ao bebê durante o dia e novamente amamentar quando retornava para casa. O marido sempre dava a mamadeira noturna.

Situações similares acontecem quando a mãe simplesmente quer mais tempo para si mesma ou quando precisa viajar, por exemplo. Uma mãe que trabalha em casa – digamos, uma pintora ou escritora – também pode bombear o seu leite, simplesmente para permitir que outra pessoa cuide de algumas das refeições do bebê.

> *DICA: A fadiga é a principal inimiga da mãe que trabalha, independentemente da forma escolhida para alimentar o bebê. Uma das maneiras de minimizar a exaustão nas primeiras semanas no trabalho é recomeçar em uma quinta-feira, e não em uma segunda.*

Jan: uma cirurgia impediu a amamentação. No caso de uma doença séria ou de cirurgia, frequentemente é impossível, do ponto de vista físico, a mãe continuar amamentando. Nesses casos, a OMS (Organização Mundial da Saúde) sugere que a mãe impossibilitada peça a outras mães uma doação de leite materno. Mas, deixe-me esclarecer, essa é uma bela fantasia – e nada mais. Quando o bebê de Jan tinha 1 mês, ela me disse que seria submetida a uma cirurgia e ficaria afastada do bebê por no mínimo, três dias, o período de sua internação. Eu telefonei para 26 mães que conhecia e que estavam amamentando e, de todas elas, apenas *uma* se dispôs a doar seu leite – e queria doar apenas 250 ml. Parecia que eu estava pedindo ouro e não leite materno! No final, Jan foi capaz de bombear uma quantidade significativa de seu próprio leite e também complementou a alimentação do bebê com leite industrializado e, acredite em mim, ele não sofreu nada com essa experiência.

Fazendo a Troca

Nas primeiras três semanas, os bebês facilmente trocam o seio pela mamadeira e vice-versa. Se você esperar mais, no entanto, enfrentará várias dificuldades. O bebê amamentado inicialmente rejeita a mamadeira, porque a carne humana é a única coisa que sua boca conhece e pela qual espera. É possível que ele gire o bico da mamadeira dentro da boca e não consiga sugá-lo ou se encaixar nele. O inverso também é verdadeiro: se o bebê não está acostumado com a sensação dos mamilos da mãe, ele não saberá se encaixar neles.

Os bebês que foram amamentados fazem "greves de fome", recusando-se a comer durante o dia. Quando a mãe retorna à casa, com a intenção de oferecer o seio durante as últimas refeições antes da hora de dormir, o bebê tem outras ideias. Esse pequeno fará a mãe ficar acordada a noite toda, tentando compensar as refeições que ele perdeu. Ele não sabe que é madrugada nem se importaria com isso: acontece que ele está de estômago vazio!

O que fazer? Durante dez dias, continue apresentando a mamadeira, mas sem oferecer o seio (ou vice-versa, se você estiver tentando amamentar um bebê acostumado com mamadeira). Lembre-se de que o bebê sempre está disposto a voltar ao seu modo original de alimentação. Seja qual for o modo a que está acostumado, uma vez que o hábito esteja registrado em sua memória, jamais ele o rejeitará.

Fique, portanto, avisada: a tarefa de mudança é muito difícil. O bebê se sente frustrado e chora muito. Ele está dizendo: "Que coisa estranha é essa que você está tentando colocar na minha boca?". Ele pode até mesmo se afogar e salivar muito, particularmente se está trocando o seio pela mamadeira, porque não consegue regular a corrente de líquido que sai do bico de borracha. Novamente, o sistema com válvula elimina esse problema.

Usar a Chupeta ou Não: Dúvida de Todas as Mães

As chupetas existem há séculos, e por um bom motivo. O caso é que a única parte do corpo que o recém-nascido pode controlar é a boca, e ele suga para atender à sua necessidade de estimulação oral. Antigamente as mães costumavam colocar na boca de seus bebês um pedaço de tecido ou até mesmo uma rolha de porcelana, para o conforto oral.

A chupeta não precisa ser condenada. A polêmica moderna surgiu, em parte, por seu uso incorreto. Quando a chupeta é usada adequadamente, ela se torna o que chamo de acessório, algo de que o bebê torna-se dependente para acalmar-se. Mas, como já mencionei, quando os pais usam a chupeta para acalmar o bebê, em vez de fazer uma pausa e ouvir o que ele realmente está solicitando, eles na verdade o estão silenciando.

Eu gosto de recomendar a chupeta durante os primeiros três meses, para dar ao bebê um perío-

Em Defesa da Sucção do Dedo

Chupar o dedo é, para o bebê, uma forma importante de estimulação oral e de comportamento relaxante. Os bebês já chupam o polegar ainda no ventre da mãe. Quando nascem, começam a chupar o polegar ou outros dedos à noite, para dormir. O problema é que a conotação negativa que você talvez dê à sucção do dedo pode embaçar sua visão. Talvez, quando era criança, você tenha sido proibida de fazê-lo. Talvez sua mãe tenha lhe dado tapas na mão, dizendo que aquilo era um "hábito ruim", ou lhe tenha dito que aquilo era "nojento". Eu já vi pais vestindo as mãos do bebê com luvas, passando substâncias de gosto ruim nos dedos ou até restringindo o movimento dos braços do bebê – tudo para desencorajar a sucção do polegar.

A verdade é que, independentemente de você gostar da ideia ou não, sugar é um reflexo natural nos bebês e não deve ser desencorajado. Seja objetiva: lembre-se de que essa é uma das primeiras formas pelas quais o bebê assume o controle do corpo e das emoções. Quando ele descobre que tem um polegar e que sugá-lo o faz sentir-se melhor, experimenta uma sensação fantástica de controle e vitória. A chupeta pode produzir o mesmo efeito, mas é controlada por um adulto e pode ser perdida. O polegar está sempre à mão (perdoe o trocadilho) e pode ser usado sempre que o bebê quiser. Eu garanto que o bebê irá desistir de chupar o dedo quando **estiver pronto** para isso, como aconteceu com minha Sophie.

do adequado de sucção, acalmá-lo antes do sono ou da soneca ou, então, tentar fazê-lo pular uma mamada noturna. (Eu explicarei meus métodos no Capítulo 6, nas páginas 212-3). Depois desse período, no entanto, os bebês terão mais controle sobre as mãos e serão capazes de se acalmar usando os próprios dedos ou polegares.

Os mitos em torno da chupeta são abundantes. Alguns acreditam por exemplo que, se for dada ao bebê uma chupeta, ele não aprenderá a chupar o próprio dedo. Que bobagem! Eu garanto que o bebê deixará a chupeta de lado para sugar o dedo. Minha filha Sophie fez exatamente isso e continuou chupando o dedo pelos próximos seis anos. Depois disso, chupava o dedo apenas na hora de dormir – e, devo acrescentar, ela não tem os dentes protraídos!

Quando comprar uma chupeta para seu bebê, baseie-se no mesmo princípio que guia a escolha do bico de mamadeira: escolha um formato ao qual o bebê já esteja acostumado. Existem vários tipos de chupeta à disposição no mercado. Com essa variedade, a mãe poderá certamente encontrar uma chupeta que seja parecida com seu mamilo ou com o tipo de bico que ela usa na mamadeira.

Desmame, Bebê, Desmame!

O desmame pode ser interpretado de diferentes maneiras. Contrariamente ao conceito popular – e incorreto –, desmamar não significa parar de tomar o leite materno. Mais propriamente, o processo se refere a um progresso natural, comum a todos os mamíferos: a transição de uma dieta líquida, seja à base de leite materno ou de leite industrializado, para uma dieta sólida. Em geral, os bebês não precisam ser desmamados do seio. Quando são introduzidos os alimentos sólidos, o bebê mama cada vez menos, no seio ou na mamadeira, porque já está sendo nutrido de outras formas. Na realidade, alguns deles começam sozinhos a desistir do seio, perto dos 8 meses de idade, e a mãe simplesmente dá a eles um copo com canudinho. Outros bebês, naturalmente, são mais tenazes. Trevor, um garoto de 1 ano de idade, não estava interessado em parar de mamar no seio, embora seus pais estivessem mais do que prontos para o desmame. Eu disse à mãe dele, Eileen, que deveria ser firme e dizer: "Nada de mamar no peito!", sempre que Trevor tentasse escalar pela blusa dela, o que ele tentou por alguns dias. Eu já havia avisado aos pais: "Agora, ele ficará chateado e carente por alguns dias. Afinal, ele já está mamando por mais de um ano e nunca teve uma mamadeira". Depois de alguns dias, no entanto, Trevor já usava muito bem o copo com canudinho. Outra mãe, Adrianna, esperou dois anos antes de dizer ao filho: "Nada de mamar no peito!". Como é frequente, não era isso que seu filho desejava. Adrianna relutava em desistir da proximidade que a amamentação proporciona (nas páginas 310-1, conto em detalhes a história de Adrianna).

A maioria dos pediatras sugere que a mãe espere até o filho completar 6 meses antes de começar a introduzir os alimentos sólidos. Com exceção dos bebês muito grandes (de 8 a 10 quilos aos 4 meses) ou daqueles que sofrem de refluxo do esôfago, o equivalente infantil da azia, eu concordo com a orientação dos pediatras para a maioria dos bebês. No sexto mês, o bebê precisa de mais ferro, o qual é encontrado nos alimentos sólidos, já que, a essa época, todo o armazenamento de ferro de seu organismo já foi usado. Além disso, o *reflexo de protrusão*, – que faz o bebê esticar a língua sempre que algo encosta nela (como o mamilo ou uma colher) – já desapareceu e, por isso, ele está mais capacitado para engolir alimentos sólidos de pouca consistência. Além disso, aos 6 meses, o controle da cabeça e do pescoço já está suficientemente desenvolvido. A partir dessa idade, o bebê já é capaz de comunicar a falta de interesse ou o limite de sua satisfação, inclinando-se para trás e virando o corpo na direção oposta.

Na verdade, o desmame é muito simples quando se seguem estas três normas importantes:

Boas Maneiras Durante a Amamentação

Perto dos 4 meses, o bebê começa a explorar tudo com as mãos e também vira a cabeça ou torce o corpo em direção ao que desperta interesse. Enquanto mama, fica mexendo nas roupas ou joias da mãe ou tocando-lhe o queixo, o nariz e os olhos, se consegue alcançá-los. Quando mais velha, a criança pode desenvolver hábitos semelhantes e desagradáveis que, uma vez inciados, são de difícil correção. Por isso, comece a ensinar ao bebê o que chamo de "boas maneiras durante a amamentação". O truque é ser firme e ao mesmo tempo gentil, lembrando a ele que existem limites. Além disso, tente amamentar em um ambiente tranquilo, para limitar as distrações.

Se ele fica brincando com a mão: Segure a mão dele e afaste-a gentilmente de seu corpo ou de outra coisa que ele tenha pego. Diga: "a mamãe não gosta disso".

Se ele se distrai facilmente: Não é nada agradável quando o bebê se distrai e tenta virar a cabeça... com o mamilo da mãe ainda na boca. Quando isso acontece, tire-o do seio e diga: "Mamãe não gosta disso".

Se ele morde seu seio: Quando os dentes do bebê nascem, quase toda mãe leva uma mordida. No entanto, isso deve acontecer apenas uma vez. Não tenha medo de reagir de modo firme, afastando-se e dizendo: "Ai, isto machuca. Não morda a mamãe". Geralmente uma reprimenda é suficiente, mas, se ele não parar, retire-o do seio.

Se ele empurra sua blusa para cima: As crianças que já engatinham às vezes fazem isso quando querem mamar. Diga simplesmente: "Mamãe não quer ficar com a blusa assim. Não faça isso".

• *Comece com apenas um alimento sólido.* Eu, particularmente, prefiro a pera porque é fácil de digerir, mas se o seu pediatra sugerir outro alimento como o cereal de arroz, siga o que ele recomenda. Dê o novo alimento duas vezes ao dia durante duas semanas, pela manhã e à tarde, antes de introduzir o segundo.

• *Sempre introduza o alimento novo no período da manhã.* Isso permite que você tenha o dia todo para observar se o bebê está apresentando alguma reação adversa ao alimento, como erupção cutânea, vômitos ou diarreia.

• *No início, não misture os alimentos.* Assim, não haverá dúvida sobre reações adversas a um determinado alimento.

Na tabela da próxima página, "Desmame: as Primeiras Doze Semanas", apresento uma lista de alimentos sólidos e a época correspondente de sua introdução. Quando o bebê tem 9 meses, sugiro a introdução da sopa de galinha, usando-a para temperar o cereal, cujo sabor é basicamente igual ao do macarrão, ou para diluir os vegetais com que faço purê em casa. No entanto, sugiro que você espere até o bebê ter 1 ano para introduzir carne, ovos ou leite integral. É claro que, nesse processo, o pediatra tem a última palavra.

Nunca force o bebê a comer algo que ele rejeita. A alimentação deve ser uma experiência agradável, para o bebê e para toda a família. Como eu disse no começo deste capítulo, a alimentação é básica para a sobrevivência humana. Se tivemos sorte, a pessoa que cuidou de nós também nos fez reconhecer e desfrutar os sabores e as texturas da boa comida. Essa apreciação começa na infância. O amor pela comida é um dos mais maravilhosos presentes que você pode ofertar a seu bebê. Uma dieta equilibrada também dará ao bebê a energia e força necessárias para suas atividades diárias. E, como você verá no próximo capítulo, é o que o faz crescer.

Desmame: as Primeiras Doze Semanas

O programa de desmame em doze semanas que apresento aqui foi elaborado para uma criança de 6 semanas de idade. Você dá a mamada matinal na forma habitual (seio ou mamadeira) e serve o "café da manhã" duas horas depois. O "almoço" é ao meio-dia e o "jantar" no final da tarde. Complete o café da manhã e o jantar com uma mamada (seio ou mamadeira). Lembre-se de que cada bebê é diferente; pergunte ao pediatra o que é mais indicado para o seu bebê.

Semana	Café da Manhã	Almoço	Jantar	Comentários
1 (6 meses de idade)	Pera (2 colheres de chá)	Mamadeira ou seio	Pera (2 colheres de chá)	
2	Pera (2 colheres de chá)	Mamadeira ou seio	Pera (2 colheres de chá)	

3	Abóbora (2 colheres de chá)	Mamadeira ou seio	Pera (2 colheres de chá)	
4	Batata-doce (2 colheres de chá)	Abóbora (2 colheres de chá)	Pera (2 colheres de chá)	
5 (7 meses de idade)	Aveia, (4 colheres de chá)	Abóbora (4 colheres de chá)	Pera	Aumente a quantidade para satisfazer as necessidades do seu bebê durante o crescimento
6	Aveia e pera (4 colheres de chá de cada)	Abóbora (8 colheres de chá)	Aveia e batata-doce (4 colheres de chá de cada)	A partir de agora, você pode dar mais de um alimento em cada refeição
7	Pêssego (8 colheres de chá)	Aveia e abóbora (4 colheres de chá de cada)	Aveia e pera (4 colheres de chá de cada)	
8 (8 meses de idade)	Banana	Desse ponto em diante, você pode misturar e combinar os alimentos sugeridos acima, introduzindo um novo a cada semana, da forma como mostrei, em 8 ou 12 colheres de chá por refeição		
9	Cenoura			
10	Ervilha			
11	Lentilha	Você pode continuar misturando e combinando os alimentos, introduzindo um novo a cada semana na forma sugerida, em 8 ou 12 colheres de chá por refeição		
12 (9 meses de idade)	Maçã			

CAPÍTULO CINCO

Acorde e Sinta o Cheirinho da Fralda
(a letra A de E.A.S.Y.)

Bebês e crianças pequenas pensam, observam e raciocinam. Eles consideram evidências, tiram conclusões, fazem experimentos, resolvem problemas e buscam a verdade. Obviamente, não fazem tudo isso de maneira consciente, como os cientistas. E os problemas que eles tentam solucionar fazem parte do cotidiano, são relacionados com pessoas, objetos e palavras, e não têm nada a ver com as dúvidas e os mistérios que cercam estrelas e átomos. Mas até mesmo o bebê mais novinho sabe muito sobre o mundo e, de modo ativo, busca conhecer ainda mais.

— Alison Gopnik, Andrew N. Meltzoff e Patricia K. Kuhl, em *The Scientist in the Crib*

As Horas Que o Bebê
Passa Acordado

Para o recém-nascido, cada dia é uma grande surpresa. Desde o momento em que sai do ventre, seu crescimento é exponencial, assim como sua capacidade de explorar o ambiente e deliciar-se com ele. Pense um pouco: quando tem apenas 1 semana de idade, o bebê já é sete dias mais velho que no dia em que nasceu; no final do primeiro mês, ele está anos-luz à frente do que estava no primeiro dia; e o processo continua nessa velocidade. Nós constatamos esse progresso especialmente durante as atividades do bebê, definidas aqui como tudo o que ele faz quando está acordado e que envolve um ou mais de seus sentidos. (Comer, obviamente, também é uma atividade por estimular o sentido do paladar, mas não será discutida neste capítulo por ter sido tema de capítulo anterior.)

A percepção do bebê começa a se desenvolver no ventre. Os cientistas especulam que os bebês parecem capazes de reconhecer a voz da mãe assim que nascem porque já a ouviam no interior do útero, embora modificada. Desde a chegada do bebê ao mundo, os cinco sentidos continuam sendo aguçados nesta ordem: audição, tato, visão, olfato e paladar. Talvez, você ache que ficar deitado no trocador, enquanto alguém troca suas roupas, não corresponde exatamente a uma atividade, assim como ser banhado, receber uma massagem ou apenas ficar olhando um móbile ou segurando um bicho de pelúcia. Mas é através dessas variadas atividades que o bebê não apenas aguça seus sentidos, como também começa a aprender quem ele é e como é o mundo em que se encontra.

Nos últimos tempos, muito já foi escrito sobre a maximização do potencial de uma criança. Alguns especialistas sugerem que, desde o momento em que o bebê nasce, seu ambiente seja estruturado de uma maneira que o estimule. Embora seja absolutamente verdadeiro que os pais são os primeiros professores do filho, não me preocupo muito em passar aos bebês o conhecimento, mas sim em inspirar sua curiosidade natural e em torná-los civilizados, isto é, em ajudá-los a entender como o mundo funciona e como eles devem interagir com as pessoas.

Para tal finalidade, encorajo os pais a pensar em qualquer atividade que o bebê realiza como uma oportunidade de estimular a segurança e, ao mesmo tempo, a independência. Os dois objetivos podem parecer conflitantes, mas, na realidade, são conquistados simultaneamente. Quanto mais a criança se sente segura, seja qual for a sua idade, mais provável será ela se aventurar e divertir-se sem a necessidade de ajuda ou de interferência externa (a menos que esteja em perigo). Portanto, o *A* do E.A.S.Y. oferece este paradoxo: *A atividade estimula nossa ligação com o bebê, mas também nos ajuda a dar a ele as primeiras aulas sobre liberdade.*

Os pais precisam fazer menos pelas crianças do que provavelmente pensam. Isso, no entanto, não significa que elas devam ser abandonadas. O que sugiro é o estabelecimento de uma dinâmica equilibrada: vocês fornecem ao bebê a orientação e o apoio necessários e, ao mesmo tempo, respeitam o curso natural do desenvolvimento. A verdade é que, mesmo sem sua ajuda, sempre que está acordado, o bebê está ouvindo, sentindo, observando, cheirando ou degustando algo. Especialmente nos primeiros meses, quando tudo é novo (e para alguns bebês, assustador), a tarefa mais importante dos pais é garantir que cada experiência faça o bebê se sentir confortável – e seguro o suficiente para querer continuar explorando e crescendo. A melhor forma de fazer isso é criar o que chamo de "círculo de respeito".

Desenhando um Círculo de Respeito

Quando você tira um bebê do berço pela manhã, dá banho nele ou brinca de esconde-esconde, é fundamental lembrar que ele é uma *pessoa*, que merece atenção exclusiva e respeito, mas que também é capaz de agir sozinho. Eu quero que você tente desenhar um círculo imaginário ao redor do bebê, uma linha que delineie o espaço pessoal dele. Nunca entre no *círculo de respeito* do bebê sem pedir permissão, sem dizer a ele por que você quer entrar e sem explicar o que está fazendo. Isso pode parecer artificial ou tolo, mas é preciso lembrar que ele não é apenas um bebê – ele também é uma *pessoa*. Se você se concentrar nos princípios básicos que descreverei a seguir, e que serão explicados em mais detalhes e ilustrados durante este capítulo, você conseguirá manter esse círculo de respeito de uma forma natural e fácil, durante cada atividade do bebê:

• *Esteja realmente presente quando estiver com seu bebê.* Faça de seu bebê objeto exclusivo de sua atenção nos momentos em que estiver com ele. Concentre-se, sobretudo, na hora de acordá-lo e retirá-lo do berço. Não fale ao telefone, não fique pensando na roupa que precisa ser lavada nem repense aquele relatório que tem de terminar.

• *Estimule os sentidos do bebê, mas evite a estimulação excessiva.* Nossa cultura encoraja o excesso e a superestimulação. Os pais, inadvertidamente, contribuem para o agravamento do problema e não percebem como os sentidos do bebê são delicados nem quanta coisa ele é capaz de captar (veja no quadro da página 158). Não estou sugerindo que você pare de cantar para seu filho, de tocar música para ele, de mostrar objetos coloridos ou até mesmo de lhe comprar brinquedos, mas no que diz respeito aos bebês, quanto mais ponderado, melhor.

• *Tome o cuidado de tornar o ambiente do bebê interessante, agradável e seguro.* Você não precisa de dinheiro para isso, apenas de bom-senso (veja as páginas 168-80).

• *Estimule a independência do bebê.* Talvez isso contrarie sua intuição: como um bebê pode ser independente? Bem, querida, não estou dizendo que você já deva preparar as malas dele para sair de casa... É claro que ele não pode fazer tudo sozinho, mas você pode ajudá-lo a ganhar confiança para se aventurar, explorar o ambiente e brincar sozinho. Portanto, quando seu bebê estiver brincando, é sempre uma boa ideia observar mais que interagir.

• *Lembre-se de conversar com o bebê, em vez de ficar apenas discursando.* O diálogo implica um processo de duas direções: sempre que a criança está envolvida em uma atividade, você observa, ouve e espera a resposta dela. Se ela tentar envolvê-la na brincadeira, é claro que você deve participar. Se ela "pedir" uma mudança de ambientes, não deixe de satisfazê-la. Do contrário, deixe-a explorar o que quiser, sozinha.

• *Envolva-se e inspire, mas sempre deixe o bebê no controle.* Nunca coloque o bebê em uma posição que ele ainda não consiga ficar (ou da qual não saiba sair) sozinho. Não dê a ele os brinquedos que estão fora do "triângulo da aprendizagem" (saiba mais sobre isso nas páginas 168-77).

Desde o momento em que o bebê acorda até a hora de dormir, nunca se esqueça das regras acima. Lembre-se de que todo mundo, incluindo o bebê, merece um *espaço pessoal*. Mais adiante, quando descrevo todo o dia do bebê, você verá como esses princípios podem ser aplicados.

Os Bebês Sabem Mais do Que Você Pensa

Nos últimos vinte anos, em grande parte graças ao milagre do videoteipe, os pesquisadores começaram a descobrir exatamente como os bebês processam o conhecimento. Antes, pensávamos que os bebês eram "folhas de papel em branco", hoje sabemos que os recém-nascidos vêm ao mundo com sentidos aguçados e uma série rapidamente expansível de capacidades, que lhes permitem observar, pensar e até mesmo raciocinar. Observando as expressões faciais dos bebês, sua linguagem corporal, seus movimentos oculares e seus reflexos de sucção (os bebês sugam com mais força quando estão excitados), os cientistas comprovaram capacidades surpreendentes. A seguir, apresento algumas dessas descobertas científicas; você encontrará outras ao longo deste capítulo.

• Os bebês podem discriminar uma imagem de outra. Já em 1964, os cientistas descobriram que os bebês não fixavam o olhar por períodos muito longos em imagens repetidas, enquanto as novas imagens sempre chamavam sua atenção.

• Os bebês gostam de flertar. Eles murmuram, sorriem e fazem gestos de acordo com o ritmo e a entonação da voz de quem fala com eles.

• Os bebês de apenas 3 meses já formam expectativas. Em uma situação criada em laboratório, após a exposição a uma série de imagens visuais, os bebês eram capazes de detectar padrões e moviam os olhos em antecipação à próxima imagem, indicando que já esperavam por ela.

• Os bebês conseguem se lembrar. A memória foi documentada em bebês de apenas 5 semanas. Em um estudo, um grupo de bebês, que já haviam sido testados quando lactentes (entre 6 e 40 semanas de idade), foi trazido de volta ao mesmo laboratório quando já tinham 3 anos; embora não usassem palavras para descrever as lembranças da experiência anterior, todos indicaram familiaridade com a tarefa que precisaram executar novamente (estirar o corpo na direção de objetos, primeiro em um ambiente claro e, depois, em um ambiente escuro).

Acorda, Maria Bonita!

Como você se sentiria se, todas as manhãs, seu parceiro entrasse no quarto exatamente quando você estivesse saindo do mundo dos sonhos e arrancasse as cobertas? Suponha que ele ainda gritasse: "Vamos lá, é hora de acordar!". Você não ficaria assustada e irritada? Os bebês sentem o mesmo quando os pais não tomam o cuidado de iniciar seu dia corretamente.

Seja gentil, silenciosa e ponderada quando cumprimentar seu bebê pela manhã. Eu geralmente entro no quarto cantarolando. Escolha qualquer canção de que goste, desde que ela se identifique com esse momento da manhã. Ou então invente uma, como Beverly fazia, usando a melodia familiar do "Parabéns a Você", mas trocando a letra por "Bom dia para você...". Depois da canção, costumo dizer: "Oi, Jeremy, você dormiu bem? É muito bom vê-lo. Você deve estar com fome, não é?". Quando me inclino na direção do bebê, aviso: "Agora, vou pegá-lo no colo... Aqui vamos nós – um, dois, três e pronto!". Mais tarde, depois de uma soneca, posso dizer também: "Espero que você esteja se sentindo muito melhor depois desse descanso. Nossa, que bela espreguiçada!". Aqui, também, antes de ser pego ao colo, o bebê deve ser avisado, assim como ocorreu pela manhã.

Claro que, não importando o modo como você o cumprimenta pela manhã, seu bebê já tem suas próprias ideias. Assim como os adultos, os bebês têm humores diferentes na hora de acordar. Alguns já acordam com um sorriso na face, enquanto outros ficam amuados e até mesmo choram. Alguns estão imediatamente prontos para começar um novo dia, enquanto outros precisam ser encorajados.

Aqui segue um resumo do que você pode esperar dos nossos vários tipos de bebês.

Anjo. Todo sorridente, murmurando e conversando, este bebê parece eternamente feliz de estar em seu ambiente. A menos que esteja particularmente faminto ou com as fraldas ensopadas, ele fica brincando no berço até que alguém chegue para pegá-lo. Em outras palavras, raramente ele passa do *Alerta 1* do despertar (veja no quadro desta página).

Livro-texto. Se você não pegar este bebê no *Alerta 1*, ele fará você saber que está acordado fazendo os pequenos ruídos excêntricos do *Alerta 2*, que significam: "Venha aqui". Se você então entrar no quarto e disser: "Eu estou aqui, não fui a lugar nenhum", tudo fica bem. Mas se você não aparecer, ele dispara o *Alerta 3* em alto e bom som.

Sensível. Este bebê quase sempre acorda chorando. Já que precisa de encorajamento, com frequência dispara os três *Alertas* do despertar em uma sucessão rápida. Incapaz de tolerar ser deixado no berço por mais de cinco minutos, é provável que ele tenha uma crise se você não entrar no quarto no *Alerta 1* ou *2*.

Irritável. Como não tolera ficar úmido ou desconfortável, este bebê também dispara os três *Alarmes* rapidamente. Pode desistir de arrancar um sorriso do rosto dele pela manhã – não adianta ficar de ponta-cabeça ou dar cambalhotas, esse tipo de bebê não sorrirá de jeito nenhum.

Enérgico. Este bebê, que é muito ativo e tem muita energia, geralmente pula o primeiro estágio do despertar e já dispara o *Alerta 2*. Ele fica

---

Sistema do Despertar Os Três Alertas

Alguns bebês acordam e se distraem sozinhos. Nunca passando do primeiro alerta, ficam contentes e tranquilos no berço até que alguém vá pegá-los. Outros passam pelos três alertas com velocidade espantosa, independentemente da rapidez com a qual você reaja.

Alerta 1: Um som agudo ou de inquietação, acompanhado de agitação, que significa: "Olá? Tem alguém aí? Por que ninguém veio me buscar?".

Alerta 2: Parece uma tosse no fundo da garganta, que para e recomeça. Quando o bebê silencia, está tentando ouvir a mamãe. Se ela não aparece, ele quer dizer: "Ei, venha aqui!".

Alerta 3: Um choro bem alto, com braços e pernas se agitando. "Venha aqui já! Estou falando sério!"

---

inquieto e contorce o corpo, fazendo sons parecidos com tosses curtas, e termina chorando se ninguém aparece nesse momento.

É interessante notar que o comportamento manifestado pelo bebê ao acordar perdura até o crescimento. Lembra que lhe disse que minha filha Sophie era tão silenciosa e tranquila que, muitas manhãs, eu achava que ela havia parado de respirar? Então, até hoje ela parece um raio de sol pela manhã: acorda facilmente e já pula da cama. Sua irmã Sara, um bebê enérgico que já acordava inquieto, ainda precisa de um pouco de tempo para acordar depois de uma boa noite de sono. Diferentemente de Sophie, que logo começa a puxar conversa pela manhã, Sara gosta quando permito que *ela* fale primeiro, em vez de ficar ouvindo minha tagarelice.

Troca de Fraldas e de Roupas

Como já disse, frequentemente peço aos pais de meus grupos que se deitem de costas e fechem os olhos. Depois, sem avisar, escolho um dos homens, levanto as pernas dele e as empurro na direção da cabeça. Nem preciso dizer que ele fica assustado. Quando os outros percebem o que fiz, acham muito engraçado e começam a rir sem parar. Mas explico o motivo de minha brincadeira: é assim que o bebê se sente quando você troca a fralda dele sem nenhum aviso ou explicação. Na realidade, você invade o *círculo de respeito* dele. Se, em vez de ter feito o que fiz, eu avisasse: "John, agora vou levantar suas pernas", então ele iria se preparar para o meu gesto e também saberia que estou levando seus sentimentos em conta. Dispenso aos bebês a mesma consideração.

Os pesquisadores observaram que demora três segundos para o tato ser registrado no cérebro do bebê. Então, para o bebê, quando alguém levanta suas pernas, tira suas roupas e limpa seu bumbum sem nenhuma sinalização, a situação é muito assustadora, ainda mais quando álcool gelado é aplicado na parte inferior de seu ventre. Estudos também mostram que os bebês têm um olfato aguçado. Até mesmo os recém-nascidos viram a cabeça na direção oposta de uma bola de algodão embebida em álcool. Os bebês de 1 semana conseguem usar o olfato para identificar a mãe. Juntando todas essas informações, você perceberá que, quando o espaço do bebê é invadido, ele logo se torna consciente de que *algo* está acontecendo, embora não seja capaz de se expressar.

A verdade é que a maioria dos bebês chora quando está no trocador apenas porque não sabem o que está acontecendo – e não gostam nem um pouco disso. Seja sincera! O que você poderia esperar? Seu bebê é colocado na posição mais vulnerável e exposta possível, com as pernas abertas. Como você se sente quando tem de ficar nessa posição no ginecologista? Eu sempre digo ao médico: "Preciso saber exatamente o que o senhor planeja fazer aí embaixo". Os bebês ainda não conhecem as palavras certas para nos pedir maior lentidão ou respeito pelos limites deles, mas o choro é seu modo de comunicação.

Quando uma mãe me diz "Edward detesta o trocador", eu respondo: "Não é o trocador que ele detesta, querida, mas sim o que acontece ali. Provavelmente você precisa ir mais devagar e conversar com ele enquanto o limpa". Além disso, durante a troca de fralda, assim como em todas as atividades, você precisa prestar atenção à tarefa que desempenha. Pelo amor de Deus, não fique com o bendito telefone sem fio apoiado entre o ombro e a orelha. Pense na situação do ponto de vista do bebê. Imagine sua aparência quando está inclinada sobre ele – não vou nem dizer que o telefone ainda pode cair na cabeça do coitado. Você está "dizendo" a ele: "Eu ignoro você".

Quando troco a fralda de um bebê, tento manter com ele um diálogo estável. Eu me inclino, coloco meu rosto a uma distância de cerca de 30 ou 35 centímetros do dele – reto, nunca angulado, porque os bebês enxergam melhor assim – e converso com ele durante todo o processo: "Agora, vou trocar sua fralda. Deixe-me deitá-lo aqui para poder tirar seu macacão", e continuo, deixando que ele "saiba" o que estou fazendo. "Agora, estou desabotoando seu macacão. Lá vamos nós. Oh, veja só que lindas coxas você tem. Agora vou erguer suas perninhas. Opa... Estou abrindo sua fralda... A-há, você tem algo aqui para mim... Tudo bem, então vamos limpá-lo". No caso das meninas, tomo o cuidado de limpar de frente para trás; com os meninos, coloco um tecido sobre o pênis para evitar um esguicho em meu rosto. Se o bebê começa a chorar, pergunto: "Estou indo muito rápido? Prometo que vou mais devagar".

DICA: Quando o bebê estiver nu, coloque a mão suavemente sobre o peito dele, ou então um bicho de pelúcia ou boneco leve. Essa proteção faz com que ele se sinta menos exposto e vulnerável.

Também devo dizer que você, às vezes, precisa ser um pouco *mais rápida* no trocador. Já vi algumas mães que demoram vinte minutos para trocar uma fralda. É muito tempo. Quero dizer, se você imaginar que elas estão trocando o bebê antes da refeição, amamentar por quarenta minu[...] de novo depois da refeição, isso já soma uma ho[...] Elas afetam assim o período de atividade do filh[...]

Pano *versus* Papel

Embora as fraldas de pano estejam novamente em moda, a grande maioria dos pais ainda prefere as fraldas descartáveis. É uma questão de gosto, mas eu prefiro as de pano, porque são mais baratas, mais macias e ecologicamente corretas.

Além disso, alguns bebês têm reação alérgica aos grânulos absorventes das fraldas descartáveis, uma condição às vezes confundida com erupção cutânea. A diferença é que a erupção é localizada, geralmente ao redor do ânus, enquanto as bolhas da alergia envolvem toda a área coberta pela fralda, até a cintura.

Outro problema das fraldas descartáveis é que, por serem muito absorventes e tão boas em afastar a urina da pele, apenas os bebês Irritáveis parecem perceber que elas estão úmidas. Crianças que, aos 3 anos, ainda não sabem usar o banheiro, muitas vezes foram acostumadas às fraldas descartáveis, que não as deixava saber se estavam molhadas.

Uma precaução em relação às fraldas de pano: você precisa verificar se não estão úmidas quando for colocá-las no bebê, pois a umidade pode provocar erupção cutânea.

que gastam como, se o bebê não gosta de ser trocado, pelo estresse e pela exaustão.

> *DICA: Para as primeiras três ou quatro semanas, compre camisas de pagão que são amarradas ou abotoadas na frente e abertas atrás, facilitando o acesso para a troca da fralda. No começo, é possível que algumas fraldas vazem. Ter uma pilha de camisas extras à mão economiza tempo e preocupação.*

Pode demorar algumas semanas para você pegar o jeito, mas tente trocar a fralda em cinco minutos. O segredo é ter tudo pronto: potes e recipientes abertos, fralda limpa desdobrada e pronta para deslizar sob o bumbum do bebê e o cesto de lixo aberto e pronto para a fralda suja.

> *DICA: Quando deitar o bebê pela primeira vez para trocar sua fralda, deslize uma fralda limpa sob o bumbum dele. Abra a fralda usada, mas não a retire até ter limpado as áreas genital e anal. Quando terminar, remova a fralda suja e a nova já estará na posição correta.*

Quando todos esses truques não são eficientes para acalmar o bebê, tente trocá-lo em seu colo: muitos bebês o preferem e isso a poupa do cansaço de ficar em pé na frente do trocador.

Muitos Brinquedos, Muito Estímulo

Tudo bem, querida. Seu bebê já deu a primeira mamada, está com a fralda limpa e agora quer brincar. É aqui que os pais ficam totalmente confusos. Eles minimizam a importância das atividades do bebê, sem perceber que uma grande parte da aprendizagem está ocorrendo até mesmo quando ele apenas fica olhando para algo; ou, então, os pais se transformam em completos malucos na frente do bebê, rebolando, mostrando brinquedos, sacudindo objetos. Nenhum dos extremos é saudável. Julgando pelos pais que conheço, a maioria se encaixa melhor na última descrição: envolvimento excessivo. E é por isso que regularmente recebo telefonemas como o de Mae, mãe de Serena, um bebê de 3 meses:

"Tracy, o que há de errado com Serena?", ela perguntou. Eu posso ouvir o bebê chorando e, no fundo, também está a voz de Wendell, o pai, que está muito incomodado e tenta desesperadamente acalmá-la.

"Bem", eu digo, "relate o que estava acontecendo antes de ela começar a chorar".

"Ela estava apenas brincando", Mae responde, inocentemente.

"Brincando com quê?" Lembre-se, estamos falando de um bebê, não de uma criança que já engatinha.

"Nós a colocamos no balanço um pouco, mas ela começou a ficar inquieta, então nós a pusemos na cadeira."

"E depois?"

"Ela não gostou muito disso também, então nós a colocamos sobre o cobertor, no chão, e Wendell tentou ler para ela", ela continuou. "Agora, nós achamos que ela está cansada, mas, mesmo assim, não consegue dormir."

O que Mae não mencionou – provavelmente por não considerar importante – é que o balanço também toca música, a cadeira vibra e o cobertor faz parte de uma geringonça que inclui um móbile branco, vermelho e preto dançando sobre a cabeça do bebê. Além de tudo isso, papai está segurando o livro *A fuga dos coelhinhos* bem na cara dela.

Você acha que estou exagerando? Na verdade não, querida. Eu já vi cenas como essa em várias casas.

"Suspeito que Serena esteja apenas superestimulada", eu digo gentilmente, explicando que a pobre criança foi submetida a um ambiente que – do ponto de vista de um bebê – é similar a um dia na Disneylândia!

"Mas ela *gosta* dos seus brinquedos!", os pais protestam.

Como nunca discuto com os pais, sugiro então minha regra principal: *Jogue fora todos os brinquedos que sacodem, fazem barulho, gingam, pulam, guincham ou vibram.* Aconselho os pais a experimentar um novo brinquedo por apenas três dias e ver se o bebê se acalma (a menos que alguma outra coisa esteja errada, o resultado em geral é positivo).

Infelizmente, os pais de Serena – na realidade, a maioria dos pais atuais – são vítimas da nossa cultura. Com quase 4 milhões de bebês nascendo a cada ano, os produtos específicos para eles determinam a criação de indústrias inteiras. Bilhões de dólares são gastos anualmente para nos convencer de que devemos criar um "ambiente adequado" para os bebês; os pais acabam comprando a ideia facilmente. Eles acham que, se não estiverem entretendo constantemente o bebê, de alguma forma não estarão sendo bons com ele, porque o filho não terá "estímulo intelectual" suficiente. E além disso se, por milagre, eles não cederem à tal pressão, um amigo lhes dirá: "Quer dizer que vocês não compraram para ela aquela cadeirinha de

O Que Afeta os Sentidos do Bebê	
Audição	Falar
	Murmurar
	Cantar
	Batimento cardíaco
	Música
Visão	Figuras em preto-e-branco
	Materiais listrados
	Móbiles
	Faces
	O ambiente
Tato	Contato com pele, lábios, cabelos
	Abraços
	Massagem
	Água
	Bolas de algodão/tecidos
Olfato	Corpo humano (odores pessoais)
	Odores da cozinha
	Perfumes
	Temperos
Paladar	Leite
	Outros alimentos
Movimento	Acalento
	Transporte
	Balanço
	Passeios (carrinho de bebê, carro)

balanço para pôr no quintal?". Os amigos de Mae e Wendell perguntarão de forma acusadora, como se a menina fosse ter problemas no futuro se não tiver a tal cadeirinha. Isso é pura besteira!

É claro que devemos tocar música e cantar para nossos filhos. É óbvio que devemos mostrar a eles objetos coloridos e até mesmo comprar brinquedos. Mas, quando exageramos e apresentamos ao bebê muitas escolhas, ele se torna *superestimulado*. Já é difícil para ele sair do conforto do útero – alguns são forçados a se espremer por um canal estreito, outros são literalmente retirados do ventre – e depois ser exposto à luz fluorescente da sala de parto. Durante seu trajeto de estreia no

Mito: "Acostume o Bebê aos Sons da Casa"

Os pais geralmente recebem o conselho de acostumar o bebê a todos os sons da casa, mesmo aos ruídos altos. Eu pergunto: você gostaria que eu fosse até seu quarto no meio da noite, enquanto está dormindo, e tocasse música alta? Isso é falta de respeito. Você deve dispensar menor consideração a seu bebê?

mundo o bebê encontra instrumentos cirúrgicos, medicamentos e um monte de mãos que o puxam, reviram e esfregam, apenas alguns segundos depois de sua chegada. Como já expliquei no Capítulo 1, cada bebê é único, mas quase todos eles precisam tolerar algum tipo de tumulto. No caso dos bebês mais sensíveis, o nascimento apresenta mais estímulos do que eles conseguem suportar.

Adicione a isso as visões e os sons normais de sua casa: TV, rádio, animal de estimação, carros na rua, aspirador de pó, liquidificador e outros numerosos aparelhos. Some sua voz, possivelmente imbuída de ansiedade, e também os murmúrios e sussurros de seus pais, parentes e outras visitas... Uau! É muita coisa se você for uma massa de nervos e músculos que pesa menos de 4 quilos. E agora aqui estão mamãe e papai na sua cara, pedindo que você *brinque*. É suficiente para fazer até mesmo um bebê Anjo chorar.

Brincar Dentro do Triângulo
da Aprendizagem

O que quero dizer exatamente com "brincar"? Bem, isso depende do que seu bebê já consegue fazer. Na realidade, a maioria dos livros oferece critérios para a recreação relacionados com a idade da criança, mas eu sou contra esse parâmetro. Não é que essas normas não ajudem; é bom saber o que é típico das diferentes idades. É com base na idade que organizo as minhas aulas com as mamães: bebês de até 3 meses, de 3 a 6 meses, de 6 a 9 meses e de 9 meses a 1 ano. O fato é que muitas mães e pais que conheço não percebem que entre as crianças *normais*, existe uma imensa variação das capacidades e da consciência. Presencio sempre isso nas aulas. Invariavelmente, uma das mães, que leu em algum lugar que o seu filho de 5 meses já deveria estar rolando, fica alarmada: "Oh não, Tracy, ele deve ser muito lento", ela me diz, porque seu bebê fica apenas deitado. "Como posso ajudá--lo a aprender a rolar?"

Eu não acredito que você deva exercer qualquer tipo de pressão para estimular o desempenho de seu bebê. Eu sempre digo aos pais que o bebê é *um indivíduo*. As estatísticas dos livros não podem levar em consideração todas as idiossincrasias e diferenças entre os seres humanos. Esses marcos devem ser considerados apenas como *orientação*. Seu bebê chegará a cada fase do desenvolvimento no seu próprio tempo.

Além disso, bebês não são cachorros: você não os "treina". Ter respeito por seu filho significa permitir que ele se desenvolva sem o forçar e sem entrar em pânico se ele não for como o filho de seu amigo ou não corresponder à descrição do livro. Deixe que ele obedeça a seu próprio ritmo. A Mãe Natureza tem um planejamento maravilhoso e lógico. Se você rolar seu bebê antes de ele ser capaz de fazê-lo sozinho, ele não aprenderá a rolar antes da hora. Na realidade, se ele ainda não sabe rolar é porque não desenvolveu as capacidades físicas necessárias. Ao tentar fazer seu bebê rolar prematuramente, você introduz na vida dele um problema que não deveria ter e para cuja solução não está preparado.

Por isso, sugiro que os pais se mantenham dentro do *triângulo da aprendizagem* do bebê, isto é, apresentem tarefas físicas e mentais que o bebê esteja pronto para desempenhar e das quais obtenha prazer *sozinho*. Por exemplo, quase todos os recém-nascidos que visito têm uma pilha de chocalhos no quarto: prateados, plásticos, em formato de rosquinha, de patinho e de halteres... Nenhum chocalho é adequado para o bebê, porque ele ainda não consegue segurá-lo. Os pais acabam balançando o chocalho na cara dele, mas o bebê certamente não está brincando com aquilo. Lembre-se da minha regra básica: *quando seu bebê está entretido com um brinquedo, observe em vez de se envolver.*

Para saber o que está dentro do triângulo da aprendizagem de seu filho, considere o que ele já conquistou até o momento, ou seja, o que ele já consegue fazer. Em outras palavras, em lugar de tentar obedecer às normas do livro estabelecidas conforme a idade, *observe seu filho*. Se você lhe fizer companhia no triângulo da aprendizagem, ele irá adquirir conhecimento naturalmente, no próprio ritmo.

O recém-nascido, acima de tudo, observa e escuta. Nas primeiras seis ou oito semanas de vida, o bebê é uma criatura sobretudo *auditiva* e *visual*, mas está se tornando cada vez mais alerta e consciente do ambiente. Embora sua visão alcance apenas de 20 a 30 centímetros, ele pode ver você e até mesmo presenteá-lo com um sorriso ou um murmúrio. Nunca deixe de "responder" a ele. Os pesquisadores documentaram que, desde o nascimento, os bebês conseguem distinguir rostos e vozes humanos de outras imagens e sons – e eles preferem os estímulos humanos. Dentro de alguns dias, eles são capazes de reconhecer rostos e vozes familiares e também preferem olhar para eles a observar uma imagem desconhecida.

Quando seu bebê não está olhando para um rosto, você percebe que ele demonstra certa atração pelas linhas. O que isso significa? Para o bebê, as linhas retas parecem estar se movendo, porque sua retina ainda não é fixa. Você não precisa investir em cartões coloridos caros para distraí-lo; com um pincel atômico preto, desenhe linhas retas em uma cartolina branca – elas proporcionarão a seu bebê um ponto focal, aspecto importante para o desenvolvimento de uma visão ainda embaçada e bidimensional.

Se você quiser, compre um brinquedo especialmente projetado para recém-nascidos, como uma "caixa uterina", um dispositivo que, colocado no berço, imita os sons ouvidos pelo bebê no útero. No caso dos recém-nascidos, no entanto, eu aconselho que você mantenha apenas um ou dois brinquedos no berço. Vire-o de lado quando ele parar de olhar para eles. Cuidado com o impacto causado pelas cores: as cores primárias (vermelho, amarelo e azul-escuro) estimulam os bebês, enquanto os tons pastel os acalmam. Conforme o horário do dia, escolha as cores certas para causar o efeito desejado – por exemplo, não coloque um brinquedo preto e vermelho dentro do berço quando o bebê está se preparando para dormir.

Desde o Primeiro Dia

É impossível, mesmo para os pesquisadores, saber o exato momento em que a compreensão dos bebês surge. Portanto, desde o momento em que o bebê chega ao lar, você deve:

- Explicar tudo o que irá fazer com ele.

- Discorrer sobre suas atividades diárias.

- Mostrar as fotos da família e pronunciar constantemente o nome das pessoas.

- Apontar e identificar objetos ("Está vendo o cachorrinho?", "Veja só, outro bebê, assim como você").

- Leia livros simples e mostre as figuras.

- Toque músicas e cante (veja o quadro da página 174 para orientações mais específicas).

O Bebê conquistou o controle da cabeça e do pescoço. Uma vez que seja capaz de virar a cabeça, em geral no segundo mês de idade, e de movimentá-la de um lado para outro e talvez erguê-la um pouco (comumente no terceiro mês), o bebê também conseguirá controlar melhor o movimento dos olhos. Por volta dessa época, você pegará seu bebê observando detidamente a própria mão. Nos laboratórios, foi comprovado que até mesmo bebês de apenas 1 mês conseguem *imitar* as expressões faciais: se o adulto mostra a língua, o bebê faz o mesmo; se o adulto abre a boca, o bebê também abre. Esse é um bom momento para investir em um móbile portátil que possa ser transportado do berço para o cercadinho. Eu sei que um móbile é a primeira coisa que a maioria dos pais compra para os bebês, mas, antes dos 2 meses, o móbile é basicamente um enfeite. Os bebês gostam de girar a cabeça (com frequência para a direita); portanto, não coloque o móbile diretamente na linha de visão dele nem o afaste por mais de 35 centímetros. Nessa fase (cerca de oito semanas), o bebê está começando a enxergar em *três dimensões*. A postura dele é mais ereta e as mãos ficam abertas a maior parte do tempo. Ele segura uma das mãos com a outra, por acaso. Ele também consegue se lembrar e prever de forma mais exata a etapa que virá depois. Na realidade, aos 2 meses, o bebê reconhece alguém que viu no dia anterior. Logo ele irá menear a cabeça alegremente quando a vir e começará a seguir seus movimentos com os olhos enquanto você anda pelo quarto.

Se as linhas retas distraem o bebê do nascimento até a quarta semana, a partir da oitava semana as faces humanas o fazem sorrir. Agora, você pode atualizar os cartões feitos em casa (para distração e estímulo visual do bebê) desenhando linhas onduladas, círculos e figuras simples, como uma casa ou um rosto sorridente. Você também pode colocar um espelho perto do berço – quando ele sorri, o espelho "responde". No entanto, lembre-se de que, embora o bebê adore ficar olhando para as coisas, quando se cansa ainda não tem a mobilidade que lhe permite afastar-se de um objeto que já não o interessa. Fique de olho; se ele começar a emitir ruídos de irritação, estará querendo dizer: "Já chega!". Vá salvá-lo antes do início do choro.

O Bebê estira o corpo na direção de um objeto e o pega. Quase tudo, incluindo as partes de seu próprio corpo, fascinam um bebê que já consegue estirar o corpo e pegar as coisas, o que acontece aproximadamente aos 3 ou 4 meses. E tudo vai diretamente para a *boca*. Agora, o bebê também já consegue erguer o queixo e produzir ruídos semelhantes ao gargarejo. O brinquedo favorito dele é a mãe, mas essa também é uma boa época para brinquedos simples, que "respondam" ao bebê, como chocalhos e outros objetos seguros que produzam *sons* ou sejam agradáveis ao *toque*, como os bobes de espuma para cabelo. Os bebês adoram explorar e vibram quando conseguem produzir uma reação. Observe seu filho enquanto ele brinca com o chocalho: ele até arregala os olhos. Os bebês compreendem a causa e o efeito, por isso qualquer objeto que produza som lhes dá uma sensação de vitória. Agora, ele apresenta muito mais respostas do que pouco tempo atrás – você ficará encantada com seus murmúrios constantes – e cada vez a coisa fica melhor. Ele também sabe como chamar sua atenção quando já está cansado: derruba o brinquedo, faz um ruído semelhante a tosse ou, então, dá um gritinho em tom mal-humorado.

O Bebê já consegue rolar. A capacidade de rolar para os lados, que surge entre o final do terceiro e o quinto mês, marca o começo da *mobilidade corporal* do bebê. Antes que você perceba, ele já estará rolando em ambas as direções, e a diversão continua. Ele ainda gosta dos brinquedos que fazem barulho, mas você também pode deixar que ele brinque com itens da casa, como uma colher. Esses objetos simples serão a fonte de uma descoberta interminável. Dê a ele um prato de plástico e observe como o vira para cima e para baixo, afasta-o do corpo e o pega novamente. Ele é como um cientista, não para de explorar. Ele também irá gostar muito de brincar com pequenas peças – cubos, bolinhas ou triângulos. Acredite ou não, ao colocar os objetos na boca, o bebê está descobrindo como são tais objetos e sentindo as diferenças entre eles. As pesquisas já comprovaram que os bebês conseguem identificar os formatos com a boca. Os estudos conduzidos em laboratório comprovaram que, mesmo no primeiro mês de vida, os bebês combinam as imagens visuais com as sensações táteis. Quando mamam em um bico áspero e depois em um liso,

enquanto os examinadores lhes mostram ima
e de outro liso, os bebês olham mais tempo para
mesma textura do bico que está sugando.

O Bebê já fica sentado. Os bebês aprendem a sentar apenas depois q
conseguem controlar o peso da cabeça; antes disso, ela lhes parece muito
pesada. Quando o bebê consegue ficar sentado sozinho, começa a desenvolver a *percepção de profundidade*. Afinal, o mundo parece muito diferente quando ele está sentado, comparado com o que via quando ficava
deitado de costas ou de bruços. Agora ele também é capaz de *transferir*
os objetos de uma mão para outra; também consegue *apontar* e fazer
gestos. Sua curiosidade natural o estimula a mover-se na direção das coisas, mas, fisicamente, ele ainda não chegou a essa fase. *Deixe-o explorar*
sozinho. Ele já conquistou o controle da cabeça, dos braços e do torso
nessa fase, mas não o das pernas. Por isso, pode inclinar o corpo para a
frente a fim de tentar alcançar algo que deseja, mas no final cai de peito
no chão porque a cabeça dele ainda lhe parece um tanto pesada. Os braços e pernas ficam batendo no ar, como se ele estivesse voando. Os pais
correm para socorrê-lo no minuto em que ele faz um ruído de irritação
e, em vez de esperar e observar, dão ao bebê o brinquedo que ele estava
tentando alcançar. Pare já! Não dê a ele o brinquedo imediatamente.
Faça uma pausa; encoraje-o a fazê-lo sozinho. Você inspira confiança se
disser: "Bom trabalho! Você está quase lá!". No entanto, use sempre o
bom-senso – você não o está treinando para ser um atleta olímpico. Você
está apenas lhe injetando um pouco de coragem. Depois de ele tentar
alcançar o objeto, *então* você pode interferir e dar a ele o que deseja.

Ofereça a ele brinquedos simples, que reforcem uma ação, como um
palhaço ou uma caixinha de surpresas, na qual um boneco aparece a cada
vez que ele pressiona o botão correto. Brinquedos como estes são ótimos,
porque os bebês adoram saber que podem fazer as coisas acontecerem.
Você ficará tentada a comprar um monte de brinquedos nessa fase. Vá
com calma; lembre-se de que quanto menos, melhor, e de que muitas das

coisas que você deseja comprar para seu bebê não irão distraí-lo. Na verdade, eu rio por dentro quando ouço os pais com filhos nesse estágio dizendo: "Meu bebê não gosta deste brinquedo". Eles não percebem que não é uma questão de gostar ou não – o bebê simplesmente não entende o brinquedo. Ele não sabe fazer com que o brinquedo *faça* algo por ele.

O Bebê consegue se mover. Quando o bebê realmente começa a rastejar, geralmente entre os 8 e os 10 meses, é hora de instaurar medidas de segurança infantil na sua casa, se ainda não as tiver feito (veja o quadro da página 178), de modo que você possa garantir amplas oportunidades para ele explorar o ambiente. O bebê já pode estar tentando ficar em pé nessa fase. Primeiro alguns *rastejam* para trás ou em círculos, porque as pernas já estão prontas para rastejar, mas o corpo ainda não é forte ou longo o suficiente para acomodar o peso da cabeça. Além disso, a curiosidade e o desenvolvimento físico andam de mãos dadas. Antes disso, o bebê não tinha a capacidade cognitiva de processar padrões complicados de pensamento, por exemplo, ele não pensa assim: "Eu quero aquele brinquedo que está lá do outro lado da sala, por isso eu tenho de fazer tal e tal movimento para chegar a ele". Agora o processo cognitivo está começando a acontecer.

Música Que Ajuda a Crescer

Os bebês adoram música, mas ela deve ser adequada à idade deles. No final de cada aula com as mães, sempre toco músicas do seguinte modo:

Até três meses: Toco apenas as canções de ninar – música suave e relaxante, nada agudo como as músicas infantis. Se você tiver uma voz agradável, cante para seu bebê.

Seis meses: Toco apenas uma música no final da aula; geralmente, escolho uma música infantil simples.

Nove meses: Toco três músicas, mas apenas uma vez.

Um ano: Adiciono uma nova canção, totalizando quatro, e toco duas vezes cada uma. Agora, também podemos incorporar os gestos.

Uma vez que seja capaz de se concentrar em vários objetivos, o bebê que está na fase do rastejamento irá parecer uma formiguinha andando pela casa. Ele já não fica mais feliz quando está sentado no seu colo. Ele ainda adora se aninhar junto ao seu corpo, mas primeiro precisa explorar e gastar um pouco de sua energia natural. Ele encontra novas formas de fazer barulho – e de causar encrenca. Os melhores brinquedos são aqueles que o encorajam a *encaixar peças*. Eventualmente, perto dos 10 meses de idade até o primeiro ano, ele terá a destreza de colocar objetos lado a lado e até mesmo de tirar os brinquedos do chão e de guardá-los no baú. Provavelmente ele também já será capaz de pegar objetos pequenos, porque sua *capacidade motora fina* está se desenvolvendo e permite que ele domine uma habilidade denominada *pinçamento*, na qual prende as coisas com o polegar e o dedo indicador. Ele também gosta de rolar os brinquedos na direção do corpo. E também pode estar começando a desenvolver uma paixão especial por determinado brinquedo, como um bicho de pelúcia ou um cobertor especial.

> *DICA: O bebê só deve brincar com objetos laváveis, firmes e sem bordas cortantes ou molas que possam se soltar e ser engolidas. Um objeto é considerado muito pequeno quando cabe dentro do canudo do rolo de papel higiênico; ele pode ficar preso na garganta do bebê ou ser enfiado no ouvido ou no nariz.*

Ao tocar as músicas infantis para um bebê que está nessa fase, você já pode introduzir movimentos que ele possa imitar. Os sons e ritmos ensinam à criança a *linguagem* e a *coordenação*. Nesse ponto, o jogo favorito dele será o *esconde-esconde*, que ensina ao bebê a permanência do objeto. Isso é muito importante, porque uma vez que tenha assimilado esse conceito, também entenderá que *você* ir para o quarto ao lado não significa que você desapareceu. Reforce a noção dizendo: "Eu já volto". Use vários itens da própria casa como brinquedos e seja criativa. Uma colher, combinada com um prato ou uma panela, forma uma excelente bateria. Um escorredor de macarrão serve para brincar de esconde-esconde.

Enquanto seu bebê explora o repertório físico e mental, lembre-se de que ele é um indivíduo. Ele não fará exatamente a mesma coisa que um primo fazia na mesma idade. Talvez ele faça menos coisas ou as faça de um modo diferente. Ele, como qualquer outro ser humano, terá suas próprias idiossincrasias, gostos e objetos ou ações preferidas. Observe-o; aprenda muito sobre *quem ele é* a partir de tudo o que ele faz, e não fique tentando transformá-lo em alguém que você deseja que ele seja. Desde que esteja seguro, tenha seu apoio e seja amado, o bebê irá se transformar em um ser maravilhoso e único. Ele estará em constante movimento, aprenderá capacidades novas a cada dia e nunca deixará de surpreendê-la.

As Medidas de Segurança Infantil

A segurança infantil é uma questão importante e bastante complicada. Você quer proteger seu bebê de riscos potenciais, como envenenamento, queimaduras, escaldamento, cortes ou quedas na escada. E, ao mesmo tempo, quer proteger sua casa dos danos que um bebê curioso pode causar. A questão é: até que ponto se deve ir? Uma verdadeira indústria surgiu por causa das preocupações dos pais. Uma mãe me disse recentemente que gastou US$ 4.000 para instaurar essas medidas em casa; um suposto "especialista" foi à casa dela e instalou travas em todos os armários, incluindo aqueles que o filho não poderá alcançar em menos de oito ou dez anos! Ele também convenceu a mãe a colocar portões em lugares aos quais nenhum bebê poderia chegar. Eu prefiro uma abordagem muito mais simples e barata (veja o quadro da página 178). Por exemplo, um espaço adequado para brincar pode ser uma área de apenas 1 × 1 m, cercada por travesseiros ou barras protetoras revestidas.

Além disso, se você remover muitas coisas do alcance do bebê, limita suas oportunidades de exploração. Você também impede as situações em que o bebê aprende o que é *certo* e o que é *errado*. Deixe-me explicar isso com uma história da minha vida.

Quando minhas filhas eram pequenas, instalei as medidas de proteção infantil na minha casa, removendo todos os agentes químicos perigosos, bloqueando as portas para as áreas que eu não considerava adaptada à exploração e tomando outras precauções do gênero. Ao mesmo tempo, no entanto, eu também ensinei que elas deviam respeitar as *minhas* coisas. Nós tínhamos uma coleção de estatuetas italianas em uma prateleira baixa da estante, na sala de estar. Logo que Sara começou a rastejar, tornou-se muito curiosa em relação a tudo. Um dia percebi que aquelas estatuetas haviam chamado sua atenção. Portanto, em vez de esperar que ela as pegasse, mostrei-as para ela dizendo: "Estas são da mamãe. Você pode segurar um pouco agora, enquanto estou aqui com você. Mas isso não é um brinquedo".

Sara, como a maioria dos bebês, ainda me testou algumas vezes. Ela corria na direção das estatuetas mas, quando estava a ponto de pegar uma delas, eu dizia em tom suave mas firme: "Não, não. Você não pode pegar isso. Essas estatuetas são da mamãe, e não são brinquedos". Se ela insistisse, eu apenas falava "Não", curto e grosso. Depois de três dias, ela mal percebia aquelas pequenas atrações. Adotei o mesmo procedimento com sua irmã mais nova, Sophie.

Vamos cortar a cena para alguns anos depois. Entra na sala de estar o filho de minha amiga, que fora brincar com Sophie. Na casa dele, todas as prateleiras baixas estavam vazias, porque a mãe havia removido todos os objetos que estavam ao alcance. Nem é necessário dizer que ele estava pronto para brincar de campo de batalha com as minhas estatuetas. Eu tentei a mesma abordagem que havia usado com Sara, mas nada parecia deter aquele menino. Finalmente, eu disse um "*Não*" em tom

Conceitos Básicos da Segurança Infantil

O truque é ver sua casa com os olhos (e a altura) de um bebê que fique de quatro e rasteje pelo chão. A seguir estão os perigos que você deve evitar.

- **Envenenamento.** Retire todos os produtos de limpeza e outras substâncias perigosas que ficam sob a pia da cozinha ou sob a do banheiro e guarde-os em armários altos. Mesmo que se instalem travas nas portas dos armários, há sempre o risco de uma criança mais forte ou esperta conseguir abri-las. Compre um kit de primeiros socorros. Se você achar que o bebê ingeriu qualquer substância venenosa, telefone para o médico ou para o serviço de emergências antes de tomar uma atitude.

- **Poluentes do ar.** Verifique se no ar de sua casa há presença de radônio, um gás radioativo de emissão natural. Evite o acúmulo de fumaça ou de monóxido de carbono, verificando regularmente o sistema de escapamento de seu carro. Pare de fumar e não deixe ninguém fumar na sua casa ou no carro.

- **Estrangulamento.** Mantenha fora do alcance do bebê as cortinas e os cordões das persianas, assim como os cabos elétricos, usando grampos ou fitas adesivas para mantê-los acima da altura do bebê.

- **Choque elétrico.** Cubra todas as tomadas e verifique se todos os soquetes de sua casa estão com lâmpadas.

- **Afogamento.** Nunca deixe o bebê sozinho na banheira. Instale também uma trava na tampa do vaso sanitário.

- **Queimaduras e escaldamento.** Instale travas nos botões do fogão. Proteja a torneira da banheira – seja com uma cobertura de plástico (vendida em casas de material para construção) ou com uma toalha enrolada em torno dela –, prevenindo assim que o bebê encoste na torneira quando ela está quente ou sofra uma lesão séria batendo a cabeça. Ajuste o aquecedor da água a uma temperatura amena, evitando escaldamentos.

- **Quedas e acidentes na escada.** A partir do momento em que seu bebê se torna mais ativo, se você ainda usar o trocador, mantenha a mão e os olhos nele o tempo todo. Instale portões no topo e no pé das escadas e, mesmo assim, não seja complacente. Sempre preste atenção quando o bebê está começando a aprender a subir escadas: ele será ótimo para subir, mas depois não saberá descer.

- **Acidentes no berço.** As comissões de segurança norte-americanas exigem que as barras da grade do berço sejam separadas por uma distância de 6 centímetros. Não use modelos de berço em que as barras sejam separadas por distância maior. O para-choque para berço, uma invenção americana, deixou-me em choque quando cheguei aos Estados Unidos. Geralmente recomendo aos pais que o retirem porque os bebês muito ativos rolam sob eles e ficam presos ou, ainda pior, sofrem um sufocamento.

severo. A mãe dele me olhou horrorizada: "Nós nunca dizemos *não* para o George, Tracy".

"Bem, sabichona", eu retruquei "talvez seja hora de começar. Eu não posso deixar que ele venha aqui para destruir as coisas que minhas filhas sabem que não devem tocar. Ademais, isso não é culpa dele – é sua, porque não lhe ensinou o que é dele e o que é seu".

A moral da história é bem simples: se você retirar todos os objetos do alcance de seu filho, ele nunca aprenderá a respeitar as coisas belas e frágeis que você tem em casa, e certamente não saberá como se comportar na casa dos outros. Além disso, *você* não ficaria ofendida, como aconteceu com a mãe de George, se outra pessoa dissesse a seu filho que ele não pode entrar em tal quarto ou mexer em tal coisa quando está na casa dela?

Sempre sugiro que se estabeleça uma área segura para o bebê. Quando ele pede para ver uma coisa, mostre. Deixe que ele sinta o objeto e o manipule, mas sempre na sua presença. Um fato interessante é que as crianças logo se cansam das coisas dos adultos, porque nossos brinquedinhos não fazem nada a não ser ficar ali parados na estante. Recebendo permissão para manusear um objeto, existe uma boa chance de o bebê rapidamente se cansar dele; seus olhos logo detectarão outra coisa, e lá vai ele novamente...

DICA: São necessários apenas alguns dias para ensinar a criança a não mexer em algo, mas provavelmente você terá de repetir o processo em áreas diferentes da casa, com vários objetos. Durante essa fase de aprendizagem, é melhor você não correr o risco que corri. Portanto, substitua seus ornamentos mais valiosos e queridos por enfeites baratos.

Lembre-se também de que seu pequeno tem uma leve tendência a associar a abertura para a fita, no videocassete, a um maravilhoso cofrinho. Ele a verá como um lugar magnífico para colocar os dedos, as bolachas ou qualquer outra coisa que ele consiga enfiar ali dentro.

Em vez de se preocupar, cubra essa abertura do vídeo. Também vale a pena investir em uma miniatura de algum de seus pertences que seu filho parece achar fascinante. Por exemplo, muitos bebês adoram brincar com botões e chaves. Compre um brinquedo parecido com o controle remoto da TV ou com um telefone – qualquer coisa que ele possa manipular botões. Afinal, ele não está interessado em arruinar a casa ou em quebrar seus equipamentos; seu único desejo é imitar o que vê você fazendo.

Relaxamento

Depois de um dia repleto de mamadas e brincadeiras, seu bebê merece o abençoado relaxamento de um banho. Na realidade, quando o bebê já tem 2 ou 3 semanas, você pode perceber que ele fica mais irrequieto à tarde do que o usual. À medida que se torna mais ativo e domina mais o ambiente, o bebê precisa se acalmar depois de todo o estímulo que teve durante o dia. O banho dele pode ser a atividade depois da mamada das 5 ou 6 da tarde, cerca de quinze minutos após o último arroto. É claro que você pode dar um banho pela manhã ou em qualquer outro horário do dia, mas, para mim, o ideal é antes de dormir, porque é a melhor forma de relaxar. Essa também é uma das experiências mais especiais do bebê com os pais e, frequentemente, a tarefa favorita do papai.

Com exceção dos bebês Sensíveis, que detestam o banho nos primeiros três meses, e dos bebês Irritáveis, que apenas o toleram, a maioria dos bebês adora tomar banho. Para uma experiência agradável, vá devagar e siga minhas instruções do tópico "O Banho Passo a Passo" (veja a página 182).

O primeiro banho completo do bebê é dado cerca de catorze dias depois do nascimento, tempo suficiente para o cordão umbilical cair e, no caso de alguns meninos, a circuncisão cicatrizar. Antes disso, você dá apenas banhos de esponja (veja o quadro abaixo, "Dicas para o Banho de Esponja"). Em qualquer caso, tente ver a experiência *do ponto de vista do bebê.* O banho deve ser um momento divertido e interativo, que dura pelo menos quinze ou vinte minutos.

Assim como na troca de fralda ou de roupas, tenha respeito pelo bebê, lembre-se de como ele se sente vulnerável e use o bom-senso. Sempre tente seguir o caminho mais suave.

Por exemplo, quando você veste o bebê após o banho, não tente enfiar uma camiseta pela cabeça dele e depois forçar os braços através das mangas. A cabeça do bebê é muito pesada (dois terços do peso corporal até cerca de 8 meses de idade). Quando é vestido com roupas enfiadas pela cabeça, o bebê perde totalmente o controle dessa parte. Além disso, quando você tenta vestir as mangas puxando os braços dele, o bebê resistirá. Por estar acostumado a ficar na posição fetal, instintivamente ele contrai o braço, desejando mantê-lo próximo do corpo. Para facilitar, enrole o tecido da manga e puxe *a manga,* não o braço do bebê.

Para evitar batalhas desnecessárias, eu peço aos pais que não comprem camisetas que tenham de ser vestidas pela cabeça do bebê (se você já tiver alguma, veja o quadro da página seguinte). Compre camisetas abertas na

---

Dicas para o Banho de Esponja

- Deixe à mão tudo de que precisará – paninho macio, água quente, álcool, bolas de algodão, pomadas e toalhas.

- Mantenha o bebê aquecido. Na direção da cabeça aos pés, lave uma parte do corpo por vez, seque-a e depois prossiga.

- Use um paninho para limpar a virilha; sempre limpe primeiro os genitais e depois o ânus.

- Para limpar os olhos, use uma bola de algodão em cada olho, deslizando-a a partir do canto interno do olho.

- Para limpar a cicatriz do cordão umbilical, use uma bola de algodão embebida em álcool. Limpe bem a base. Os bebês às vezes choram, mas não é porque sentem dor, e sim porque álcool é gelado.

- Se seu menino fez circuncisão, mantenha a incisão úmida e protegida da urina, cobrindo-a com uma gaze ou algodão revestidos de vaselina. Não coloque água no pênis do bebê até que ele esteja cicatrizado.

---

frente e que possam ser fechadas no peito ou tenham velcro para fechar nos ombros. Sempre busque a facilidade e a conveniência, e não a moda.

O Dilema da Camiseta

Eu não as recomendo, mas se você já comprou para o bebê camisetas que devem ser vestidas pela cabeça, aqui está a melhor forma de evitar uma batalha.

- Deite-o de costas.

- Enrole a camiseta e alargue-a no colarinho. Comece pelo queixo do bebê, passe-a rapidamente pela face e desça a camiseta até a nuca.

- Enfie seus dedos através da manga e segure, do lado oposto, a mão do bebê. Puxe deliberadamente a mão do bebê pela manga, como se estivesse enfiando linha em uma agulha.

Para garantir um banho mais seguro, tranquilo e divertido, siga as etapas que explico a seguir. Se mesmo assim seu bebê chorar, provavelmente é uma questão de sensibilidade e temperamento, e não de algo que você tenha feito. Se o bebê parecer absolutamente angustiado na hora do banho, é melhor esperar alguns dias e tentar de novo. Se ele permanecer chateado – o que é comum quando se trata de um bebê Sensível –, você pode continuar com o banho de esponja por 1 ou 2 meses, pois não há nada errado nisso. Você deve interpretar seu bebê. Se ele estiver dizendo "Eu não gosto disso que você está fazendo, não consigo tolerar!", espere um pouco.

O Banho Passo a Passo:
Meu Guia de Dez Etapas

Aqui está o procedimento de banho que ensino às minhas alunas. Cada uma das etapas é importante. Antes de começar o banho, deixe todo o material necessário à mão (veja o quadro da página 185), de modo que não se atrapalhe ao tirar o bebê da água. Sei que algumas pessoas lhe disseram que você pode dar banho no bebê na pia da cozinha, mas eu prefiro o banheiro é o local apropriado para o banho.

Enquanto você lê estes passos, lembre-se de que também deve manter um diálogo com o bebê durante todo o processo. Converse com ele. Ouça-o e observe as respostas dele e fique dizendo o que está fazendo.

1. *Crie o clima.* Verifique se a temperatura do banheiro está agradável (entre 22 e 24 ºC). Coloque uma música de fundo, qualquer música suave serve (ela também ajudará você a relaxar).

2. *Encha dois terços da banheira com água.* Coloque duas tampas de sabonete líquido para bebês diretamente na água, que deve estar em temperatura de cerca de 37 ºC, ligeiramente mais alta que a do corpo. Teste a água no pulso, nunca na mão; ela deve estar morna, e não quente, porque a pele do bebê é mais sensível que a sua.

3. *Segure o bebê.* Coloque a palma da mão direita no peito do bebê e cruze os dedos de forma que três dedos fiquem sob a axila esquerda dele, e o polegar e o dedo indicador, pousados no peito (inverta se você for canhota). Deslize a mão esquerda pela nuca e pelos ombros do bebê e incline ligeiramente o corpo dele para a frente, transferindo o peso do corpo para a sua mão direita. Agora, coloque a mão esquerda sob o bumbum dele e o erga. Apoiado na mão direita, o bebê estará em uma posição semelhante à sentada, ligeiramente inclinado para a frente e suportado pela mão esquerda.

> Nunca coloque o bebê na banheira molhando primeiro as costas – ele fica desorientado, como quando se pula de costas na água.

4. *Coloque-o na banheira.* Vá colocando o bebê na banheira naquela posição sentada – primeiro os pés, depois o bumbum. Então, transfira a mão esquerda para a parte posterior da cabeça e do pescoço dele, para apoiá-lo.

Lentamente, mergulhe-o na água. Agora, sua mão direita está livre. Utilize--a para colocar um pano úmido no peito dele e mantê-lo aquecido.

5. *Não use o sabonete diretamente na pele do bebê.* Lembre-se de que você já colocou o produto na água. Com os dedos, limpe o pescoço e a área da virilha. Erga um pouco as pernas dele, de modo que você consiga alcançar o bumbum. Depois, pegue uma canequinha de água limpa e morna e derrame-a sobre o corpo dele, para retirar a água com sabonete. Ele não andou brincando na areia, querida, por isso não está realmente sujo. Nessa época, o banho é mais para estabelecer uma rotina do que para limpar.

6. *Use um paninho para lavar a cabeça dele.* Em geral, os recém-nascidos não têm muito cabelo. Mas se o seu tiver, você não precisa de shampoo e condicionador. Pegue um paninho aberto e deslize-o sobre o couro cabeludo dele. Derrame água limpa para enxaguar, tomando o cuidado de não deixar que ela caia nos olhos do bebê.

> Nunca deixe o bebê sozinho na banheira. Se por acaso tiver esquecido o sabonete, enxágue o corpo dele com água limpa – e lembre-se de ter tudo à mão no próximo banho.

7. *Não deixe entrar água nos ouvidos do bebê.* Não deixe a mão que está apoiando as costas dele mergulhar muito na água.

8. *Prepare-se para terminar o banho.* Com a mão que está livre, pegue a toalha com capuz. Coloque o capuz (ou então o canto de uma toalha grande) entre os dentes e prenda as extremidades nas suas axilas.

9. Tire o bebê da água. Cuidadosamente, coloque o bebê na posição sentada que utilizou no começo do banho. A maior parte do peso dele ficará na sua mão direita que, com os dedos cruzados, está apoiando o peito. Erga o bebê de costas para você e coloque a cabeça dele no centro do seu peito, um pouco abaixo de onde está o capuz (ou o canto da toalha grande). Enrole as pontas da toalha ao redor do corpo do bebê e vista o capuz.

10. Coloque-o sobre o trocador, para vesti-lo. Faça exatamente da mesma forma pelos primeiros três meses: a repetição proporciona segurança. Com o tempo, dependendo da natureza do bebê, em vez de vestir o pijama imediatamente após o banho, você pode fazer uma massagem neste momento para relaxá-lo.

Produtos Essenciais para o Banho

✔ Banheira plástica com a parte inferior plana. Eu gosto mais de colocar a banheira sobre um cavalete do que no chão, porque assim a posição maltrata menos as costas da mãe e porque os cavaletes geralmente têm gavetas e uma estante para manter tudo ao alcance. Você precisa de:

✔ uma caneca de água limpa e morna;

✔ sabonete líquido para bebê;

✔ dois paninhos para lavá-lo;

✔ toalha com capuz ou de tamanho grande;

✔ roupas e fralda limpas prontas no trocador.

Os Benefícios
da Massagem

As primeiras pesquisas sobre massagem infantil se concentraram nos bebês prematuros, demonstrando que uma movimentação controlada poderia estimular o desenvolvimento do cérebro e do sistema nervoso, melhorar a circulação, tonificar os músculos e reduzir o estresse e a irritabilidade. A próxima conclusão foi de que os bebês normais também eram beneficiados com a massagem. Na realidade, a massagem é considerada uma forma maravilhosa de estimular a saúde e o crescimento infantil. Independentemente das pesquisas, sei por experiência própria que ela ensina o bebê a apreciar o poder do toque. Os bebês que foram massageados parecem sentir-se mais à vontade com seu corpo enquanto crescem e aprendem a engatinhar. O curso de massagem infantil que ministro em minha clínica na Califórnia (EUA) é um dos mais procurados. Afinal, é uma chance para os pais conhecerem o corpo do filho e ajudá-lo a relaxar; além disso, pais e filho sentem-se mais ligados e sintonizados.

Pense por um momento em como os sentidos do bebê se desenvolvem. Depois da audição, que começa no ventre, o próximo sentido a ser desenvolvido é o tato. Ao nascer, o bebê experimenta uma mudança de temperatura e estimulação tátil. Seu choro nos diz: "Ei, eu estou sentindo isso". Na realidade, as sensações precedem o desenvolvimento das emoções, isto é, o bebê sente calor, frio e fome antes de saber o que tais sensações realmente significam.

Embora eu já tenha visto algumas mães começarem antes com a massagem, a idade de 3 meses é a ideal para o início dessa prática. Comece lentamente e escolha um horário em que você não está agitada ou preocupada, para ficar totalmente envolvida no processo. Você não pode acelerar a massagem ou distrair-se enquanto a realiza. E não espere que o bebê fique deitado quietinho por quinze minutos logo na primeira vez em que você tentar. Comece esfregando suavemente a pele dele por três minutos e aumente o tempo progressivamente. Eu adoro combinar a massagem com o banho noturno, porque é muito relaxante para o adulto e para o bebê. Mas se seu horário disponível for outro, tudo bem.

Naturalmente alguns bebês gostam mais da massagem do que outros. Os bebês Anjos, Livros-texto e Enérgicos se adaptam relativamente rápido. No caso dos bebês Sensíveis e Irritáveis, no entanto, é preciso começar mais lentamente, porque eles demoram mais para se acostumar ao estímulo. Com o tempo, a massagem pode ter o limiar de estimulação ampliado, permitindo que a tolerância aumente gradualmente. Um bebê Sensível encontrará alívio na natureza empática da massagem, e o bebê Irritável aprenderá a relaxar com ela. A massagem pode até mesmo reduzir a tensão do bebê que sente cólica – essa tensão poderia aumentar o desconforto dele.

Uma das minhas melhores histórias de sucesso com a massagem é a de Timothy, um bebê tão Sensível que era difícil até mesmo trocar a fralda dele. Ele chorava sempre que a mãe ou eu tentávamos colocá-lo na banheira, a tal ponto que já tinha quase 6 semanas quando conseguiu tomar um banho adequado. A personalidade de Timothy deixava a mãe, Lana, muito chateada. O pai, Gregory, perguntou-me se havia alguma forma de ajudar a cuidar do bebê. Ele já dava a Tim uma mamadeira com leite materno às 11 da noite, mas, durante o dia, ficava fora de casa. Eu sugeri que ele tentasse dar o banho no bebê, tarefa que frequentemente designo ao pai. Assim dou ao pai a chance de conhecer melhor seu bebê e de entrar em contato com sua própria capacidade de cuidar de alguém.

Materiais Essenciais para a Massagem

Você pode posicionar o bebê no chão ou no trocador; escolha uma posição que também seja confortável para você. Serão necessários os seguintes materiais:

✔ travesseiro;

✔ colchonete à prova d'água;

✔ duas toalhas macias de banho;

✔ óleo para bebê, óleo vegetal ou um óleo para massagem com fórmula especial para bebê (nunca use óleos perfumados da aromaterapia, pois são muito fortes para a pele e para o olfato do bebê).

Gregory começou lentamente com o banho e acabou conseguindo colocar Timothy na banheira. Depois, atribuí a Gregory outra tarefa: a massagem. Ele observou atentamente, a execução dos passos que explico a seguir. Tomamos muito cuidado, deixando Timothy se acostumar primeiro com o meu toque e depois com o do pai.

Agora Timothy já tem quase 1 ano e ainda é muito sensível, mas já percorreu um longo caminho. Sua capacidade de suportar a estimulação é, pelo menos em parte, um resultado direto do banho noturno e da massagem que o pai ainda lhe faz. É claro que Tim também seria beneficiado se a mãe o massageasse, mas, depois de um dia todo com seu bebê Sensível, Lana precisa de uma pausa noturna para recarregar as próprias baterias. Além disso, as crianças precisam desses momentos de ligação com o pai. Elas conquistam um tipo diferente de autoconfiança quando compartilham momentos de intimidade como esse. Portanto, enquanto Lana experimentava a proximidade envolvida na amamentação, Gregory tornou-se capaz de ter com o filho uma ligação semelhante, através do toque e do contato com a pele.

Massagem: Dez Passos para um Bebê Mais Relaxado

Como já fiz com o banho, ofereço aqui o processo em dez passos que costumo ensinar. Antes de começar, verifique se você já tem tudo à mão (veja "Materiais Essenciais para a Massagem" na página anterior). Lembre-se de ir devagar, de dizer ao bebê o que fará em seguida *antes* de tocá-lo e de explicar cada passo do processo. Se, em algum momento, o bebê parecer desconfortável (não é preciso esperar que ele chore, a contorção do corpo já é um sinal de desconforto), é a hora de interromper a massagem. Não espere que o bebê fique deitado quietinho na primeira vez que você tentar fazer a massagem. Você terá de estimular progressivamente a tolerância dele, alguns minutos por dia. Comece com poucos movimentos, por apenas dois ou três minutos. Depois de várias semanas, você já poderá fazer uma massagem de quinze ou vinte minutos.

1. Providencie um ambiente tranquilo. O quarto deve estar em temperatura agradável, cerca de 24 ºC, sem correntes de ar frio. Coloque uma música suave. Sua "mesa de massagem" consiste em um colchonete à prova d'água colocado sobre um travesseiro; cubra o colchonete com uma toalha macia.

2. Prepare-se para a experiência. Pergunte a si mesmo: "Eu realmente posso estar aqui e agora com meu bebê ou existe um momento melhor para fazer isso?". Se você tiver certeza de que pode se dedicar totalmente à massagem, lave as mãos e respire fundo algumas vezes, para relaxar. Depois, prepare o bebê. Deite-o. Converse com ele explicando: "Agora, nós iremos fazer uma massagem no seu corpo". Enquanto explica o que fará em seguida, despeje uma pequena quantidade de óleo (1 ou 2 colheres das de chá) na palma da mão e esfregue as mãos rapidamente, para aquecê-las.

3. Peça permissão ao bebê para começar. Você começa pelos pés do bebê e trabalha na direção da cabeça. Antes de tocar a pele dele, explique: "Agora, vou pegar seu pezinho. Estarei apenas deslizando as mãos na sola de seus pés".

4. Pés e pernas primeiro. Nos pés, realize o movimento de deslizamento dos polegares: um dos polegares esfrega o pé de baixo para cima, alternando-se com o outro polegar, que se move na mesma direção. Dê pancadinhas suaves na sola dos pés dele, desde o calcanhar na direção do artelho. Pressione toda a sola do pé. Pressione delicadamente cada um dos dedinhos. Você pode cantar "Um, dois, três, indiozinhos..." enquanto trata cada dedo. Massageie o peito do pé na direção do tornozelo. Faça pequenos círculos ao redor do tornozelo. Enquanto sobe pelas pernas, faça um movimento suave de "torção": envolva a perna do bebê com as mãos; quando a mão superior se mover na direção da esquerda, a inferior se moverá para a direita, fazendo um movimento suave de torção da pele e dos músculos, estimulando assim a circulação nas pernas. Faça isso de baixo para cima, nas duas pernas. Depois, deslize as mãos pelo bumbum do bebê e massageie-o, dando pancadinhas suaves pelas pernas até os pés.

5. Agora, o estômago. Coloque as mãos sobre o estômago do bebê e faça movimentos suaves de deslizamento, do umbigo para as laterais do corpo. Com as duas mãos, massageie suavemente de dentro para fora. "Ande" com os dedos desde o estômago até o peito.

6. Peito. Diga "Eu te amo" e faça um movimento de "sol e lua", usando os dedos indicadores para traçar um círculo (o sol), que começa no topo do peito do bebê e termina próximo do umbigo. Agora, use a mão direita para ir de baixo para cima, desenhando uma lua (um C invertido), desde o umbigo até o topo do peito; depois, faça o mesmo com a mão esquerda (um C normal). Repita algumas vezes. Depois, faça um movimento no formato de um coração: coloque todos os dedos no peito do bebê, no centro do osso esterno e desenhe um coração, terminando no umbigo.

7. Braços e mãos. Massageie embaixo do braço. Faça um movimento suave de torção e depois use a mão aberta para massagear ambos os braços. Gire delicadamente cada um dos dedinhos do bebê e repita a música dos indiozinhos. Faça movimentos circulares ao redor dos pulsos.

8. Rosto. Tome cuidado e seja muito gentil quando massagear o rosto do bebê. Massageie a testa e as sobrancelhas e use os polegares ao redor dos olhos. Desça pelo nariz e massageie desde as maçãs do rosto até as orelhas e depois volte na direção dos lábios. Faça círculos pequenos ao redor do queixo e atrás das orelhas. Esfregue os lóbulos das orelhas e a parte inferior do queixo. Agora, vire o bebê de costas.

9. Cabeça e costas. Faça movimentos circulares na parte posterior da cabeça do bebê e nos ombros. Realizando um movimento de trás para a frente, deslize as mãos para cima e para baixo. Faça círculos pequenos ao longo dos músculos das costas, paralelos à coluna vertebral. Permita que suas mãos percorram todo o corpo do bebê, desde a nuca até o bumbum e depois até os calcanhares.

10. Final da massagem. "Nós já acabamos, querido. Você não está se sentindo ótimo?"

Se você seguir esses passos em todas as massagens, o bebê começará a esperar ansiosamente por esse momento. Novamente, lembre-se de respeitar a sensibilidade dele: *nunca* continue a massagem se ele começar a chorar; deixe passar algumas semanas e depois tente de novo, desta vez por um período mais curto. Posso garantir que, se você acostumar o bebê ao prazer do toque, ele não só terá benefícios a longo prazo, mas também terá mais facilidade para dormir – o assunto do nosso próximo capítulo.

CAPÍTULO SEIS

Dormir, Talvez Chorar
(A Letra S do E.A.S.Y.)

Meu bebê já tinha quase duas semanas
quando percebi que nunca mais descan-
saria na vida. Bem, talvez *nunca* fosse um
exagero – eu tinha um restinho de esperança de, talvez quando ele já estivesse
cursando a faculdade, conseguir dormir
uma noite inteira novamente. Mas eu
tinha certeza de que isso jamais aconte-
ceria durante sua infância.

— Sandi Kahn Shelton,
em *Sleeping through the night
and other lies*

Sono Bom, Bebê Feliz

Nos primeiros dias de vida, os bebês mais dormem que qualquer outra coisa – alguns chegam a dormir 23 horas por dia durante a primeira semana! E isso é bom. É claro que o sono é importante para os seres humanos, mas, para o bebê, é absolutamente fundamental. Enquanto o bebê dorme, seu cérebro fica ocupado com a produção de novas células, necessárias para o desenvolvimento mental, físico e emocional. Na realidade, os bebês descansados sentem-se no mesmo estado que os adultos depois de uma boa noite de sono ou de uma soneca revigorante: alertas, concentrados e bem-humorados. Os bebês que dormem bem, comem bem, brincam bem, têm mais resistência e interagem melhor com as pessoas que estão a seu redor.

O bebê que não dorme bem não terá os recursos neurológicos necessários para o funcionamento eficiente do corpo. É provável que ele fique mal-humorado, descoordenado e não tenha energia suficiente para explorar o mundo. E, pior ainda, o cansaço excessivo compromete o sono, porque os maus hábitos de sono continuam por tempo indefinido. Alguns bebês ficam tão cansados que, não conseguem tranquilidade ou relaxamento físico e, por fim, caem no sono apenas quando estão totalmente exaustos. É muito triste ver um bebê tão excitado e perturbado a ponto de precisar gritar até cair no sono, a fim de se desligar do mundo. Ainda pior é que, quando finalmente dorme, seu sono é irregular e curto, às vezes dura menos de vinte minutos; por isso, ele acaba ficando mal-humorado praticamente o tempo todo.

Tudo isso parece bastante óbvio. O que muitas pessoas não percebem é que *os bebês precisam da orientação dos pais* para desenvolver hábitos adequados de sono. Na realidade, o motivo mais comum para os supostos problemas de sono é a falta de percepção dos pais para o fato de serem *eles*, e não o bebê, que devem controlar a hora de dormir.

O que torna a situação ainda mais confusa é a pressão social. A primeira pergunta que quase todo mundo faz para a mãe de um bebê novinho é: "Ele já dorme a noite inteira?". Se o bebê tem mais de 4 meses, a pergunta muda um pouco: "Ele dorme bem?". Porém, os pobres pais, que geralmente também não andam dormindo nada, costumam ter os mesmos sentimentos: culpa e tensão. Uma mãe, que escreveu em um website sobre maternidade, admitiu que, devido ao fato de tantos amigos terem perguntado se o filho dela acordava no meio da noite e com qual frequência, ela acabava passando a noite toda acordada para observar o padrão de sono do bebê.

Neste capítulo, quero partilhar com você minhas ideias sobre o sono dos bebês, muitas das quais podem contradizer o que você já leu ou ouviu em outros lugares. Eu a ajudarei a aprender como detectar a fadiga antes de ela se transformar em cansaço excessivo, e direi também o que você pode fazer se tiver perdido as preciosas oportunidades de agir após detectá-la. Eu a ensinarei a ajudar seu bebê a dormir e também mostrarei algumas formas de eliminar as dificuldades de sono antes que elas se tornem problemas intrincados e perpétuos.

Não Siga a Moda

Todo mundo tem uma opinião sobre qual é a melhor forma de fazer um bebê dormir e também sobre o que os pais devem fazer quando ele não dorme. Não explicarei aqui as opiniões em voga nas décadas anteriores, mas, enquanto estou escrevendo este livro, no ano 2000, há duas escolas de pensamento que estão chamando a atenção dos pais e da mídia.

Em uma dessas linhas de pensamento, estão aqueles que defendem a prática conhecida como *sono compartilhado, cama familiar* ou *método de Sears*. A última denominação faz referência ao dr. William Sears, pediatra californiano que popularizou a ideia de permitir que os bebês durmam na cama dos pais até que *peçam* uma cama própria. O raciocínio que sustenta essa ideia é que as crianças precisam desenvolver associações positivas com a hora de dormir (ponto com o qual concordo plenamente) e que o melhor caminho para isso é segurar, abraçar, acalentar e massagear o bebê até que ele durma (aqui, eu discordo absolutamente). Sears, o defensor mais entusiasta do método, declarou em 1998 para a revista *Child*: "Por que os pais iriam colocar seu filho em uma caixa cercada por barras, no meio de um quarto escuro, e deixá-lo sozinho?".

Outros que defendem a filosofia da cama familiar frequentemente citam práticas de culturas como a de Bali, onde não se permite que os bebês encostem no chão antes de completarem 3 meses de idade (bem, nós *não* estamos em Bali). A La Leche League (associação norte-americana) sugere que, se o bebê teve um dia difícil, a mãe fique com ele na cama, dando-lhe o carinho e o contato extra de que precisa – tudo em nome da "ligação" e da "segurança". Essas pessoas não acham nada de errado no fato de os pais desistirem de seu tempo, sua privacidade e suas próprias necessidades de sono. E, para a viabilidade da prática, Pat Yearian – uma defensora da cama familiar citada no *The womanly art of breastfeeding* – sugere que os pais descontentes mudem sua perspectiva: "Se você ajustar sua atitude mental em relação ao fato de seu bebê acordá-lo a noite toda, será capaz de desfrutar aqueles momentos silenciosos da noite com um bebê que precisa ser abraçado e acalentado, ou então com a criança que apenas prefere ficar junto de alguém".

No outro extremo está o método da *resposta adiada*, mais conhecido como *ferberização*, em referência ao dr. Richard Ferber, diretor do Centro de Disfunções Infantis do Sono no Children's Hospital, em Boston. Sua teoria afirma que os maus hábitos de sono são aprendidos e que, portanto, podem ser desaprendidos (com o que concordo totalmente). Para isso, ele recomenda que os pais coloquem o bebê no berço enquanto ele ainda está acordado e o ensinem a dormir sozinho (eu ainda estou concordando). Quando chora e não consegue relaxar para dormir, o bebê na verdade está dizendo: "Venha e me tire daqui". Para esses momentos, Ferber sugere que você deixe o bebê chorando por períodos cada vez mais longos – cinco minutos na primeira noite, dez na próxima, quinze, e assim por diante (é aqui que me separo do dr. Ferber). Ele é citado na revista *Child* com a seguinte explicação: "Quando uma criança deseja brincar com algo perigoso, nós lhe negamos esse direito e estabelecemos limites que ela não deve ultrapassar [...] Ensinar que existem regras à noite é a mesma coisa. É melhor para a própria criança ter uma boa noite de sono".

Ambas as escolas de pensamento têm certos méritos. Os especialistas que as defendem são pessoas instruídas e bem-conceituadas. Compreensivelmente, os problemas de cada método são discutidos em debates frequentes e calorosos na imprensa. Por exemplo, no segundo semestre de 1999, quando a comissão norte-americana de proteção ao consumidor recomendou aos pais a não adoção da técnica da cama familiar, argumentando que havia um alto risco de sufocamento ou estrangulamento "em dormir com o bebê ou colocá-lo para dormir na cama dos adultos", Peggy O'Mare, editora da revista *Mothering*, respondeu àquele alerta com um artigo arrebatador intitulado "Saia já do meu quarto!". Entre outras coisas, ela perguntava quem eram aqueles 64 casais que haviam supostamente rolado sobre seus bebês, sufocando-os. Eles estavam bêbados? Drogados? Do mesmo modo, quando a imprensa ou um especialista critica a estratégia da resposta adiada, dizendo que ela é insensível às necessidades dos bebês, quando não cruel, uma legião igualmente zelosa de pais dá o troco, insistindo que esse método salvou sua saúde e seu casamento e que, com ele, o bebê passou a dormir a noite toda.

Talvez você já se afine com um desses métodos. Se uma das práticas funciona para você, para seu bebê e para seu estilo de vida, então fique com ela. O problema é que as pessoas que me telefonam em busca de ajuda quase sempre já tentaram ambas sem obter resultado positivo. Uma situação típica é um dos pais, inicialmente atraído pela ideia da cama familiar, "vender" o conceito ao companheiro. Afinal, é uma noção romântica, em muitos aspectos semelhante ao estilo de vida antigo, quando o mundo era bem mais simples. Dormir com o bebê tem a conotação de simplicidade e naturalidade. Esse método também faz as mamadas do meio da noite parecerem mais fáceis. Animado, o casal decide não comprar um berço. Mas, depois de alguns meses, ou até antes, acaba a lua de mel. Mãe e pai, apavorados com a ideia de rolar sobre o bebê, não conseguem dormir, porque estão muito vigilantes ou então porque se tornaram extremamente sensíveis a qualquer ruído que o bebê faça durante a noite.

O bebê pode acordar a cada duas horas, contando com a presença de alguém para prestar atenção a ele. Algumas crianças apenas querem um tapinha amoroso ou um carinho para voltar a dormir; outras já acham que é hora de brincar. Os pais podem acabar fazendo turnos – uma noite na cama do casal, outra no quarto de hóspedes (para recuperar o sono perdido). Mas, para começo de conversa, se ambos não estão totalmente de acordo com a ideia, o mais cético já estará começando a ficar com raiva. Em geral, é nesse ponto que a ideia de Ferber torna-se mais tentadora.

Então, os pais compram o berço e decidem que agora é hora de o bebê ter sua própria cama. Bem, vamos pensar como tal mudança é monumental do ponto de vista do bebê: "Aqui estão mamãe e papai, que me deram as boas-vindas durante vários meses em sua cama, me abraçando, conversando comigo, fazendo tudo o que é necessário para me deixar feliz, e depois – bum! – no dia seguinte, sou banido, colocado no quarto do final do corredor, em um ambiente estranho em que me sinto completamente perdido... Eu não penso em cadeia nem tenho medo do escuro, porque essas coisas ainda não existem na minha mente de bebê, mas eu penso: onde foi todo mundo? Cadê aqueles corpos quentinhos que ficavam deitados do meu lado? Então eu choro, porque essa é minha forma de perguntar: ei, onde vocês estão? Então choro, choro e choro e ninguém vem me ajudar. Finalmente, eles aparecem. E dão uns tapinhas carinhosos nas minhas costas e dizem para eu ser um bom menino e voltar a dormir. Mas ninguém me ensinou ainda como eu faço para dormir sozinho. Eu sou apenas um bebê!".

O que quero dizer é que as práticas extremistas não funcionam para muitas pessoas, certamente não para aqueles casais que chegaram a precisar da minha ajuda. Portanto eu prefiro, desde o começo, seguir o caminho do meio: a abordagem do bom-senso, à qual chamo de *sono sensível*.

O Que é Sono Sensível?

O *sono sensível* é uma proposta antiextremista. Você verá que minha filosofia incorpora aspectos de ambas as escolas de pensamento aqui apresentadas, mas eu acredito que a teoria de deixar o bebê chorando menospreza a sensibilidade e as necessidades da criança, enquanto a teoria da cama familiar faz o mesmo em relação aos pais. O sono sensível, em contraste, é um método direcionado à família, que respeita as *necessidades de todos*. Na minha visão, os bebês precisam aprender a dormir sozinhos; e também precisam se sentir seguros no berço, devendo ser confortados quando estão angustiados. O primeiro objetivo que descrevi acima nunca poderá ser alcançado se você não se lembrar do segundo. Por um lado, os pais precisam de repouso adequado, de momentos de privacidade (sozinhos ou com o companheiro) e de uma vida que não seja concentrada no bebê o tempo todo. Por outro lado, os pais também devem dedicar tempo, energia e cuidados ao bebê. E os dois grupos de objetivos não são contraditórios. Para chegar a eles, lembre-se dos conselhos que se seguem – os fundamentos do sono sensível. Por todo o capítulo, enquanto explico como lidar com o *S* do E.A.S.Y., você verá como cada um dos princípios se concretiza em realidade.

Comece da forma que deseja manter. Se você for inicialmente atraída pela noção de compartilhar sua cama, pense bem. É assim que você deseja que as coisas estejam daqui a três meses? Seis meses? Mais tempo? Lembre-se de que tudo o que você faz *ensina* o bebê. Portanto, quando você o coloca na cama e o aninha no peito ou o acalenta durante quarenta minutos, na realidade você está ensinando a ele um comportamento; você está dizendo: "É assim que se dorme". Se você começar por esse caminho, então é melhor ficar preparada para acalentar seu filho por muito, muito tempo.

Independência não é negligência. Quando falo aos pais de um bebê de 1 dia de vida: "Nós temos de ajudá-lo a se tornar independente", eles muitas vezes me olham perplexos. "Independente? Ele nasceu há algumas horas, Tracy!" Então eu respondo: "Bem, e quando vocês acham que deveria começar?". Essa é, na verdade, uma pergunta a qual ninguém pode responder, nem mesmo os cientistas, porque não sabemos o momento preciso em que os bebês começam a compreender o mundo ou o momento em que desenvolvem as capacidades de que precisam para lidar com o ambiente. Portanto, eu insisto: "Comece já!". Estimular a independência, no entanto, não significa deixar o bebê chorando por um tempo indefinido. Significa satisfazer suas necessidades, incluindo pegá-lo no colo quando chora, porque, afinal de contas, ele está tentando *dizer* algo a você; e também significa colocá-lo de volta no berço assim que sua necessidade seja eliminada.

Observe sem intervir. Você se lembra do conselho que dei quando abordava as atividades do bebê? O mesmo se aplica ao sono. Os bebês passam por um ciclo previsível a cada período de sono (veja a página 201). Os pais precisam entender isso, para não se precipitarem. Em vez de interromper o fluxo natural do bebê, precisamos fazer uma pausa e esperar que ele adormeça sozinho.

Não torne o bebê dependente de acessórios. Um *acessório* é qualquer objeto ou intervenção que, quando retirado, causa angústia no bebê. Não podemos esperar que o bebê aprenda a dormir sozinho se o treinarmos a acreditar que o peito do papai, um passeio de trinta minutos ou o seio da mamãe sempre estarão ali para acalmá-lo. Como já disse no

Capítulo 4, sou a favor das chupetas (veja as páginas 147 e 207), mas não quando elas são usadas para *silenciar* a criança. Por um lado, é falta de respeito enfiar a chupeta ou o seio na boca do bebê para fazê-lo calar. Por outro, quando tomamos esse tipo de atitude ou andamos com o bebê no colo, acalentando-o interminavelmente – tudo com a finalidade de fazê-lo adormecer – na verdade estamos tornando o bebê dependente desses acessórios e eliminando as oportunidades de ele desenvolver estratégias de autorrelaxamento e de autonomia.

A propósito, o acessório é diferente de um *objeto provisório*, como um bicho de pelúcia ou um cobertor que *o seu bebê adota* e ao qual torna-se muito ligado. A maioria dos bebês não adquire esse costume antes dos 7 ou 8 meses – antes dessa época, as "ligações" são geralmente reservadas aos pais. Obviamente, se o bebê obtiver conforto com o brinquedo favorito, coloque esse brinquedo no berço. Mas eu sou contra os adultos oferecerem o objeto de conforto: permita que o bebê descubra, sozinho, a forma de se acalmar.

Tipos de Sono

Embora existam três estágios previsíveis no sono (veja a próxima página), ainda é importante saber como *seu bebê* adormece. Se o ciclo não for interrompido pela intervenção de um adulto, os bebês **Anjo** e **Livro-texto** adormecem facilmente e sozinhos.

No caso de um bebê **Sensível**, propenso às crises, você terá de observá-lo bastante; se você o fizer perder a oportunidade do sono, ele ficará muito agitado e será difícil acalmá-lo.

O bebê **Enérgico** tende a ficar um pouco inquieto quando está sonolento. Você terá de bloquear os estímulos visuais. Às vezes ele fica com os olhos muito arregalados quando cansado, como se palitos invisíveis segurassem suas pálpebras.

O bebê **Irritável** pode ficar um pouco irrequieto, mas geralmente fica feliz em tirar uma soneca.

(Veja também a discussão geral sobre os tipos de bebê nas páginas 67-70).

Desenvolva rituais para a hora de dormir e de tirar sonecas. Todos os dias, você deve cumprir o mesmo ritual. Como já enfatizei ao longo dos capítulos anteriores, os seres humanos são cheios de hábitos. Os bebês também

gostam de saber o que vem em seguida. As pesquisas mostra..
mesmo os bebês muito novos quando condicionados a determinad..
mulo são capazes de prever a ocor-
rência que se segue a ele.

*Saiba como seu bebê costuma
adormecer.* Uma das principais
desvantagens de qualquer "recei-
ta" para auxiliar uma criança a
adormecer é que nada funciona
do mesmo modo para *todas* as
crianças. Portanto, embora eu
ofereça muitas orientações para
os pais, – entre elas, os três estágios previsíveis de sono pelos
quais os bebês passam antes de
finalmente adormecer (veja o
quadro ao lado) – recomendo que
antes os pais *conheçam seu bebê.*

A melhor maneira de
conhecer esse aspecto do bebê é
fazer um *diário* do sono dele.
Começando pela manhã, anote
a hora em que ele acorda e registre todos os horários de soneca
que tira durante o dia; anote a
hora em que ele adormece e a
hora em que acorda no meio da
noite. Faça isso durante quatro
dias – um período longo o sufi-
ciente para fornecer indicações dos padrões de sono do bebê, mesmo
que suas sonecas pareçam irregulares.

Os Três Estágios do Sono

Os bebês passam por três estágios a cada períoc
sono. Todo o processo geralmente demora cerca de
vinte minutos:

Estágio 1: A Janela. O bebê não sabe dizer "Eu estou
cansado", mas o demonstra claramente bocejando e
exibindo outros sinais de fadiga (veja o quadro da
página 204). Ao terceiro bocejo, coloque-o para dormir. Se você perder essa oportunidade, ele começará a
chorar, em vez de passar para o próximo estágio.

Estágio 2: A Zona de Sombra. Nessa etapa, o bebê
exibe um olhar fixo e concentrado – ou, como costumo chamá-lo, o "olhar de sete milhas" –, que dura
cerca de três ou quatro minutos. Os olhos dele estão
abertos, mas, na realidade, ele não está vendo nada
– ficou perdido em algum ponto indistinto da estra-
tosfera.

Estágio 3: O Relaxamento. Agora o bebê se parece
com uma pessoa que cochila no trem: ele fecha os
olhos e a cabeça pende para a frente ou para os
lados. Quando parece ter adormecido, os olhos se
abrem repentinamente e a cabeça pende para trás,
sacudindo todo o corpo. Então, ele fecha os olhos de
novo e repete o processo por cerca de três ou cinco
minutos e finalmente mergulha no mundo dos sonhos.

Marcy, por exemplo, tinha certeza de que não conseguiria registrar os padrões diurnos do sono de Dylan, seu filho de 8 meses: "Ele nunca tira sonecas no mesmo horário, Tracy". Mas depois de quatro dias fazendo o diário, essa mãe percebeu que, embora os horários variassem um pouco, Dylan sempre tirava uma soneca curta entre as 9 e as 10 horas da manhã, outra de quarenta minutos entre o meio-dia e as 2 horas, e ficava muito mal-humorado às 5, horário no qual costumava dormir por vinte minutos. Conhecer esses fatos ajudou Marcy a planejar seu dia e, igualmente importante, permitiu a compreensão dos humores do pequeno Dylan. Ela se tornou capaz de usar o biorritmo do bebê para estruturar o dia dele, de modo que lhe garantisse um descanso adequado. Sempre que Dylan ficava inquieto, Marcy já sabia que ele estava pronto para dormir.

A Estrada de Tijolos Amarelos Que Conduz ao Mundo dos Sonhos

Você se lembra de *O Mágico de Oz*? A personagem central, Dorothy, caminha por uma estrada de tijolos amarelos a fim de encontrar alguém que lhe mostre o caminho de volta para casa. No final, depois de vários problemas e momentos assustadores, Dorothy encontra sua sabedoria interior. Basicamente, eu auxilio os pais a fazerem o mesmo, orientando-os à consciência de que são *eles* que estabelecem os bons hábitos de sono de seu filho. O sono é um *processo aprendido*, iniciado e reforçado pelos pais. Por essa razão, os pais precisam *ensinar* o bebê a dormir, e é para isso que elaborei "a estrada que conduz ao sono sensível".

Pavimente a estrada. Aceitando o fato de que os bebês prosperam com a previsibilidade e aprendem com a repetição, sempre fazemos e dizemos as mesmas coisas antes da soneca ou da hora de dormir, de modo que eles pensem: "Oh, isso significa que agora vou dormir". Pratique o mesmo ritual, na mesma ordem. Diga: "Vamos lá, querido, agora vamos dormir" ou "Está na hora da cama". Enquanto leva o bebê para o quarto, seja silenciosa e fale baixo. Antes, verifique se é preciso trocar a fralda, pois ele deve estar bem confortável. Feche a persiana ou a cortina, escurecendo o ambiente. Eu geralmente digo: "Tchau, Dona Luz! Eu a vejo depois da minha soneca". Se já é noite, digo: "Boa noite, Dona Lua!". Não acho que os bebês devam adormecer na sala de visitas ou na cozinha – isso é falta de respeito. Você gostaria que sua cama ficasse no meio de uma loja de departamentos, com centenas de pessoas se movimentando a seu redor? Certamente não, nem seu bebê.

Preste atenção à sinalização do caminho. Assim como os adultos, os bebês bocejam quando começam a ficar cansados. Os seres humanos bocejam porque, quando fatigado, o corpo já não funciona com tanta "eficiência": o suprimento normal de oxigênio aos pulmões, ao coração e ao sistema sanguíneo diminui um pouco. O bocejo é a maneira que o corpo encontra de ingerir oxigênio extra (forçando um bocejo, você notará que a atividade exige respiração profunda). Eu sugiro aos pais que comecem a agir a partir do primeiro bocejo do bebê; se não for possível, pelo menos a partir do terceiro. Quando esses sinais passam despercebidos (veja o quadro seguinte), certos tipos de bebê, por exemplo os Sensíveis, rapidamente entram em crise.

> **DICA**: *Enfatize o benefício do repouso, criando um clima propício. Não apresente o sono como uma punição ou uma convocação para a guerra. Se você disser a seu filho: "Agora você vai tirar uma soneca" ou "Você tem de descansar agora", em um tom que parece dizer: "Você está sendo enviado para o* front*", ele acabará pensando que dormir significa perder toda a diversão que está acontecendo na casa.*

Os Sinais do Sono

Assim como o adulto, o bebê boceja e perde a capacidade de concentração quando está cansado. Durante o processo de crescimento, seu corpo se modifica e encontra novas formas de avisar que está pronto para dormir.

Quando o bebê conquista o controle da cabeça: Quando fica com sono, o bebê afasta o rosto dos objetos e das pessoas, como se estivesse tentando bloquear o mundo. Se estiver no colo, enterra o rosto no seu peito. Ele faz movimentos involuntários, sacudindo os braços e as pernas.

Quando o bebê conquista o controle dos membros: O bebê cansado esfrega os olhos, puxa as orelhas ou arranha o próprio rosto.

Quando o bebê começa a conquistar a mobilidade: O bebê cansado perde a coordenação e o interesse pelos brinquedos. Se estiver no colo, arqueia as costas e inclina o corpo para trás. No berço, ele se acomoda em um dos cantos e encaixa a cabeça ali ou, então, rola para um lado e fica parado, porque não sabe rolar de volta.

Quando o bebê já consegue engatinhar e/ou andar: A cordenação é o primeiro aspecto a desaparecer quando o bebê está cansado. Se tenta ficar em pé, ele cai; se estiver andando, tropeça ou bate nas coisas. Ele já adquiriu total controle sobre o corpo; por isso, prende-se a um adulto que está tentando colocá-lo no chão. Ele fica em pé no berço, mas depois não consegue sentar-se, a menos que caia, o que frequentemente acontece.

Promova o relaxamento quando o bebê estiver próximo do destino final. Os adultos gostam de ler ou de assistir à televisão antes de ir para a cama, para descansar a mente das atividades do dia. O bebê também precisa de relaxamento. Antes de dormir, o banho e, se ele tiver mais de 3 meses, a massagem o ajudam a se preparar para um bom sono. Até mesmo na hora de uma soneca diurna, toco uma canção de ninar. Durante cerca de cinco minutos, fico sentada com o bebê na cadeira de balanço ou no chão, para dar a ele um aconchego extra. Você também pode contar uma história se ele gostar, ou então murmurar palavras doces no ouvido dele. A finalidade, no entanto, é acalmar o bebê, e não fazê-lo adormecer. Por isso, eu paro tudo o que estou fazendo quando capto aquele "olhar de sete milhas" (o Estágio 2) ou quando os olhos do bebê começam a se fechar, o que significa que ele já está entrando no Estágio 3. (Nunca é cedo demais para começar a contar histórias na hora de dormir, mas geralmente eu não introduzo os livros antes dos 6 meses, quando os bebês conseguem se concentrar melhor e já ficam sentados.)

> **DICA**: *Não convide ninguém para ir à sua casa na hora de colocar o bebê na cama. Isso não é justo. O bebê quer fazer parte da diversão. Ele vê seus amigos e sabe que eles estão fazendo uma visita: "Hummm... Rostos diferentes para eu olhar, gente diferente sorrindo para mim. O quê? Mamãe e papai acham que eu vou perder tudo isso indo dormir? Podem apostar que não".*

Coloque o bebê no berço antes que ele chegue ao mundo dos sonhos. Muitas pessoas acham que não se deve colocar o bebê no berço antes de ele adormecer. É uma ideia equivocada. Colocar o bebê no berço no início do Estágio 3 é a melhor forma de ajudá-lo a desenvolver as capacidades de que precisa para dormir sozinho. Também existe outro motivo: o bebê adormecer nos braços de um adulto ou na cadeira de balanço e depois acordar no berço é o mesmo que você ser empurrado em sua cama para o jardim enquanto está dormindo. Você acorda e pergunta desorientado: "Onde estou? Como cheguei aqui?". O mesmo sentimento de desorientação acomete os bebês, com a diferença de que eles não podem pensar: "Ah, alguém deve ter me colocado aqui enquanto eu dormia"; em vez disso, sentem-se perdidos e assustados. O resultado é que não se sentirão confortáveis e seguros no berço.

Quando coloco o bebê no berço, sempre digo as mesmas palavras: "Agora, estou colocando você no berço para dormir. Você sabe que irá se sentir muito melhor depois do sono". Eu o observo de perto. Às vezes, ele fica um pouco irrequieto antes de relaxar, especialmente quando está no meio do Estágio 3. Os pais tendem a se precipitar nesse ponto. Alguns bebês se acalmam naturalmente, mas, se ele chorar nesse estágio, tapinhas suaves e rítmicos nas costas induzirão à compreensão de que não está sozinho ou abandonado. Mas interrompa os tapinhas assim que ele se acalmar; se você continuar por mais tempo que o necessário, o bebê começará a associar os tapinhas com o ato de adormecer e, pior ainda, *precisará* deles antes de dormir.

> *DICA: Eu geralmente sugiro que o bebê seja colocado no berço deitado de costas. No entanto, você também pode colocá-lo deitado de lado, apoiando-o em duas toalhas enroladas ou em travesseiros de rolo. Se seu bebê dorme de lado, certifique-se, para o conforto dele, de que não está dormindo todos os dias sobre o mesmo lado do corpo.*

Quando a estrada para o mundo dos sonhos é um pouco tortuosa, use uma chupeta para ajudar. Eu gosto de recomendar a chupeta durante os primeiros três meses – o período em que começamos a estabelecer as rotinas. O recurso permite que a mãe não se transforme em uma "chupeta humana". Ao mesmo tempo, sempre recomendo o uso limitado da chupeta, de modo que ela não se transforme em um "acessório". Quando usada corretamente, o bebê a chupa com força por cerca de seis ou sete minutos e depois começa a relaxar, quando então, normalmente, a cospe para longe. O afastamento da chupeta ocorre porque o bebê já expeliu a energia de sucção que precisava ser liberada e agora já está no caminho certo para o mundo dos sonhos. Nesse ponto, sempre há algum adulto bem-intencionado ("Ah, coitadinho do bebê, ele cuspiu a chupeta!")

que tenta colocar a chupeta de volta na boca do bebê. Não o permita! Se precisar da chupeta para continuar dormindo, o bebê mostrará a necessidade fazendo ruídos e contorcendo o corpo.

Bom e Mau Uso da Chupeta: A História de Quincy

Como já destaquei no Capítulo 4, existe uma linha muito tênue entre o bom e o mau uso da chupeta (veja páginas 147-9). Quando o bebê tem 6 ou 7 semanas de idade e não cospe automaticamente a chupeta depois de adormecer, os pais podem retirá-la. Quando um bebê de 3 meses ou mais acorda chorando pela ausência da chupeta, eu interpreto o fato como sinal de mau uso, o que me faz lembrar a história do pequeno Quincy, de 6 meses de idade. Os pais de Quincy telefonaram para mim porque ele ficava acordando no meio da noite, e apenas a chupeta o acalmava. Ao investigar mais, confirmei minha suspeita: quando Quincy cuspia a chupeta naturalmente, os pais a colocavam de volta em sua boca. É claro que ele ficou dependente da sensação que a chupeta proporcionava; sua ausência começou a perturbar o sono dele. Eu expliquei aos pais o meu plano: tirem a chupeta dele. Naquela noite, quando Quincy começou a chorar por causa da chupeta, eu apliquei pancadinhas suaves em suas costas. Na segunda noite, ele já se confortou com menos pancadinhas. Depois de apenas três noites, Quincy já dormia melhor, porque desenvolvera uma técnica independente para se acalmar: ele começou a chupar o dedo. À noite, emitia sons parecidos com os do Pato Donald, mas, durante o dia, era um menininho muito mais feliz.

Se você seguir o caminho que sugiro para o mundo dos sonhos, a cada momento do *S* do E.A.S.Y., o único auxílio necessário para a maioria dos bebês será a associação positiva com o sono. A repetição da jornada leva a uma sensação de segurança e previsibilidade. Você ficará surpresa com a rapidez com a qual seu bebê aprende as capacidades de que precisa para o *sono sensível*. Ele também apreciará a hora de dormir, pois verá o sono como uma experiência revigorante e agradável. É claro que há situações especiais, como o excesso de cansaço, a dor causada pelo nascimento dos dentes ou os estados febris (veja as páginas 215-7). Porém, essas são as exceções, e não a regra.

Lembre-se, também, de que o bebê precisa apenas de vinte minutos para adormecer, por isso nunca tente apressar as coisas, alterando ou acelerando o processo natural dos três estágios. Assim, se o bebê for perturbado durante o terceiro estágio – digamos, por um som alto, um cachorro latindo ou uma porta batendo –, o estímulo o despertará e você terá de começar tudo de novo. Não é diferente de quando, por exemplo, um adulto está quase adormecendo e o telefone toca, quebrando o ritmo do processo; se a pessoa fica nervosa ou estimulada, é difícil chegar ao sono do ponto em que foi interrompido. O mesmo acontece com o bebê. Se algo similar ocorrer, ele ficará naturalmente irrequieto, e o ciclo deve ser reiniciado sendo necessários outros vinte minutos para ele adormecer.

Quando Você
Perde a "Janela"

No começo, quando você ainda não conhece direito o choro e a linguagem corporal de seu bebê, é compreensível que não perceba que ele já está no terceiro bocejo. Isso não importa muito quando você tem um bebê Anjo ou um bebê Livro-texto; um pouco de conversa os acalma rapidamente. Mas, em especial com os bebês Sensíveis, e às vezes com os Enérgicos ou Irritáveis, você precisa ter alguns truques na manga para o caso de perder o Estágio 1 (a Janela), porque, nesse ponto, o bebê já está excessivamente cansado. Também é preciso se preparar para um ruído eventual que o desperte, interrompendo o processo natural do sono; se ele estiver muito angustiado, precisará de sua ajuda.

Primeiro, quero dizer o que você *nunca* deve fazer nessas situações: *não* o balance ou o agite. *Nunca* ande com ele pelo quarto ou o embale em demasia. Lembre-se de que ele já está superestimulado: ele está chorando porque já está farto e o choro é a sua maneira de bloquear o som e a luz. Portanto, não faça nada que o deixe ainda mais esperto. Além disso, geralmente é assim que os maus hábitos se desenvolvem; a mãe ou pai andam com o bebê no colo ou o acalentam até que ele durma. Quando ele já pesa 7 quilos ou mais, os pais tentam fazê-lo dormir sem esses acessórios. O bebê então começa a berrar, pois é a sua forma de dizer: "Ei, pessoal, não façam as coisas assim. Vocês costumavam me embalar ou andar comigo até eu dormir".

A Maioria dos Problemas de Sono Ocorre Por...

...um dos seguintes eventos antes da hora de dormir:

- o bebê é amamentado;

- alguém ficou andando com ele no colo;

- o bebê é acalentado ou embalado;

- o bebê adormeceu no colo do adulto;

ou...

- quando o bebê estava dormindo, os pais entraram correndo no quarto ao seu primeiro gemido; ele poderia ter voltado a dormir sozinho sem a interferência bem-intencionada, mas então acaba se acostumando a ser salvo pelos pais (saiba mais sobre isso nas páginas 215-6).

Para evitar esses equívocos, aqui seguem alguns conselhos para ajudar seu bebê a se acalmar e a bloquear o mundo externo.

Envolva o bebê em um cobertor. Bebês não gostam de espaços muito abertos. Além disso, eles ainda não têm consciência dos braços e das pernas; quando muito cansados precisam ser imobilizados, porque quando sentem seus membros agitados podem ficar assustados ou distraídos – na percepção deles, é como se outra pessoa estivesse produzindo aqueles movimentos –, e essa experiência estimula ainda mais seus sentidos, já sobrecarregados. Envolver o bebê em um cobertor, uma das técnicas mais antigas de auxílio ao sono, pode parecer fora de moda; porém, até mesmo as pesquisas modernas confirmam os benefícios desse procedimento. Para fazê-lo de modo adequado, dobre o canto de um cobertor quadrado, formando um triângulo. Coloque o bebê sobre o cobertor, posicionando seu pescoço na altura da dobra do cobertor. Dobre um dos braços do bebê sobre o peito, em um ângulo de 45 graus, e atravesse um dos cantos do cobertor sobre o corpo, sem apertar muito. Faça a mesma coisa do outro lado. Eu sugiro que o bebê seja envolvido em cobertor nas primeiras seis semanas; depois da sétima, quando já está tentando colocar as mãos na boca, ajude-o: deixe os braços dele dobrados e as mãos livres e perto do rosto.

Tranquilize o bebê. Faça seu bebê entender que você está ali para ajudar. Dê tapinhas nas costas dele, em ritmo cadenciado, imitando o batimento cardíaco. Você também pode adicionar um murmúrio, tentando imitar o que ele provavelmente escutava no útero. Mantenha a voz baixa e calma e murmure no ouvido dele: "Está tudo bem" ou "Você está apenas indo dormir". Enquanto o coloca no berço, se estiver dando tapinhas nas costas dele, não pare; se estiver cantando uma canção, continue – isso facilita a transição.

Bloqueie os estímulos visuais. O estímulo visual – luz, objetos móveis – distrai o bebê cansado, especialmente o bebê Sensível. É por isso que escurecemos o quarto antes de colocar o bebê no berço, mas, para alguns, a penumbra não é suficiente. Se o bebê já estiver deitado, coloque sua mão sobre os olhos dele, sem encostar na pele, apenas para bloquear os estímulos visuais. Se ele estiver no colo, não se mexa muito e encaminhe-se para uma área com iluminação suave ou, então, se ele estiver muito agitado, entre em um quarto totalmente escuro.

Não se desespere. Quando o bebê está muito cansado, o relaxamento torna-se difícil. É necessária uma imensa paciência e uma providência prática, especialmente se o bebê já tiver adquirido um mau hábito. O bebê está gritando; os pais tentam lhe dar tapinhas nas costas; ele chora ainda mais alto. Quando superestimulados, os bebês tendem a chorar sem parar, até que os gritos de "Eu estou exausto!" atinjam o ápice. Então, eles param por um momento e começam tudo de novo. Em geral, os bebês passam três vezes por esse processo antes de finalmente se acalmarem. Contudo, no meio da segunda vez, os pais já não aguentam mais. Desesperados, recorrem a todas as soluções que conhecem: pegam o bebê no colo, tentam fazê-lo mamar, sacodem-no.

O problema é que, mesmo que vocês tenham perdido a calma, o bebê continua precisando de ajuda para dormir. Não demora muito para ele se tornar dependente de um acessório, – algumas repetições bastam para imprimir um comportamento em sua memória. Se você começou do modo errado, a sequência de repetições reforçará o comportamento negativo. Eu costumo receber telefonemas com perguntas sobre problemas de sono quando os bebês já pesam mais de 3 quilos e já não é tão fácil ficar com eles no colo. Os maiores problemas se manifestam perto da sexta ou oitava semana. Sempre afirmo aos pais que me procuram: "Vocês precisam entender o que está acontecendo e assumir a responsabilidade pelos maus hábitos que estimularam". Então, vem a parte difícil: ter a convicção e a perseverança de ajudar o bebê a aprender uma forma nova e melhor para dormir. (Saiba mais como mudar os maus hábitos no Capítulo 9.)

Vale a Pena Repetir Isto:
INDEPENDÊNCIA NÃO É NEGLIGÊNCIA!

Jamais deixo um bebê chorando. Pelo contrário, eu me considero a voz daquele bebê. Se não o ajudar, quem poderá traduzir suas necessidades? Ao mesmo tempo, não concordo em que o bebê seja pego no colo ou confortado depois de ter sua necessidade satisfeita. No momento em que ele se acalma, coloque-o no berço. Assim, você dará a seu bebê o presente da independência.

Dormindo a Noite Toda

Não seria possível escrever um capítulo sobre o sono sem discutir a partir de que idade os bebês começam a dormir a noite toda. No final deste capítulo, você encontrará uma tabela que indica o que esperar, *em geral*, de um bebê nos diferentes estágios do desenvolvimento – lembre-se de que são apenas *orientações rudimentares*, baseadas em probabilidades estatísticas; somente os bebês Livro-texto apresentam desenvolvimento correspondente a elas (e por isso mesmo receberam tal denominação). Não há nada de "errado" com um bebê cujos hábitos de sono não atendem a essa tabela à risca; ele é apenas diferente de outros bebês.

Comecemos a discussão lembrando que o "dia" do bebê também tem 24 horas. Ele não sabe a diferença entre o dia e a noite, por isso a ideia de dormir a noite toda não significa nada para ele. O sono noturno ininterrupto é algo que *você* deseja (e precisa) que ele faça. Não é uma ocorrência natural; você terá de treiná-lo para isso, ensiná-lo que existe diferença entre o dia e a noite. Veja a seguir os conselhos que costumo dar aos pais em relação a esse aspecto.

Adote o princípio: "Roubar de Pedro para pagar a Paulo". Não há dúvidas de que manter o bebê na rotina E.A.S.Y. o auxilia a dormir a noite toda mais rápido, porque o E.A.S.Y. é uma rotina estruturada e, ao mesmo tempo, flexível. Espero que você registre todas as mamadas e sonecas do bebê, para compreender melhor as necessidades dele. Se, por exemplo, ele teve uma manhã particularmente agitada e dormiu meia hora a mais, invadindo o horário reservado à próxima mamada, talvez você não perceberia nem tentaria acordá-lo sem a ajuda do diário. De qualquer modo, você sempre deve usar o bom-senso. Durante o dia, nunca deixe o bebê dormindo mais do que um ciclo de mamada – em outras palavras, não mais do que três horas –, porque esse tempo será descontado do sono noturno. Garanto que qualquer bebê que tenha seis horas de sono ininterrupto durante o dia não dormirá mais do que três horas à noite. Por isso, se o seu bebê costuma fazer isso, você pode estar certa de que o "dia" dele se transformou em noite. A única forma de acostumá-lo novamente ao sono noturno é acordá-lo – roubando algumas horas de Pedro para pagar a Paulo, ou seja, adicionando as horas "roubadas" do dia ao sono noturno.

Encha o tanque do bebê. Embora não seja nada sofisticada, essa expressão traduz bem a ideia: encher o estômago do bebê para fazê-lo dormir a noite toda. Para isso, quando o bebê já tem 6 semanas de idade, eu sugiro duas práticas: a *mamada quantificada* e aquela à qual chamo *mamada dos sonhos*. Primeiro, alimenta-se o bebê duas horas antes do horário de dormir; depois se oferece a *mamada dos sonhos*, antes de os pais irem para a cama. Por exemplo, você dá uma mamada ao bebê (no seio ou na mamadeira) às 6 ou 8 da noite e a *mamada dos sonhos* às 10 e meia ou 11 horas. A *mamada dos sonhos* deve ser dada, literalmente, com o bebê dormindo. Em outras palavras, você pega o bebê no colo, encosta a mamadeira ou o seio no lábio inferior dele e o deixa mamar, tomando o cuidado de não acordá-lo. Quando ele terminar, não precisa fazê-lo arrotar – os bebês geralmente estão tão relaxados durante essa mamada que não engolem ar. Não fale nada nem troque a fralda, a menos que esteja suja. Com essas duas técnicas de "encher o tanque", a maioria dos bebês consegue dormir durante a noite toda, porque tem calorias suficientes por mais cinco ou seis horas.

> *DICA: Peça ao papai para dar a mamada dos sonhos. A maioria dos homens já está em casa nesse horário e adora tal atividade.*

Dê ao bebê uma chupeta. Se você não permitir que se transforme em um acessório, a chupeta pode ser muito útil para desacostumar o bebê da mamada noturna. Se o bebê já pesa 4,5 quilos e está consumindo pelo menos 700 ou 850 ml durante as mamadas diurnas – ou está sendo amamentado entre seis e oito vezes por dia (quatro ou cinco vezes no período diurno e duas ou três no noturno), ele não precisa de uma mamada noturna adicional. Se, depois de todas as mamadas, ele ainda estiver acordado, aproveitará a oportunidade da mamada extra para a estimulação oral. É nesse momento que o uso prudente da chupeta vale a pena. Se o seu bebê demora vinte minutos para mamar à noite, e depois acorda chorando para novamente mamar, mas mama por apenas cinco minutos, não chegando a tomar 30 ml de leite, dê a ele a chupeta. Na primeira noite, ele provavelmente ficará acordado por todo o período de vinte minutos com a chupeta na boca, antes de dormir novamente. Na noite seguinte, esse período já cai para dez minutos. Na terceira, ele fica um pouco inquieto durante o sono no momento em que normalmente acordaria para mamar. Se ele acordar, dê a chupeta. Em outras palavras, você está substituindo a estimulação oral da mamadeira ou do seio pela estimulação oral da chupeta. Finalmente, ele não acordará mais.

O Sono do Bebê

Quando estão dormindo, os bebês, assim como os adultos, passam por ciclos de sono que duram aproximadamente 45 minutos. Primeiro passam por um sono profundo e depois pelo REM, um sono mais leve, que traz os sonhos e, finalmente, leva a um estado de consciência. Esses ciclos são quase imperceptíveis para a maioria dos adultos (a não ser que um sonho muito vívido nos acorde). Normalmente, apenas viramos de lado e voltamos a dormir sem nem mesmo perceber que acordamos.

Alguns bebês fazem exatamente o mesmo. Você pode ouvi-los fazendo ruídos, como se estivessem mal-humorados (eu os chamo de sons do "bebê fantasma"). Desde que ninguém os perturbe, logo eles retornam para o mundo dos sonhos.

Outros bebês, ao sair do sono REM, não são capazes de voltar a dormir com tanta facilidade. Com frequência, isso ocorre porque os pais entram correndo no quarto desde que eles nasceram ("Ah! Você já está acordado!"). E, assim, esses bebês nunca têm a oportunidade de aprender a transitar pelos ciclos naturais do sono.

Foi exatamente isso que aconteceu com o bebê de Julianna, Cody. Ele já pesava 6,7 quilos e a mãe, depois de observá-lo com cuidado, percebeu que a mamada das 3 da manhã havia se transformado em um hábito de conforto: Cody acordava e sugava a mamadeira apenas por dez minutos e depois voltava a dormir. Quando telefonou para mim, Julianna pediu que eu fosse até sua casa: em primeiro lugar, para verificar se a análise dela estava correta (embora, depois de tudo que ela contara, eu já soubesse que sim) e, em segundo lugar, para ajudá-la a impedir que Cody acordasse àquela hora. Eu passei três noites com a família. Na primeira, tirei o bebê do berço e, em vez da mamadeira, dei-lhe uma chupeta, a qual foi chupada por dez minutos. Na próxima noite, eu o ergui do berço e dei novamente a chupeta, desta vez usada por apenas três minutos. Na terceira noite, o bebê fez alguns ruídos de inquietação quando faltavam 15 minutos para as 3 horas, mas não chegou a acordar. Tudo certo. Dali em diante, Cody começou a dormir até as 6 ou 7 horas da manhã.

Não seja precipitada. Mesmo quando estão bem, os bebês dormem de forma irregular (veja o quadro "O Sono do Bebê", na página anterior). É por essa razão que não é aconselhável responder a cada ruído que ele fizer. Na realidade, sempre sugiro aos pais que joguem fora aquelas malditas babás eletrônicas que exageram todos os murmúrios e choros do bebê. Esses monitores transformam os pais em pessoas alarmistas e desnecessariamente preocupadas! Como repeti durante todo este capítulo, existe uma linha tênue entre *responder* e *salvar*. O bebê cujos pais dão *respostas* (reações adequadas, na medida certa) torna-se uma criança segura, que não tem medo de se aventurar. O bebê que é sempre *salvo* pelos pais (reações precipitadas e desnecessárias) começa a duvidar de sua própria capacidade e nunca desenvolve a força e a habilidade necessárias para explorar o mundo ou para sentir-se confortável nele.

Distúrbios Normais do Sono

Deixe-me terminar este capítulo alertando que, independentemente de tudo o que já foi escrito, alguns distúrbios de sono são inevitáveis. Não é incomum que os bebês – mesmo aqueles que dormem bem – passem por períodos de agitação e de dificuldade para adormecer. Aqui estão algumas dessas situações.

Quando os alimentos sólidos são introduzidos na dieta. Os bebês podem apresentar maior formação de gases quando começam a ingerir alimentos sólidos, o que, compreensivelmente, perturba a qualidade de seu sono. Verifique com o pediatra *quais* alimentos você deve introduzir na dieta do bebê e *quando*. Pergunte quais deles podem causar gases ou alergia. Faça um registro minucioso de todos os alimentos que introduz na dieta do bebê; assim, se qualquer problema ocorrer, o pediatra poderá estudar o histórico alimentar de seu filho.

Quando o bebê começa a adquirir controle dos movimentos amplos. O bebê que está aprendendo a controlar seus movimentos geralmente sente muita dormência nos membros e nas articulações. Você com certeza já experimentou fenômeno semelhante quando se exercita muito após um longo período de vida sedentária. Mesmo depois de os membros pararem de se movimentar, o nível energético e a circulação sanguínea permanecem estimulados. O mesmo ocorre com o bebê: ele não está acostumado ao movimento. Às vezes, quando se torna habilitado para movimentos mais amplos, o bebê entra em posições das quais não consegue sair, e isso também pode perturbar seu sono. Ele pode ainda acordar confuso por estar em uma posição muito estranha. Nestes casos, vá até o quarto e acalme-o com um murmúrio rítmico: "Hum... hum... hum... Está tudo bem".

Quando o bebê passa por um impulso do crescimento. Durante um impulso do crescimento (veja a página 133), o bebê às vezes acorda com fome. Alimente-o nessa noite, mas dê mais comida durante o dia seguinte. Um impulso do crescimento pode durar até dois dias, mas, se você aumentar a quantidade de calorias, geralmente o distúrbio do sono é eliminado.

Quando os dentes estão nascendo. Se for apenas a erupção dos dentes, e não outro problema, o bebê costuma babar, sua gengiva fica vermelha e inchada e, às vezes, ele tem um pouco de febre. Um dos meus remédios caseiros favoritos é molhar um pedaço de tecido, colocá-lo no *freezer* e, quando estiver congelado, permitir que o bebê o sugue. Pessoalmente, não gosto dos produtos industrializados (que você compra e depois congela), porque não sei que tipo de líquido há dentro deles. Na Inglaterra, existem uns biscoitos duros, os Farley's Rusks, que derretem e somem; eles são fantásticos, seguros e podem ser encontrados em algumas lojas de produtos importados. Eu gosto mais do Motrin Infantil do que do Tylenol Infantil, porque já observei que o efeito do primeiro é mais longo.

Quando a fralda está suja. Uma das mães com quem trabalhei chama a ocorrência de "cocôs poderosos", e a maioria dos bebês acorda quando eles acontecem. Às vezes, ficam até mesmo assustados. Troque a fralda em um ambiente de penumbra, para impedir que o bebê desperte totalmente. Acalme-o e coloque-o de volta para dormir.

> **DICA:** *Quando o bebê acordar no meio da noite, seja qual for o motivo, nunca brinque muito com ele ou seja demasiadamente simpática. Seja amável e cuide do problema mas tome o cuidado de não dar ao bebê a ideia errada de já ser hora de acordar, a não ser que você deseje que ele acorde todas as noites para brincar...*

Algo que tento lembrar aos pais que se preocupam com o sono de seu bebê é que o surgimento de um problema eventual de sono não é sinônimo de um distúrbio crônico. Se os pais conseguirem ver a situação como um todo, diminuirão a tendência de fazer uma tempestade num copo d'água por causa de algumas noites em claro. Com certeza, é uma questão de sorte: alguns bebês *simplesmente* dormem melhor que outros. Mas, seja qual for o tipo de seu bebê, pelo menos *vocês* precisam descansar o suficiente para conseguir cuidar da vida. No próximo capítulo, discuto essa questão e as diversas maneiras de a mãe cuidar de si mesma.

De Que o Bebê Precisa/O Que Você Pode Esperar

Idade/Marcos	Quantidade de Sono Necessária por Dia	Padrões Típicos
Recém-nascido: Não tem controle de nada, exceto dos olhos	16-20 horas	Dorme 1 hora a cada 3 de atividade; dorme 5-6 horas por noite
1-3 meses: Está mais alerta e consciente do ambiente; é capaz de mover a cabeça	15-18 horas (até os 18 meses de idade)	Três sonecas de 90 minutos cada; 8 horas por noite
4-6 meses: Está ganhando mobilidade		Duas sonecas de 2-3 horas cada; 10-12 horas por noite
6-8 meses: Maior mobilidade; consegue sentar-se e engatinhar		Duas sonecas de 1-2 horas cada; 12 horas por noite
8-18 meses: Sempre em movimento		Duas sonecas de 1-2 horas ou uma soneca longa de 3 horas; 12 horas por noite

Capítulo Sete

Agora É a Sua Vez
(A Letra Y do E.A.S.Y.)

Agora, rápido! Deite-se e fique deitada todas as vezes que precisar consultar algo neste livro. O conselho mais importante que eu posso lhe dar hoje é simples: não fique em pé quando pode sentar-se, não fique sentada quando pode deitar-se e não fique acordada quando pode dormir.

— Vicki Iovine,
em *The girlfriend's guide to surviving the first year of motherhood*

Pense em si mesma às vezes. Não dê tudo aos filhos, sem deixar nada para você. Você precisa saber *quem você é*, precisa aprender muito sobre si mesma, ouvir sua voz interior e observar-se evoluindo também.

— Uma das 1.100 mães que responderam a uma pesquisa nacional de opinião norte-americana, no relatório *The motherhood report: How women feel about being mothers*

Minha Primeira Filha

Só quem já sentiu na pele é que pode saber. Um dos motivos pelos quais os pais confiam em mim é que conto a eles as experiências que tive com minhas filhas. Eu me lembro muito bem dos medos e das decepções que experimentei com minha primeira filha, pensando se estava realmente preparada e se poderia ser uma boa mãe. Devo confessar que eu tinha um sistema de apoio maravilhoso – minha avó, que praticamente me criou, minha mãe e mais um monte de parentes, amigas e vizinhas prontas para me ajudar. Ainda assim, foi um grande choque quando o dia do parto finalmente chegou.

Minha mãe e minha avó, é claro, exclamaram como Sara era bonita, mas eu não tinha tanta certeza disso.... Lembro-me de olhar para ela e pensar: "Uau, ela é toda enrugada e vermelha!". Não era assim que eu a imaginara. Essa lembrança é tão vívida que eu quase posso voltar àquele momento, há dezoito anos, sentindo a decepção de constatar que o lábio superior de Sara não era exatamente perfeito. Também consigo me lembrar dela berrando como um carneiro e olhando para o meu rosto por longo tempo. Minha avó virou-se para mim e disse: "Você acaba de inaugurar o seu trabalho de amor, Tracy. Você será mãe até o dia em que der o seu último suspiro". Suas palavras me atingiram como um balde de água fria: *eu era mãe*! De repente, tive necessidade de sair correndo ou de, pelo menos, "cancelar" tudo aquilo.

Os próximos dias foram preenchidos por muito nervosismo, lágrimas e dor. Minhas pernas doíam muito, porque haviam ficado flexionadas durante o trabalho de parto. Meus ombros latejavam, porque a parteira ficara empurrando minha cabeça na direção do peito. Meus olhos estavam doloridos por causa da pressão de empurrar o bebê e, pior de tudo, parecia que meus seios iriam explodir. Lembro de minha mãe dizendo que eu tinha de começar a amamentar logo, e a ideia simplesmente me apavorou. Pelo menos minha avó me ajudou a encontrar uma posição confortável, mas a verdade é que eu mesma tinha de descobrir como fazer. Tudo isso, junto com aprender a trocar as fraldas de Sara, confortá-la, ficar realmente *com* ela e, ainda por cima, tentar reservar um pouco de tempo para mim mesma, consumia a maior parte do meu dia.

Dezoito anos depois, muitas mães passam exatamente pela mesma experiência (suspeito que dezoito anos antes de minha filha nascer, as coisas não fossem muito diferentes...). Não é apenas o trauma físico, que pode ser suficiente para debilitar qualquer pessoa; é a exaustão, o coquetel de emoções internas e os sentimentos arrebatadores de insuficiência que oprimem a mãe. Mas, querida, tudo isso é normal. Eu não estou falando da depressão pós-parto (que explicarei mais adiante); estou falando apenas do tempo que a natureza lhe concede para curar-se e ficar em sua casa, a fim de conhecer seu bebê. O problema é que algumas mulheres quase não têm tempo nem para se alimentar depois que o bebê chega, algo frustrante, quando não perigoso.

A História de Duas Mulheres

Para ilustrar o que quero dizer, deixe-me contar sobre duas mães com as quais trabalhei: Daphne e Connie. Ambas são mulheres muito poderosas e cheias de iniciativa, que trabalharam por muitos anos em suas próprias empresas. Por volta dos 30 anos, ambas tiveram partos normais descomplicados e ainda tiveram a sorte de dar à luz bebês Anjos. A diferença – determinante – é que Connie já percebera que sua vida mudaria quando o bebê chegasse, enquanto Daphne agarrara-se teimosamente à noção de que tudo continuaria igual.

Connie. Connie, uma *designer* de interiores, tinha 35 anos quando a filha nasceu. Pessoa organizada por natureza (provavelmente um 4 no Pêndulo Improviso/Planejamento; veja as páginas 60-2), Connie estabelecera o objetivo de terminar de arrumar o quarto do bebê antes de entrar no terceiro trimestre da gravidez, o que cumpriu. Quando cheguei para a visita pré-parto, eu disse admirada: "Olha só! Você já preparou tudo. A única coisa que está faltando aqui é o bebê". Percebendo que, após a chegada do bebê, provavelmente não teria tempo ou vontade para cozinhar, atividade que normalmente adorava, Connie também lotara o *freezer* de sopas, tortas e molhos caseiros deliciosos e nutritivos, além de outros pratos, que só precisavam ser aquecidos no forno. Quando a data do parto se aproximou, Connie telefonou para todas as clientes, avisando que alguém iria substituí-la nos casos de emergência, mas que pelos próximos dois meses, ela não atenderia a ninguém. Ela e seu bebê estariam em primeiro plano. É interessante que ninguém tenha feito nenhuma objeção; na realidade, sua atitude direta e determinada foi considerada forte e admirável.

Connie também tinha um relacionamento muito estreito e amável com a família e deixou bem claro que, assim que o bebê chegasse, todo mundo entraria em ação, o que eles fizeram. A mãe e a avó cozinhavam e realizavam as tarefas. A irmã de Connie atendia ao telefone do escritório e chegou mesmo a assumir previamente os projetos.

Na primeira semana após o nascimento de Annabelle, Connie ficou na cama quase o dia todo, observando a filha, conhecendo seus traços. Ela desacelerou seu ritmo normalmente rápido e deu a si mesma tempo suficiente para amamentar. Também aceitou o fato de que precisava tomar conta de si mesma. Quando a mãe saía, ela já estava com o *freezer* cheio de comida para se alimentar. Também já juntara pilhas de folhetos de fornecedores de comida pronta, para aquelas noites em que pareceria muito cansativo até mesmo acender o forno.

Connie também foi esperta o bastante para envolver na dança o marido, Buzz. Ao contrário da maioria das mulheres, que ficam supervisionando os homens, com orientações exaustivas sobre a troca de fralda ou, pior ainda, que ficam reclamando que eles fazem tudo errado, Connie sabia que Buzz amava Annabelle tanto quanto ela. Talvez as fraldas ficassem um pouco soltas... E daí? Ela o encorajava a ser pai. Eles dividiam as tarefas e ficavam cada um no seu próprio território. Como resultado, Buzz sentia-se mais um pai do que um "ajudante".

Adaptar Annabelle a uma rotina estruturada ajudou Connie a organizar o tempo. Mesmo assim, sua manhã passava voando, como ocorre para a maioria das mães: depois que ela acordava, atendia às necessidades de Annabelle, tomava banho e se vestia, já era hora do almoço. No entanto, todas as tardes, entre as 2 e as 5 horas, Connie ficava deitada. Não importava se para tirar uma soneca, ler ou simplesmente ficar pensando – ela precisava de um tempo sozinha. Em vez de se culpar por ter esse tempo livre e precioso, ela apenas executava tarefas de prioridade máxima. Antes de fazer suas anotações ou telefonemas, empreendia uma análise: "Isso pode esperar?". Mesmo depois de eu ter terminado meu trabalho, Connie foi capaz de continuar sua rotina de repouso e recuperação. Ela já antecipara minha partida, assim como planejara todas as outras coisas. Muitas semanas antes, Connie havia recrutado um grupo de boas amigas que fariam turnos diários, indo à casa dela para cuidar do bebê das 2 às 5. Ela já havia começado a procurar uma babá que pudesse cuidar de Annabelle quando ela voltasse para o escritório.

Quando Annabelle tinha 2 meses, Connie gradualmente começou a se soltar e a voltar ao trabalho, primeiro ficando no escritório tempo suficiente apenas para ligar para os clientes e verificar se tudo estava certo. Em vez de assumir novos projetos, ela trabalhava apenas meio período. Quando Annabelle tinha cerca de 6 meses e Connie já havia passado tempo necessário com a babá para ter certeza de sua escolha, ela aumentou o período que passava no escritório. Nessa época, Connie já conhecia a filha, estava confiante sobre sua própria capacidade de ser mãe e se sentia fisicamente condicionada – ainda que não fosse a mesma de antes do parto, pelo menos era uma versão descansada e sadia da nova Connie.

Agora, de volta ao trabalho em tempo integral, ela ainda tira uma soneca no escritório todas as tardes. Ela me disse recentemente: "Tracy, ser mãe foi a melhor coisa que me aconteceu porque, entre outros motivos, forçou-me a desacelerar meu ritmo".

Daphne. Eu gostaria muito que Daphne, 38 anos, advogada de um estúdio de Hollywood, tivesse seguido o exemplo de Connie. Uma hora depois de chegar do hospital, porém, Daphne já estava pendurada no telefone. Visitas incontáveis entravam e saíam de sua casa. Um quarto maravilhoso e bem-organizado estava pronto para o bebê, mas nada havia sido tirado da embalagem. No segundo dia, ouvi Daphne planejando uma reunião de negócios, que ocorreria exatamente ali, na sala de estar. E no terceiro dia, ela anunciou sua intenção de "voltar ao trabalho".

Daphne tinha um imenso círculo de amigos e de associados e já estava marcando almoços de negócios para a semana seguinte, como se desejasse provar que a chegada do bebê não afetaria em nada sua vida. Ela ainda desafiava: "Lógico que eu posso almoçar. Tracy está aqui. Eu também contratei uma enfermeira para o bebê". Ela marcava reuniões com o *personal trainer* e apenas beliscava a comida, obviamente preocupada com o ganho de peso. Ela também queria adotar o *Stairmaster* – uma metáfora perfeita para sua existência antes do bebê, em que subir a escada do sucesso era um estilo de vida.

Era como se Daphne não tivesse *percebido* que tivera um bebê. Dadas as circunstâncias e o mundo em que vivia – uma indústria na qual as pessoas frequentemente chamam seus projetos de "filhos" – tudo aquilo fazia sentido. Para Daphne, o nascimento do filho era apenas outro projeto – pelo menos, ela gostava de ver a coisa dessa forma. A gravidez, que havia sido muito difícil para ela, era como um estágio de "desenvolvimento" e quando o produto final, o bebê, finalmente chegou, ela estava pronta para seguir adiante.

Não é surpresa, mas Daphne adorava todas as oportunidades de sair de casa. Se havia qualquer tarefa para ser realizada fora de casa, independentemente de sua relevância, ela era voluntária. Toda semana, esquecia (ou propositadamente não comprava) um ou dois itens da lista de compras, o que lhe dava outra desculpa para sair de casa.

Nesses primeiros dias, estar na casa de Daphne era como viver no meio de um tornado. Ela tentara amamentar, mas quando percebeu que, pelo menos no início, teria de devotar quarenta minutos àquela tarefa, decidiu: "Acho que quero experimentar o leite industrializado". Bem, você sabe que eu defendo qualquer método alimentar que funcione para o estilo de vida da mãe, mas também recomendo que diversas considerações sejam feitas (veja o tópico "Fazendo a Escolha", no capítulo 4). Neste caso, a única consideração de Daphne para a escolha da alimentação por mamadeira foi a disponibilidade de tempo *para* si: "Eu quero voltar a ser eu mesma", anunciava.

Nesse meio tempo, ela enviava mensagens confusas para o pobre marido, Dirk, um pai resolvido a ajudar e mais do que disposto a entrar em cena. Às vezes, ela dava boas-vindas à participação dele: "Você cuida do Cary enquanto eu estiver fora, não é?", perguntava apressadamente, já saindo pela porta. Outras vezes, no entanto, ela criticava a maneira pela qual ele segurava o bebê ou o vestia. "Por que você vestiu essa coisa nele?", inqueria irritada, examinando as roupas de Cary. "Minha mãe está vindo nos visitar!". Também não foi nenhuma surpresa que Dirk tenha ficado ressentido e tornado-se progressivamente menos envolvido.

Eu tentei todos os truques que conheço para fazer Daphne desacelerar seu ritmo. Primeiro, confisquei o telefone. Mas não funcionou, porque ela possuía vários, incluindo um celular. Ordenei que ela ficasse na cama entre as 2 e as 5 da tarde, mas ela invariavelmente usava esse período para telefonemas ou visitas. "Eu estou livre entre as 2 e as 5. Venha me ver", ela dizia aos amigos. Ou então marcava uma reunião. Uma vez, Dirk e eu conspiramos e escondemos as chaves do carro. Ela parecia uma louca procurando por elas. Quando finalmente confessamos, mas nos recusamos a entregá-las, ela disse, desafiadora: "Bem, então eu vou andando até o escritório!".

Tudo isso era uma negação clássica da maternidade. Ela teria mantido a fachada se a babá que contratara para me substituir aparecesse na data marcada, e eu não fosse contratada por mais dois dias. De repente, a realidade despencou sobre a cabeça dela como uma tonelada de tijolos. Exausta, ela perdeu o controle e entrou em crise, chorando histericamente.

Eu a ajudei a ver que o tempo todo ela encobrira sua insegurança com o excesso de atividades. Eu a tranquilizei, dizendo que ela seria uma ótima mãe, mas que isso exigia tempo. Como não tivera a oportunidade de conhecer o filho ou aprender o que ele precisava, ela se *sentia* incompetente, o que não significava que ela realmente o era. Além disso, estava exausta, porque não havia dado a si mesma tempo de recuperar-se. "Eu não consigo fazer nada certo", ela chorava nos meus ombros, e finalmente admitiu o medo mais profundo: "Como posso falhar em algo que todo mundo parece fazer tão bem?".

Certamente não é desejo meu pintar o pior retrato de Daphne. Meu coração se derre-

---

Desculpas, Desculpas, Desculpas!

A partir do momento em que o bebê nasce, pergunte a si mesma todos os dias: "O que fiz por mim hoje?". Aqui estão algumas frases típicas das mulheres que não reservam tempo para si mesmas (e que eu entendo como meras desculpas):

"Não posso deixar o bebê sozinho." Peça a um parente ou amigo para ficar com o bebê durante uma hora apenas.

"Nenhum dos meus amigos sabe cuidar de bebês." Convide-os à sua casa e mostre a eles o que fazer.

"Não tenho tempo." Se você seguir minhas sugestões, terá. Você provavelmente não está estabelecendo as prioridades certas. Ligue a secretária eletrônica em vez de atender ao telefone.

"Ninguém cuida do meu bebê como eu." Besteira! Você está sendo controladora. Além disso, quando estiver realmente esgotada, alguém terá de ajudá-la.

"E se eu não estiver aqui?" As mulheres que tendem a ser controladoras ficam chocadas ao descobrir que sua casa não cai aos pedaços quando ela se afasta.

"Eu terei tempo quando o bebê crescer um pouco." Se você não tiver tempo agora, não se sentirá importante. Você irá perder sua própria identidade (de ser humano, não de mãe).

---

teu por ela e, acredite, eu já vi essa situação inúmeras vezes. Diversas mães entram em negação, particularmente aquelas que abandonam carreiras prósperas e de prestígio em favor da maternidade ou aquelas que são superorganizadas. A vida perde a sincronia quando o bebê chega, mas essas mulheres querem acreditar que a vida será exatamente a mesma que sempre foi. E, em vez de desfrutar as emoções que vêm com o começo da maternidade ou de aceitar seus medos, elas minimizam a experiência. Na realidade, as mães desse tipo costumam perguntar: "Qual pode ser a dificuldade de ter um bebê?" ou "Como pode ser difícil amamentar?". Quando retornam ao lar com seu bebê nos braços percebem que, embora consigam administrar empresas multimilionárias ou apresentar projetos complexos a rigorosos comitês, jamais haviam sonhado com os desafios que a maternidade apresenta. Assim, parte de sua negação se manifesta em uma urgência de abraçar algo que já sabem fazer com eficiência. As reuniões ou almoços com os melhores clientes são eventos que não exigem delas o mínimo de esforço, comparados com o que a mãe precisa fazer e aprender quando cuida de um bebê.

Também não é bom quando as mães ficam no extremo oposto do pêndulo, insistindo em fazer tudo sozinhas. Joan, por exemplo, me consultou e acabou declarando: "Eu quero pensar em tudo isso sozinha". Ela tentou... por duas semanas. Depois, recebi um telefonema desesperado: "Eu estou exausta, brigo com meu marido o tempo todo e acho que também não estou sendo uma boa mãe. Isto é muito mais difícil do que eu imaginava", Joan admitiu. Não era muito mais difícil, expliquei. Era necessário apenas mais trabalho do que ela havia planejado. Eu a obriguei a tirar uma soneca à tarde, o que deu ao marido, Barry, uma chance de ficar com a filha.

Dando a si Mesma um Tempo

Um dos conselhos mais importantes que dou aos pais para os primeiros dias de vida do bebê é que tenham a certeza de que são melhores do que acreditam ser. A maioria das pessoas não percebe que a maternidade/paternidade é uma arte aprendida na prática. Depois de ler todos os livros e revistas especializados no assunto, acham que sabem no que estão metidos. Então, o bebê chega. Infelizmente, quando eles estão no começo da estrada da aprendizagem, também se sentem piores do que em qualquer outra época de suas vidas. É por isso que, no Capítulo 4, eu sugeri que as mães que amamentam observem a minha regra dos quarenta dias (veja a página 130). Na verdade, *todas as mães precisam de tempo para se recuperar.* Além do trauma físico do parto, elas são consumidas por detalhes nos quais nunca haviam pensado, ficam muito mais cansadas do que imaginavam e também oprimidas por emoções conflitantes. Para as mães que amamentam, as dificuldades de aprender a amamentar e os problemas que eventualmente surgem (veja a página 130-1) somente pioram a situação.

Até mesmo uma mulher como Gail, uma ex-professora universitária da área de enfermagem e a mais velha de cinco irmãos, ficou muito surpresa com a sobrecarga de trabalho e responsabilidade. Ela havia cuidado dos irmãos mais novos e regularmente "salvava" as amigas quando tinham seus primeiros bebês. Mas quando Lily nasceu, Gail entrou em colapso. Por quê? Antes de mais nada, trata-se de *seu* bebê e de *seu* corpo – sua dor, sua rigidez, sua queimação na hora de urinar. E seus hormônios estavam descontrolados. Ela ficava furiosa quando as torradas passavam um pouco do ponto, chegou a dar um tapa na própria mãe só porque ela tirou uma cadeira do lugar e desabou em lágrimas quando não conseguiu rosquear a tampa da mamadeira.

"Não acredito que não esteja conseguindo lidar com esta situação", Gail lamentava.

Ela não é a única. Outra mãe, Marcy, que esperava por mim à porta de sua casa com uma lista enorme de perguntas, lembra seus primeiros dias: "Aquilo parecia um filme de quinta categoria. Eu estava sentada à mesa de jantar, nua da cintura para cima, porque meus mamilos doíam tanto que eu não conseguia vestir nada. Meus seios estavam vazando e eu chorava; minha mãe e meu marido me olhavam, horrorizados. Tudo o que eu podia dizer era: 'Isto é uma porcaria!'".

Para mim, a atividade mais rejuvenescedora de todas é o sono. Eu mando a mãe para a cama entre as 2 e as 5 horas da tarde, todos os dias. Se ela não pode seguir essa regra de jeito nenhum, recomendo que tire pelo menos três sonecas de uma hora cada por dia, durante as primeiras seis semanas. Eu as aconselho a não desperdiçar este tempo, absolutamente valioso, ao telefone, realizando as tarefas de casa ou escrevendo cartas. Você não consegue dar 100% de si quando perdeu 50% do sono

Lembretes Sobre a Recuperação

Estes conselhos podem parecer elementares, mas você não acreditaria na quantidade de mães que nunca se lembra deles!

✔ **Alimentação.** Faça uma dieta balanceada, de pelo menos 1.500 calorias por dia (500 a mais se você estiver amamentando). Não se preocupe com o peso. Coloque bastante comida no *freezer* ou tenha à mão folhetos de *deliveries*.

✔ **Sono.** Tire pelo menos uma soneca durante a tarde, ou mais se você puder. Dê a seu marido uma oportunidade para cuidar do bebê.

✔ **Exercício.** Não use aparelhos ou faça exercícios forçados por, no mínimo, seis semanas; dê caminhadas longas.

✔ **Momentos para si.** Peça a seu marido, a um parente ou a uma amiga para tomar conta do bebê, de modo que você fique realmente de folga.

✔ **Não faça promessas impossíveis.** Avise às outras pessoas que você não estará disponível durante um mês ou dois. Se você já está sobrecarregada, peça desculpas: "Sinto muito, eu subestimei a dificuldade de cuidar de um bebê".

✔ **Estabeleça prioridades.** Tire da sua lista de atividades tudo o que não for essencial.

✔ **Planeje.** Contrate uma babá; planeje os cardápios; faça listas de compras para fazê-las apenas uma vez por semana. Retome as atividades às quais se dedicava antes de o bebê chegar, como reuniões semanais com as amigas, coordenando os horários com seu marido, um parente ou uma boa amiga.

✔ **Conheça suas limitações.** Quando você estiver cansada, deite-se; quando sentir fome, coma; se estiver irritada, saia de perto do bebê!

✔ **Peça ajuda.** Ninguém pode fazer tudo sozinha.

✔ **Passe bastante tempo com seu companheiro ou com uma boa amiga.** Não concentre todos os minutos de sua vida no recém-nascido. O conceito "tudo para o bebê, o tempo todo" não é nada realista.

✔ **Mime-se.** Com a regularidade que puder, marque uma hora de massagem (desde que o massagista conheça as necessidades do corpo após o parto), um tratamento facial, uma manicure e/ou uma pedicure.

de que precisa. Mesmo se houver alguém que a ajude, mesmo que você não *sinta* o cansaço, você tem um imenso ferimento no interior de seu corpo. Se você não descansar o suficiente, garanto que, em um prazo de seis semanas, parecerá que um ônibus a atropelou. Mas nunca serei eu quem lhe dirá: "Eu avisei!".

Para as mulheres, ajuda muito conversar com uma amiga que já tenha passado pela mesma situação, ou com a própria mãe – elas podem dar muito apoio e dizer a você que esse processo é natural. No caso dos homens, conversar com os amigos pode não ser tão satisfatório. Os pais de meus grupos costumam dizer que os homens tendem a competir com os amigos, para ver quem teve a *pior* experiência. "O bebê me deixou acordado metade da noite", um diz ao outro. "Ah, é mesmo?", responde o amigo, "Bem, o meu não fechou os olhos a noite toda, acho que não dormi nem dez minutos".

Para todos os tipos de mãe, é essencial ir com calma e abrir espaço para os erros e as dificuldades. Connie, por exemplo, era amável consigo mesma e paciente. Ela reconheceu a importância do planejamento e do apoio. Não saiu correndo em direção à esteira de ginástica. Em vez disso, dava longas caminhadas que melhoravam sua circulação sanguínea e a tiravam de casa. O mais importante é ela ter aprendido que sua vida após o bebê nunca seria a mesma e que isso não é ruim, é apenas diferente.

Também ajuda se você fizer tudo aos poucos. Mesmo que a lavanderia esteja cheia de roupas sujas, você não precisa lavar tudo de uma só vez. Embora tenha recebido muitos presentes, as pessoas irão entender se você não enviar um cartão de agradecimento imediatamente.

A verdade é que, quando você tem um bebê, tudo muda; suas rotinas, suas prioridades e seus relacionamentos. As mulheres (e os homens) que não aceitam essa realidade estão fadados a ter problemas. Perspectiva, perspectiva, perspectiva – é a isso que um período pós-parto tranquilo se reduz. Os primeiros três dias duram apenas três dias. O primeiro mês é apenas um mês. Você terá dificuldades com seu filho por muito tempo. Você terá dias bons e outros não tão bons; prepare-se para ambos.

Os Diversos Humores de Mamãe

Sempre posso dizer qual é o estado emocional de uma mãe pelo modo como me cumprimenta à porta. Francine, por exemplo, me chamou para uma consulta sobre amamentação. Quando me atendeu à porta, vestindo uma camiseta amassada e cheia de marcas brancas de cuspidas, eu entendi imediatamente que a amamentação não era o único problema dela. "Sinto muito", ela se desculpou ao ver que eu a observava. "Este foi o único dia em que eu quis me levantar, vestir uma roupa e tomar um banho – porque você vinha aqui." E depois ela adicionou, desnecessariamente: "Estou tendo um dia horrível!".

Francine confessou: "Tracy, sinto-me como o Médico e o Monstro. Em um momento, sou a melhor e mais carinhosa mãe do mundo para o meu bebê de 2 semanas. No momento seguinte, sinto vontade de sair correndo desta casa e nunca mais voltar".

"Tudo bem, querida", eu a tranquilizei sorrindo, "isso apenas significa que você é exatamente como todas as outras mães."

"Jura?!" ela se surpreendeu. "Eu estava começando a pensar que havia algo de errado comigo."

Eu confortei Francine, assim como faço com todas as mães, e garanti a ela que as primeiras seis semanas são como uma roda-gigante de emoções – a única coisa a fazer é apertar os cintos de segurança e tentar se divertir. Dadas as constantes oscilações de humor, não é surpresa que muitas mulheres sintam ter, de repente, assumido personalidades múltiplas.

Lembre-se: estas são apenas oscilações de humor, e é por isso que, durante uns dias ou uma semana, você se sentirá invadida por uma variedade de personalidades, cujas vozes ressoam simultaneamente em seu interior.

"Isto é muito fácil." Nestes momentos, você se sente a quintessência da maternidade – consegue entender tudo bem rápido e fácil. Você confia

no seu julgamento, sente-se segura e não é suscetível a nenhuma tendência. Você até ri de si mesma e tem consciência de que a maternidade não
é uma capacitação que a fará perfeita o tempo todo. Você não tem medo
de fazer perguntas e quando as faz, entende as respostas facilmente ou
consegue adaptá-las à sua situação. Enfim, você se sente equilibrada.

"Será que estou preparada para isto?" Estes são os momentos de ansiedade, nos quais, sob o domínio do pessimismo você se sente totalmente inepta. Em momentos assim, você tem até um pouco de medo de
segurar o bebê, porque ele lhe parece muito frágil. Qualquer problema
mínimo a deixa chateada; na verdade, você se preocupa até com eventos
que não chegaram a acontecer. E, no extremo, muitas vezes quando seus
hormônios estão em desequilíbrio, você chega mesmo a imaginar o
pior.

"Oh, isto é ruim... muito, muito ruim." Esta modalidade de humor se
manifesta quando você remói sua experiência de parto e se dá conta da
"terrível saga" da maternidade. Nesses momentos, você tem a certeza
plena de que nunca ninguém se sentiu tão mal – do contrário, por que
a insistência humana em procriar? Você pode se sentir mais aliviada ao
contar a todo mundo quanta dor sentiu durante o trabalho de parto,
como o bebê não a deixa dormir ou como o marido não está cumprin-
do as promessas feitas. Mas, quando alguém oferece ajuda, você imediatamente banca a mártir: "Tudo bem, eu consigo".

"Sem problemas. Eu colocarei tudo no devido lugar." Uma mulher de
sucesso, que deixa uma carreira próspera para se tornar mãe, é mais propensa a momentos como esse, no qual você acredita poder impor suas
habilidades administrativas a seu bebê e – surpresa, decepcionada ou
exasperada – verifica que ele não coopera. Você está tendo um momento de negação, querida, acreditando que a vida com o acréscimo do bebê
será exatamente igual à anterior a sua vinda.

"Mas eu li naquele livro que..." Durante os momentos de confusão e dúvida, você lê tudo o que está por perto a respeito de educação e cuidados infantis, e depois tenta aplicar os conceitos teóricos ao seu bebê. Para lidar com o caos, você faz listas intermináveis, usa lousas e quadros de aviso. Embora eu aplauda a estrutura e a ordem, não a aconselho a ser inflexível e deixar o plano de rotina dominá-la, em vez de apenas orientá-la. Por exemplo, se um bom curso para mães for ministrado no período matutino, não deixe de se inscrever pelo medo de atrapalhar sua programação diária – sempre há possibilidade de adaptações.

É claro que não seria uma postura realista pretender que a voz "Isto é muito fácil" exercesse total domínio sobre as demais, de modo que você se sentisse uma mãe perfeita vinte e quatro horas por dia, sete dias por semana. E eu garanto que a maioria das mulheres não se sente assim. O melhor a fazer é perceber essas vozes, fazer um diário de seus humores (se você não conseguir se lembrar deles) e depois aprender a lidar com todas essas mudanças. Se uma das vozes grita sem parar, dizendo que você *nunca* será uma boa mãe, o melhor é reavaliar a situação e, se necessário, procurar auxílio pessoal.

Melancolia ou Depressão Pós-parto?

Vamos, antes de tudo, esclarecer um ponto: um pouco de melancolia e sentimentos negativos é *normal* após o parto. No período pós-parto normal, as mulheres sofrem calores, dores de cabeça e tonturas; sentem-se letárgicas e chorosas e, em geral, experimentam sentimentos de dúvida e ansiedade. O que causa esta melancolia pós-parto? Os níveis dos hormônios estrogênio e progesterona sofrem uma queda radical algumas horas depois do parto, assim como os níveis de endorfina, substância que contribui com a sensação de alegria e conforto durante a gravidez. Esse desequilíbrio bioquímico faz as emoções sofrerem oscilações extremas. Obviamente, o estresse imposto pela maternidade também é um fator relevante. Além disso, se você é propensa a TPM, seus hormônios já lhe dão algum desgaste e, provavelmente, você pode esperar por novas TPMs após o parto.

O processo de melancolia pós-parto não é linear, ele se dá em ondas, por isso o movimento resultante chama-se *maremoto interno*. Uma onda pode eliminar toda sua sanidade e sensação de bem-estar por uma hora ou por dois dias, ou ainda provocar oscilações intensas durante três meses e até um ano. A melancolia pós-parto pode confundir toda a sua percepção de mundo, sobretudo em relação ao bebê. As vozes que sussurram em sua cabeça insistem: "Em que encrenca fui me meter..." ou "Eu não consigo mais... [aqui, você continua a frase: trocar fraldas, amamentar, acordar no meio da noite...]".

> *DICA: Se seu bebê chorar muito e você estiver sozinha com ele e sentir que não consegue aguentar mais ou, pior, sentir sua raiva aumentando, coloque-o no berço e afaste-se dele. Nenhum bebê jamais morreu de chorar. Respire fundo três vezes e depois volte. Se você ainda estiver agitada, telefone para um parente, uma amiga ou uma vizinha e peça ajuda.*

Quando o maremoto interno chega à praia da sua psique, concentre-se na situação como um todo. O que está acontecendo é *normal*; fique firme. Deite-se um pouco, se isso a faz sentir-se melhor. Chore. Grite com o parceiro se ajudar. Tudo isso vai passar, acredite.

Mas como saber a partir de que momento o sentimento normal de angústia e de insegurança está começando a se transformar em algo mais sério? A chamada *depressão pós-parto* é um distúrbio mental documentado, uma doença. Seu início é apontado no terceiro dia depois do parto e continua até a quarta semana. No entanto, eu (e muitos psiquiatras familiarizados com a condição clínica) acho que esse período, documentado por estudiosos, não corresponde à realidade, por ser curto demais. Alguns dos sintomas podem aparecer vários meses depois do parto, incluindo tristeza profunda e contínua, choros frequentes e sensação de desespero, insônia, letargia e ansiedade, ataques de pânico, irritabilidade, pensamentos obsessivos e assustadores, falta de apetite, baixa autoestima, falta de entusiasmo, distanciamento do parceiro e do bebê e desejo de ferir a si mesma ou ao bebê. Em qualquer caso, esses sintomas – uma manifestação mais severa da melancolia pós-parto – devem ser levados muito a sério.

Estima-se que entre 10 e 15% das mães tenham depressão pós-parto; uma em cada mil chega a sofrer perda total de vínculo com a realidade, o que é conhecido como *psicose pós-parto*. Além das mudanças hormonais e do estresse decorrente da maternidade, os cientistas ainda não conhecem outros fatores que determinam a algumas mulheres o mergulho em uma depressão clínica severa após o parto. Um fator de risco documentado é um histórico de desequilíbrio bioquímico. Um terço das mulheres com histórico pregresso de depressão também apresentam o quadro após o parto; metade das mulheres que sofrem de depressão após o primeiro parto apresentam-na novamente nos partos subsequentes.

Infelizmente, até mesmo alguns médicos não conhecem esse risco. Como resultado, as mulheres não têm ideia do que está acontecendo quando a depressão se inicia, um problema clínico que poderia ser evitado com informação e educação. Yvette, por exemplo, estava tomando Prozac para tratar um quadro de depressão. Quando engravidou, deixou de tomar a droga. Ela não tinha ideia de como sua condição se agravaria após o parto. Em vez de sentir amor e carinho pelo bebê, Yvette queria se trancar no banheiro toda vez que ele chorava. Quando ela reclamava de seu estado emocional e dizia que "aquilo que sentia não era normal", todos subestimavam a gravidade de sua condição. "Ah, isso é frescura pós-parto", a mãe falava, negando os sentimentos progressivamente negativos de Yvette. "Recomponha-se", ralhava a irmã, "todas nós já passamos por isso." Até mesmo suas amigas concordavam: "Tudo o que você está sentindo é normal".

Yvette me telefonou para explicar: "Eu preciso fazer muito esforço, até mesmo para levar o lixo para fora ou tomar um banho. Eu não sei o que está errado comigo. Meu marido até tenta me ajudar, Tracy, mas sempre que ele fala comigo, eu o censuro cruelmente, coitado!". Eu fiquei muito preocupada com os sentimentos tão negativos de Yvette. O que mais chamou minha atenção foi seu relato das reações ao choro do pequeno Bobby: "Quando ele chora, às vezes grito para ele: 'Qual é o problema? O que você quer de mim? Por que você não cala a boca?'. Outro dia, fiquei tão exasperada que quando percebi, estava balançando o berço dele com força. Foi então que percebi que precisava de ajuda. Para ser honesta, eu tive vontade de jogá-lo contra a parede. Agora entendo por que existe gente que sacode o bebê com toda a força".

Bem, existem dias em que o choro aparentemente ininterrupto do bebê pode tirar qualquer um do sério, mas o que Yvette estava sentindo já ultrapassava a normalidade. Na realidade, o obstetra acertara ao recomendar a ela a suspensão da medicação durante a gravidez – a droga poderia ter prejudicado o feto. As mulheres que sofrem de depressão frequentemente se sentem bem sem os antidepressivos durante a gravidez, cuja ausência é compensada pelos altos níveis de hormônio e endorfina. Errado, e perigoso, foi ninguém a ter avisado do que poderia acontecer depois do parto, quando os mesmos agentes químicos que a mantiveram feliz durante a gravidez sofreriam drástica redução.

No final, o parto levou a um agravamento severo do quadro de Yvette, e os sintomas de depressão surgiram dez vezes mais fortes. Eu a aconselhei a consultar um psiquiatra imediatamente. Assim que reiniciou a medicação, Yvette já assumia atitude oposta perante a vida, e começava a gostar de ser mãe. Por causa das drogas introduzidas em seu organismo, já não era mais aconselhável que ela amamentasse, mas isso não era nada comparado à serenidade e a autoconfiança que ela logo recuperou.

Se você suspeita estar sofrendo uma depressão pós-parto, consulte imediatamente um médico ou psiquiatra. Nos Estados Unidos, os psiquiatras costumam consultar o *Diagnostic and Statistical Manual* (um guia de orientação para o diagnóstico), para determinar se a paciente apresenta os critérios dos vários tipos de depressão. Contudo, essa bíblia da profissão, atualizada em períodos de alguns anos, nem mesmo reconhecia a depressão pós-parto como doença até 1994. A versão atual, o DSM-IV, contém um parágrafo que explica os sintomas de vários tipos de "disfunções do humor que podem ter início após o parto". Os médicos também consultam escalas de classificação psiquiátrica para determinar a severidade da depressão (uma das mais usadas é a Escala de Hamilton para a Depressão, que contém vinte e três itens), embora esses instrumentos não sejam específicos para diagnosticar a depressão pós-parto. Alguns médicos norte-americanos preferem a Escala da Depressão Pós-natal de Edim-

Amostra e Críticas para a Classificação da Depressão Pós-parto

Escala de Depressão de Hamilton:

Agitação:

0 = nenhuma;

1 = inquietação;

2 = gesticulação excessiva, mexe as mãos, mexe nos cabelos etc;

3 = movimentação intensa (anda muito, não consegue ficar parada);

4 = gesticulação excessiva e inadequada (torce as mãos, rói as unhas, puxa os cabelos, morde os lábios).

Ansiedade Psíquica:

0 = sem dificuldades;

1 = tensão subjetiva e irritabilidade;

2 = preocupação com problemas mínimos;

3 = atitude apreensiva, explícita no rosto ou na fala;

4 = os medos são expressos sem questionamento.

Escala de Depressão Pós-natal de Edimburgo: *

Os problemas parecem estar desabando sobre mim:

0 = não, eu estou lidando bem com eles, como sempre lidei;

1 = não, na maior parte do tempo eu consigo lidar bem com eles;

2 = sim, às vezes eu não consigo lidar com eles tão bem quanto o usual;

3 = sim, na maior parte do tempo eu não consigo lidar com eles.

Eu estou tão infeliz que tenho dificuldade para dormir:

0 = não, isso não é verdade;

1 = não com muita frequência;

2 = sim, às vezes;

3 = sim, na maioria das vezes.

*Reimpresso com permissão da Royal College of Psychiatrists.

burgo, que foi desenvolvida há cerca de vinte anos na Escócia. A esta escala, muito mais simples, foi atribuída acurácia de 90% no que diz respeito à identificação das mães que estão correndo o risco da doença. Ambas as escalas devem ser aplicadas por profissionais, pois não são testes que a própria mãe preencha; mas, para dar uma ideia do que você pode esperar, copiei aqui alguns itens de cada uma delas (veja o quadro da página 237).

Nos Estados Unidos, a maioria dos profissionais concorda que a depressão pós-parto é subestimada. Dois estudantes de medicina da Mayo Medical School (Rochester, Minnesota) comprovaram a assertiva estudando os registros de mulheres que haviam dado à luz nos anos de 1997 e 1998. Enquanto os registros mencionados de 1993 indicavam que apenas 3% das mães pesquisadas receberam um diagnóstico de depressão pós-parto, as entrevistas dirigidas pelos dois estudantes apontavam um aumento para 12% na incidência do mesmo diagnóstico (as mulheres entrevistadas eram submetidas à Escala de Edimburgo, em sua primeira consulta clínica pós-parto).

Se sua melancolia pós-parto parece nunca terminar ou se um dia ruim parece se estender indefinidamente, busque ajuda profissional. Não é nenhuma vergonha ter depressão; é um desequilíbrio bioquímico. E isso não significa que você não é ou não será boa mãe: significa apenas que você tem uma doença, como uma gripe. Você, com certeza, conseguirá auxílio médico e o apoio de mulheres que já passaram por isso.

A Reação do Papai

Os pais ficam meio esquecidos durante o período pós-parto, porque grande parte da atenção e da energia da casa é direcionada para a mãe e o bebê. É natural que isso ocorra, mas os homens também são seres humanos. As pesquisas mostram que alguns deles até chegam a exibir sintomas de estresse e depressão nesse período. O pai não pode deixar de reagir ao bebê, e a toda a atenção que o membro mais novo da família está recebendo; não pode deixar de reagir às orientações do humor da esposa, nem às visitas e aos parentes que transitam pela casa. Na realidade, assim como as mães têm muitos humores, já percebi que certos "sentimentos paternos" são despertados pela chegada do bebê.

"Pode deixar que eu faço isto." Às vezes, especialmente nas primeiras semanas, o pai está realmente disposto a ajudar. Ele esteve envolvido desde o início da gravidez até o parto, e agora está muito concentrado no bebê. Ele está aberto para aprender e ávido para ter seu trabalho reconhecido. Seus instintos naturais em relação ao filho também se manifestam, e é possível constatar isso em seu rosto. Se seu parceiro reage dessa forma, mamãe, dê graças aos céus. Se você tiver sorte, isso irá perdurar até seu filho ir para a faculdade.

"Isto não é trabalho meu." Esta é a reação esperada do perfil mais tradicional de pai: o homem que prefere uma abordagem mais distante. É claro que ele adora o bebê, mas não a ponto de trocar fraldas ou dar um banho... Na visão dele, tudo isso é trabalho de mulher. Ele também pode se sentir perdido no campo profissional imediatamente após o nascimento do bebê ou mostrar maior empenho no trabalho por estar honestamente preocupado com o aumento de rendimento para sua família. De qualquer modo, ele acredita ter uma desculpa justa para não fazer o trabalho chato e sujo dos cuidados com uma criança. Com o tempo, especialmente a partir da época em que o bebê se torna mais interativo, o pai tende a abrandar seu comportamento. No entanto, eu garanto que ele não irá se envolver se você lhe jogar na cara tudo o que ele não faz ou se o comparar constantemente com outros pais ("O marido da Leila troca as fraldas do Júnior!").

"Oh, não – algo está errado." Este homem fica tenso e desajeitado na primeira vez em que segura o bebê. Ele pode ter assistido a todas as

aulas de preparação para o parto e para os cuidados com o bebê, e até mesmo ter sugerido que vocês fizessem um curso de ressuscitamento cardíaco... mas ainda morre de medo de fazer algo errado. Quando dá banho no bebê, tem medo de a água estar muito quente; depois de colocar o bebê para dormir, tem pavor da SMIR (Síndrome da Morte Infantil Repentina). E quando tudo está tranquilo na casa, ele começa a pensar onde arrumará dinheiro para mandar o filho para a faculdade. As experiências bem-sucedidas com o bebê geralmente aumentam a confiança desse pai e ajudam a dissipar tais sentimentos. O encorajamento e os aplausos da esposa também podem ajudar.

"Olhe só esta maravilha de bebê!" Este pai está inchado de orgulho. Ele não apenas quer que todo mundo veja seu bebê-troféu, mas também proclama aos quatro ventos seu próprio desempenho. Você o escutará dizendo às visitas: "Eu deixo minha mulher dormir a noite toda". Nesse momento, a esposa, impaciente, estará olhando para o teto. Se esse for o segundo casamento dele, mesmo que não tenha se envolvido muito no primeiro, agora ele é um especialista, que frequentemente corrige a esposa com um comentário imbuído de crítica negativa, como: "Não é assim que eu faria". Atenção, tenha paciência e determinação: atribua a ele algumas tarefas –, sobretudo se ele parece saber o que está fazendo – mas não o deixe influenciar suas intuições mais fortes.

"Qual bebê?" Como já mencionei, algumas mães entram em processo de negação quando o bebê chega. Bem, querida, os pais também apresentam sua versão do sentimento. Recentemente eu estava em uma maternidade visitando Nell, apenas três horas após o parto, e perguntei inocentemente: "Onde está o Tom?". Ela respondeu, como se fosse a coisa mais natural do mundo: "Ah, ele está em casa. Ele queria cuidar um pouco do jardim". Não é que Tom achasse que cuidar da criança não fizesse parte do domínio dele; muito pelo contrário, este homem somente não percebera a chegada do bebê e o fato de

que a vida dele mudaria muito. Mesmo que percebesse a mudança, Tom se esconderia no conforto de uma atividade relaxante. Para tomar outra atitude, ele precisaria de uma dose de realismo e do encorajamento de Nell. No entanto, se ele continuar resistindo ou se ela não abrir espaço para participação, poderá se tornar aquele tipo de pai que assiste à TV na sala de estar, cego para o caos que o rodeia. A mãe, oprimida porque tem de atender ao telefone e ao mesmo tempo fazer o jantar, lhe pede: "Querido, você pode segurar o bebê?", ele olha para ela e diz: "Hã?".

Seja qual for a reação inicial, a maioria dos homens sofre profunda transformação embora nem sempre de uma forma que agrade à esposa. Quando as mães me perguntam: "O que faço para ele participar mais?", ficam decepcionadas, porque sinceramente não tenho nenhuma fórmula mágica. O que já descobri é que os homens tornam-se interessados à sua própria maneira e em seu próprio tempo. Um homem muito zeloso às vezes torna-se um pai pouco envolvido, enquanto um homem cujo potencial para a paternidade seja espontaneamente nulo de repente mergulha de cabeça, assim que o bebê começa a sorrir, sentar-se, andar ou falar. E a maioria dos pais tende a preferir as tarefas concretas, que acreditam que podem desempenhar bem.

"Isso não é justo!", Angie gritou quando sugeri a ela deixar o marido, Phill, escolher as tarefas que desejaria realizar. "Eu não tenho o direito de escolher o que *quero* fazer? O que *eu* sinto não interessa?"

"Isso é verdade", reconheci, "mas você tem de lidar com o homem que *você* escolheu. E, se o Phill não gosta de dar banho no bebê, talvez pelo menos lave a louça após o jantar."

O "segredo" aqui é um dos temas principais deste livro: respeito. Se o homem sente suas necessidades e desejos reconhecidos, é mais provável que ele a respeite também. Mas, no começo, você deve se preparar para um pouco de dificuldade, enquanto cada um de vocês luta para delimitar seu próprio espaço.

E a Relação do Casal, como Fica?

Com a chegada do bebê o casal já não está mais sozinho, e a relação entre os parceiros também se altera. E a realidade raramente corresponde ao sonho. De qualquer modo, em quase todos os casos, são os problemas *que já se ocultavam sob a superfície* que determinam o término da união do casal. Aqui estão algumas das questões mais comuns.

Nervosismo de iniciante. A mãe se sente sobrecarregada. O pai não sabe o que fazer para ajudar. Quando ele entra no quarto, a mãe fica impaciente e grita com ele. O pai tem vontade de sumir.

"Ele coloca mal as fraldas", a mulher reclama pelas costas do marido.

"É porque ele está aprendendo, querida", eu digo. "Dê a ele uma chance." A verdade é que todo mundo é iniciante nesse empreendimento. Tanto o pai quanto a mãe estão nas curvas mais difíceis da aprendizagem. Eu tento fazer eles se lembrarem do primeiro encontro. Eles não precisaram de tempo para se conhecer? Com o tempo, uma compreensão mais profunda não foi crescendo junto com a familiaridade? Também é isto que acontecerá entre eles e o bebê.

Eu gosto de dar tarefas específicas para o pai – fazer compras, dar o banho, dar a mamada dos sonhos – para que ele sinta que faz parte do processo. Afinal, a mãe precisa de toda a ajuda que puder conseguir. Eu peço aos homens que sejam os ouvidos e a memória da esposa. Além do fato de haver muitas informações novas para absorver, algumas mulheres sofrem de amnésia pós-parto, uma condição temporária que, todavia, as deixa absolutamente loucas da vida. Ou então pode haver uma necessidade especial que o pai possa satisfazer. Por exemplo, temos o caso de Lara (você a conheceu no Capítulo 4, página 104), uma mulher que achava a amamentação particularmente estressante. O marido dela se sentia um inútil, como se não houvesse absolutamente nada que ele pudesse fazer para ajudá-la a passar por esse período difícil. Entretanto, quando mostrei a Duane como era o encaixe correto do bebê nos seios e o instruí a treinar delicadamente a esposa se ela tivesse problemas (a ênfase aqui está em *delicadamente*), ele entendeu que realmente estava contribuindo. Também dei a ele a responsabilidade de fazer a esposa se lembrar de tomar dezesseis copos de água por dia.

Diferenças entre os gêneros. Seja qual for do conflito que ocorra entre os parceiros nas primeiras semanas, eu sempre os lembro de que estão nisso juntos, embora possam ver a situação de pontos de vista absolutamente diferentes. Como já disse no Capítulo 2 (página 53), o homem tende a gostar de "consertar as coisas", enquanto tudo o que a mulher deseja é um ombro para chorar, um ouvido para escutá-la e dois braços fortes que a abracem. Frequentemente, os problemas conjugais estão enraizados nessas diferenças de gênero. Eu sempre acabo agindo como uma intérprete, informando a Vênus o que Marte está querendo dizer e vice-versa (veja o quadro "Ele/Ela", nesta página). Os casais são mais

---

Ele/Ela

Em qualquer parceria entre um pai e uma mãe, cada um deles tem uma perspectiva diferente. Eu às vezes ajo como mensageira, dizendo a um o que o outro deseja que ele saiba e vice-versa.

A mulher deseja que eu diga ao parceiro
- Quanta dor o parto causa.
- Como ela está cansada.
- Como a amamentação é opressiva.
- Quanta dor a amamentação provoca (para demonstrar, uma vez eu belisquei os mamilos de um pai e perguntei: "Que tal se eu ficasse aqui segurando durante vinte minutos?".
- Que ela está chorando ou gritando por causa de seus hormônios, e não por causa dele.
- Que ela não pode explicar por que está chorando.

O homem deseja que eu diga à parceira
- Que ela pare de criticar tudo o que ele faz.
- Que o bebê não é feito de porcelana e não irá se quebrar.
- Que ele está dando o melhor de si.
- Que ele fica triste quando ela critica suas ideias sobre o bebê.
- Que ele está se sentindo pressionado pela necessidade de sustentar a família.
- Que ele também se sente deprimido e subjugado.

---

harmoniosos quando aprendem não apenas a traduzir, mas também a

---

Convocando todos os Pais!

Algumas palavras de sabedoria para aquele que não deu à luz e não é obrigado a ficar o dia inteiro em casa com o bebê:

O QUE VOCÊ DEVE FAZER

- Tire uma semana ou mais de folga; se não for possível, economize dinheiro para arrumar alguém que realize todas as tarefas de casa.
- Escute sua esposa, mesmo que não tenha uma solução para oferecer a ela.
- Ofereça apoio com amabilidade e sem tecer críticas negativas.
- Aceite as respostas negativas quando ela diz que não quer sua ajuda.
- Faça as compras e a limpeza da casa, lave as roupas e passe o aspirador de pó sem ela ter de pedir.
- Reconheça que ela tem bons motivos quando diz: "Eu não pareço eu mesma".

O QUE VOCÊ NÃO DEVE FAZER

- Não tente "consertar" os problemas físicos ou emocionais dela – apenas sobreviva a eles.
- Não banque o torcedor nem a trate com condescendência – por exemplo, dando tapinhas nas costas dela e dizendo "Bom trabalho", como se ela fosse um cachorro.
- Não entre na cozinha e pergunte a ela onde está determinada coisa.
- Não a supervisione enquanto ela está desempenhando alguma tarefa, criticando-a.
- Se você saiu para comprar peru defumado e o supermercado não tinha esse produto, não volte para casa para perguntar a ela "o que comprar em lugar do peru" – solucione você mesmo o problema.

---

não levar para o lado pessoal quando um deles vê as coisas de um jeito diferente. Eles devem encontrar força nas suas diferenças, porque então terão um repertório maior de possibilidades.

Mudanças no estilo de vida. No caso de alguns casais, o principal obstáculo é aprender o modo de planejamento da vida. Talvez eles tenham à disposição muitos parentes e empregados que ajudem, mas não sejam muito eficiente na programação do tempo para incluir uma terceira pessoa, totalmente dependente, justamente porque nunca precisaram fazer isso. Michael e Denise, ambos com mais ou menos 20 anos e casados há quatro antes de começar uma família, formavam um casal realmente poderoso. Ele era diretor de uma grande corporação e também um atleta: jogava tênis três vezes por semana e futebol nos finais de semana. Ela era executiva de um estúdio, que frequentemente trabalhava das 8 da manhã até as 9 da noite, com tempo livre apenas para cumprir a sua rotina de exercícios quatro vezes por semana. Não é surpresa que eles sempre tenham comido em restaurantes, juntos ou separados.

Nós nos conhecemos quando Denise já estava no nono mês de gravidez. Depois de ouvir como era a semana típica dos dois, eu lhes disse: "Bem, eu preciso deixar uma coisa bem clara. Vocês terão de desistir de alguns hábitos, mas não de todos. Para que consigam ter a vida que desejam depois do nascimento do bebê, vocês devem planejar".

Devo dizer em favor deles que Michael e Denise sentaram juntos e fizeram listas de suas necessidades e desejos. O que eles poderiam deixar de fazer nos primeiros meses, enquanto se ajustavam ao bebê? O que era absolutamente necessário para a saúde emocional deles? Denise decidiu trabalhar menos, embora tivesse permitido a si mesma apenas um mês de recuperação. Michael prometeu que ele também trabalharia menos. No começo, eles se sobrecarregaram um pouco – é difícil para algumas pessoas reduzir o tempo que passam na empresa. Mas, quando Denise percebeu o quanto a maternidade exigia, adiou sua volta ao trabalho por mais um mês.

Competição. Esta é, de longe, uma das questões mais problemáticas que já presenciei entre parceiros. Vejamos o caso de George e Phyllis, que já tinham cerca de 40 anos quando adotaram o bebê May Li, de 1 mês. Eles brigavam um com o outro para ver quem daria a mamadeira, ou quem conseguiria acalmá-la melhor. Quando George trocava a fralda de May Li, Phyllis criticava: "Esta fralda está muito baixa. Deixe que eu faço". Quando Phyllis estava dando banho nela, George oferecia instruções da porta do banheiro: "Cuidado com a cabeça dela. Cuidado, vai cair sabonete nos olhos dela". Ambos haviam lido livros sobre como cuidar de um bebê e depois os citavam, palavra por palavra, para o outro; a finalidade não era fazer o que fosse melhor para o bebê, mas sim ter uma forma de dizer: "Viu? Eu estou certo".

George e Phyllis me telefonaram porque May Li chorava grande parte do tempo. Nessa época, o casal estava convencido de que o bebê tinha cólicas, mas não conseguiam chegar a um acordo em relação ao que fazer. Quando um deles tentava algo, o outro criticava. Para solucionar a situação, expliquei a esse casal o que eu pensava estar realmente acontecendo – e não eram cólicas. May Li chorava constantemente porque ninguém estava prestando atenção ao que ela "dizia". Os pais estavam tão ocupados desafiando um ao outro que não a observavam. Eu sugeri que eles adaptassem a filha no programa E.A.S.Y. e dei a eles dicas de como se acalmar, de modo que pudessem realmente começar a prestar atenção ao bebê (veja o Capítulo 3). Talvez o mais importante, no caso desse casal, tenha sido a distribuição de tarefas; eu disse a eles: "Cada um de vocês tem seu próprio território. Um não pode supervisionar, fazer comentários ou criticar o que o outro faz no território dele". Independentemente da causa, se as dificuldades entre os pais persistirem, elas serão refletidas em todos os outros aspectos da vida do casal. Eles brigam por causa das tarefas; eles se recusam a realizar ações coordenadas e a cooperar um com o outro. E, muito provavelmente, sua vida sexual que já está suspensa por várias semanas (ou meses), ficará ainda pior.

Cuidados Com o Casal

- ❤ Reservem um tempo só para vocês: uma caminhada, uma noite fora, um passeio até a sorveteria.
- ❤ Planejem umas férias sem o filho, mesmo que, no início, não seja possível fazer isso.
- ❤ Escondam bilhetinhos pela casa para o seu amor.
- ❤ Deem presentes inesperados.
- ❤ Enviem um ao outro cartas de amor.
- ❤ Sempre sejam agradáveis e respeitem o outro.

Sexo e Esposa Repentinamente Estressada

Conversem sobre as questões sugeridas no quadro "Ele/Ela". O sexo está no topo da lista dos desejos do pai, e geralmente é a última da lista da mãe. Quase sempre, a primeira pergunta que o marido faz quando a mulher chega do ginecologista, após a consulta pós-parto, é: "Ele falou se nós já podemos ter relações sexuais?".

Nesse momento, a simples pergunta já faz o sangue da mulher ferver, porque, em vez de perguntar como ela *se sente* ou de lhe entregar um enorme ramalhete de flores, o marido quer uma opinião de outra pessoa sobre a vida sexual do casal, como se isso servisse para convencê-la. Se ela já não estava disposta a fazer sexo antes da pergunta, torna-se totalmente desmotivada depois dela.

Então, a mulher respira fundo e responde: "Não, ainda não podemos". Na verdade, o médico disse mesmo que ela não está liberada para a atividade sexual, mas é ela quem tem de esclarecer isso ao marido. Algumas mulheres até preferem que o bebê durma na cama do casal para ter uma desculpa para a abstinência. Outras mães tiram da manga o antigo "Eu estou com dor de cabeça", ou então os novos "Eu estou exausta", "Eu estou sentindo muita dor", "Eu não consigo suportar que você olhe para meu corpo enquanto eu não o recuperar". Todas essas frases guardam um fundo de verdade, mas a mulher que não tem entusiasmo pelo sexo as utiliza como escudo.

Nos meus grupos e nas minhas visitas, os homens desesperados, pedem minha ajuda. "O que eu posso fazer, Tracy? Eu tenho medo de que nunca mais façamos amor". Alguns até mesmo me imploram: "Tracy, vá lá e a convença". Eu tento esclarecer que não há nada de misterioso no resguardo de seis semanas, período após o qual geralmente a mulher tem sua primeira consulta no obstetra/ginecologista. O período de seis semanas é normalmente o suficiente para a cicatrização da episiotomia ou da cesariana, mas nem sempre o suficiente para a mulher sentir-se totalmente recuperada, ou emocionalmente pronta para o sexo.

Ademais, o sexo depois do parto realmente muda. É uma injustiça não avisar os pais desse fato. Os homens que querem ter relações sexuais logo após o parto em geral não são suficientemente informados para perceber a extensão da transformação que ocorreu no corpo da mulher: os seios ficam doloridos, a vagina foi alargada, os lábios vulvares distendidos e a lubrificação comprometida pelos baixos níveis hormonais. A amamentação pode complicar ainda mais a situação. Se a mulher antes gostava de estímulo nos mamilos, agora sente muita dor, ou pior, um sentimento de repúdio (de repente, os seios começam a pertencer exclusivamente ao bebê).

Com todas essas mudanças, como a sensação do sexo pode ser a mesma? O medo também cumpre uma função importante. Algumas mulheres acham que estão "muito alargadas" para ter ou dar prazer. Outras, com medo de sentir dor, sentem-se tensas mesmo com a mera sugestão de fazer amor. Quando, durante o orgasmo, os seios esguicham leite, a mulher pode sentir vergonha ou temer que o companheiro sinta nojo. E alguns homens realmente sentem. Não é exatamente erótico tomar um banho de leite materno. Dependendo do homem e de como ele via a sua esposa antes da gravidez, podem surgir problemas com a aceitação de seu novo papel como mãe e, às vezes, até receio de tocá-la. Na realidade, alguns homens admitiram para mim que perderam toda a excitação ao ver a esposa na sala de parto ou amamentando pela primeira vez.

Então, o que o casal pode fazer? Não há nenhuma solução mágica aqui, mas algumas das minhas sugestões geralmente aliviam um pouco da pressão que oprime a ambos.

Fale abertamente com seu marido sobre a situação. Em vez de sufocar o turbilhão de emoções que a abalam, exteriorize os seus sentimentos (se você tiver dificuldades para encontrar as palavras certas, veja o quadro da página 252, algumas das preocupações universais nele relacionadas podem ser verdadeiras para você). Por exemplo, um dia Irene ligou para mim aos prantos, do telefone do carro: "Eu acabo de passar pela minha consulta pós-parto e o médico disse que já posso ter relações sexuais. Gil estava esperando que o médico nos desse esse sinal verde. Eu não posso decepcioná-lo; ele é tão bom com o bebê! Eu devo isso a ele, não é? O que posso dizer a ele?".

"Vamos começar pela verdade", eu sugeri. Eu sabia, por causa de outras conversas que tivera com ela, que seu trabalho de parto fora muito longo e que ela sofrera uma extrema episiotomia. "Antes de mais nada, como *você* está se sentindo?"

"Eu tenho medo de sentir muita dor durante a relação. E honestamente, Tracy, não posso suportar nem a ideia de Gil tocar em mim, especialmente lá embaixo."

Irene ficou aliviada ao ouvir que muitas mulheres se sentem do mesmo modo. "Você tem de revelar a ele todos os seus medos e sentimentos, querida", eu a aconselhei. "Não sou nenhuma terapeuta sexual, mas a ideia de você achar que *deve* sexo a ele não me parece boa."

Bem, a parte interessante dessa história é que Gil estava em um dos meus cursos ("Papai e Eu"), no qual o sexo é sempre, perdoe o trocadilho, um tópico muito quente. No começo daquela mesma semana, eu havia explicado aos homens que eles podem e devem ser honestos em relação a seu desejo, mas que eles também precisam entender o ponto de vista da mulher. Também esclareci que existe uma grande diferença entre a mulher estar fisicamente pronta e emocionalmente disposta para o sexo. Gil foi muito compreensivo e receptivo à ideia de que precisava conversar com Irene, reconhecer os sentimentos dela e, mais importante, ser carinhoso com ela, não como um meio para atingir um fim, mas para mostrar quanto ele a admirava, amava e queria estar com ela. Isso é *amor autêntico*, e as mulheres o consideram muito mais erótico do que ser "convencida".

Analise como era sua vida sexual antes da chegada do bebê. Eu percebi esse aspecto no dia em que fui visitar Midge, Keith e a filha de quase 3 meses, Pamela, da qual eu cuidara nas primeiras duas semanas.

O Exercício de Kegel

Eu disse que a nova mãe não deve fazer nenhum exercício por seis semanas, mas aqui está um que é possível fazer apenas três semanas após o parto: comprima a região genital e segure, um, dois, três!

Esse exercício pélvico é conhecido como Exercício de Kegel, graças ao médico que identificou os tecidos fibrosos que revestem a vagina. Ele é executado para fortalecer os músculos que suportam a uretra, a bexiga, o útero e o reto e, não por acaso, tonificam a vagina. É como se você estivesse urinando e depois tentasse parar – são os mesmos músculos só que você primeiro contrai e depois relaxa. Eu sugiro que faça isso três vezes por dia.

No começo, será um desafio – você sentirá como se não tivesse nenhum músculo ali. O exercício pode até ser um pouquinho doloroso. Comece lentamente, com os joelhos unidos. Para testar se está trabalhando os músculos certos, insira um dedo na vagina, de modo que possa sentir a compressão. Quando você aprender melhor a identificar os músculos, experimente o exercício com as pernas abertas.

Keith me puxou para a sala enquanto a esposa fazia um chá na cozinha. "Tracy, Midge e eu não temos relações sexuais desde que Pamela nasceu; eu já estou ficando impaciente", ele confidenciou.

"Keith, deixe-me perguntar: vocês tinham relações frequentes antes de o bebê nascer?"

"Na verdade, não."

"Bem, querido", eu disse a ele, "se sua vida sexual não era muito boa antes do bebê, certamente não será melhor agora."

Essa conversa lembrou-me daquela velha piada, sobre um homem que pergunta ao médico se ele poderia tocar piano depois da cirurgia. "É claro", respondeu o médico. "Puxa, isso é ótimo!", admira-se o homem, "porque eu não sabia tocar antes de ser operado." Brincadeiras à parte, os casais precisam ter expectativas realistas em relação à sua vida sexual. É muito racional dizer que a questão do sexo após a chegada do bebê afeta mais o casal se eles transavam três vezes por semana e de repente param, do que se eles apenas tinham relações uma vez por semana ou uma vez por mês.

Seja direta quanto a suas prioridades. Decidam juntos o que é importante para vocês agora e permitam uma reavaliação dentro de alguns meses. Se vocês dois acham que fazer amor é importante, abram tempo e espaço para isso. Planejem uma noite de amor uma vez por semana. Contratem uma babá e saiam de casa. Eu sempre lembro aos homens dos meus grupos que a ideia feminina de romance não tem nada a ver com sexo. "Você quer rolar com ela pelo chão", eu digo, "mas ela quer diálogo, um jantar à luz de velas e cooperação. E ela também o acha absolutamente *sexy* quando você lava a louça sem ela ter pedido." Como minha avó sempre dizia, "Você pega mais moscas com açúcar do que com vinagre". Compre flores; cuide das emoções dela com carinho. Mas, se a mulher não está física e emocionalmente pronta, dê um tempo. A pressão não é nada afrodisíaca.

> *DICA: Mamãe, quando você sair com o Papai à noite, não converse sobre o bebê. Você já deixou seu pequeno pacotinho de felicidade em casa, exatamente onde ele deve estar. A menos que você tenha algum ressentimento subconsciente em relação a seu marido, deixe o bebê em casa "emocionalmente" também.*

Diminua as expectativas. Sexo é íntimo, mas nem toda intimidade é sexo. Se você não está pronta para fazer amor, encontre outras formas de intimidade. Por exemplo, vá a um concerto com ele e fiquem de mãos dadas. Ou então pense em uma "sessão de namoro", na qual vocês fiquem apenas se beijando. Eu sempre digo aos homens para ser pacientes. As mulheres precisam de tempo. Além disso, o homem não deve levar a relutância da mulher para o lado pessoal. Na verdade, eu sugiro que eles tentem imaginar como deve ser carregar um pequeno ser no ventre e depois o expelir. Quero dizer, depois de quanto tempo eles desejariam fazer sexo sob tais condições?

O Sexo Após o Parto	
Como a Mulher se Sente	**Como o Homem se Sente**
Exausta: "O sexo parece apenas mais uma das tarefas que tenho de cumprir."	**Frustrado:** "Quanto tempo nós ainda teremos de esperar?"
Abusada: "Todo mundo quer algo de mim."	**Rejeitado:** "Por que ela não me deseja mais?"
Culpada: "Estou privando meu bebê ou meu marido de algo."	**Ciumento:** "Ela gosta mais do bebê do que de mim."
Envergonhada: "Se o bebê está no quarto ao lado, parece que estou fazendo algo escondido dele."	**Ressentido:** "Nunca mais ela voltará ao normal?"
Desinteressada: "Esta é a última coisa que passa pela minha cabeça."	**Confuso:** "Será que posso perguntar a ela se nós podemos transar?"
Precavida: "Se ele me beija no rosto, diz que me ama ou me puxa pela cintura, parece uma expectativa, o primeiro estágio da relação sexual."	**Trapaceado:** "Ela disse que se o médico autorizasse, nós poderíamos ter relações, mas já se passaram várias semanas."

Trabalho: Voltar... sem Culpa

Se a mulher tem uma carreira próspera, um trabalho satisfatório, um trabalho voluntário ou até mesmo um *hobby*, por que deseja ter um bebê? Normalmente chega um momento – para algumas mulheres um mês após o parto, para outras vários anos depois – em que a pergunta "E eu?" começa a incomodá-la. Algumas mulheres, durante a gravidez, já planejaram quando irão voltar ao trabalho ou retomar determinado projeto que foi deixado de lado. Outras dançam conforme a música. Seja qual for o estilo, elas sempre precisam lidar com as mesmas duas questões: "Como posso fazer isso sem me sentir culpada?" e "Quem irá cuidar do bebê?". A primeira questão, pelo menos de acordo com o que penso, é mais simples; então vamos discuti-la já.

A culpa é a maldição da maternidade. Como meu avô costumava dizer: "A vida não é um ensaio. Não existem bolsos nas mortalhas". Em outras palavras, a culpa não é algo que você possa carregar eternamente consigo, então representa verdadeira perda do seu precioso tempo na Terra. Eu não sei quando, onde ou por que os norte-americanos inventaram a culpa, mas essa é uma epidemia neste país. Talvez seja parte de seu perfeccionismo, mas, pelo que entendo, os norte-americanos se condenam quando fazem e quando deixam de fazer. Algumas mulheres americanas que frequentam meus cursos sentem-se absolutamente inadequadas porque são "apenas mães" ou "apenas donas de casa". As mães que trabalham, tenham carreiras brilhantes ou apenas um emprego para pagar as contas, no entanto, também se sentem muito mal em relação a elas mesmas, mas por motivos diferentes. "Minha mãe me acha horrível por ter voltado a trabalhar", uma mulher pode dizer. "Ela diz que eu estou perdendo os melhores anos da vida do meu bebê."

As mulheres que optam por trabalhar fora de casa ponderam muitos elementos antes de tomar tal decisão, entre eles o amor que sentem pelo filho. Mas é também uma questão de dinheiro, satisfação emocional e autoestima. Algumas mães confessam que ficariam malucas se não tivessem algo para fazer que fosse apenas *delas*, independentemente de serem ou não pagas por isso. Eu as encorajo a amar e a cuidar do bebê, mas isso não significa que devem desistir de seus sonhos. O trabalho não transforma as mulheres em mães ruins; ele as faz ter poder e autonomia suficientes para dizer: "É assim que será".

Obviamente, algumas mulheres não têm escolha financeira a não ser trabalhar. Outras trabalham por sua própria satisfação. Esteja envolvido o aspecto financeiro ou não, o importante é que essas mulheres estão executando atividades que auxiliam em seu crescimento pessoal. E elas não precisam se desculpar, nem as mulheres que ficam felizes em cuidar da casa. Eu me lembro de uma vez ter perguntado à minha mãe:

"Você nunca quis ter um trabalho?". Ela me olhou ofendida e perguntou: "Ter um *trabalho*? Eu cuido da casa. O que você quer dizer com ter um *trabalho*?". Eu nunca me esqueci daquela lição.

A verdade é que embora alguns homens sejam rigorosamente envolvidos com o bebê e com a casa, muitas mulheres ainda carregam nos ombros a maior parte da carga referente ao bebê. E a situação se agrava quando são mães solteiras, que não têm o "luxo" de um companheiro que chega em casa à noite. Não há nada errado em querer, no mínimo, ser capaz de atender ao telefone, almoçar com as amigas, sentir que você é algo mais do que uma Mãe. Bombardeada por conselhos e oprimida pela responsabilidade, você se sente absolutamente perdida no centro do furacão e cai com facilidade na armadilha da culpa. Eu ouço mães apreensivas o tempo todo, oscilando entre os dois extremos: dedicação irrestrita ou ausência de intervenção. "Eu amo este bebê", elas me dizem, "e quero ser a melhor mãe que puder. Mas será que tenho de desistir da minha vida?"

DICA: *Repita este "mantra" para si mesma quando estiver sentindo culpa: "Ter tempo para mim não significa magoar meu bebê".*

Se você não tiver tempo de fazer algo que alimente sua alma, a vida se dirige totalmente ao bebê. E admita: existem tantas coisas que você pode fazer com ele, tantas conversas que você pode ter sobre ele... Em vez de sentir-se culpada, é melhor usar sua energia para encontrar soluções que melhorem sua situação. Se você quer ou precisa trabalhar doze horas por dia, descubra formas de tornar seu tempo em casa mais significativo. Por exemplo, não fique falando ao telefone quando está com seu filho; tire o telefone do gancho ou deixe a secretária eletrônica ligada. Não trabalhe nos finais de semana. Quando estiver em casa, mantenha sua mente lá dentro, e não no escritório. Até mesmo os bebês sentem quando você está distante.

Agora, quanto a sua maior dúvida ("Quem irá cuidar do bebê?"), a resposta é: alguém que será pago ou não. A seguir, eu examino as duas opções.

Vizinhos, Amigos e Parentes:
Criando Um Círculo de Apoio

Eu venho da tradição dos quarenta dias de repouso, o que significa que em grande parte do tempo das primeiras seis semanas após o nascimento de Sara, eu deveria apenas tomar conta do meu bebê. Minha avó, minha mãe e todas as parentes e vizinhas que me cercavam cuidavam da minha casa e preparavam minhas refeições. Eu nunca me senti pressionada a fazer qualquer coisa. Quando tive Sophie, o mesmo círculo de apoio manteve Sara, na época com 3 anos, ocupada e bem-tratada; por isso, tive tempo suficiente para conhecer sua irmã mais nova.

Esse comportamento é bastante típico na Inglaterra, onde cuidar de um bebê é uma questão comunitária. Todo mundo se intromete, desde a avó e as tias até as vizinhas. Nós também temos o benefício de um sistema de saúde que oferece ajuda profissional através de uma ajudante de enfermeira, mas é a rede de mulheres, parentes e amigas que ajudam mais a nova mãe. Elas lhe ensinam todos os detalhes. Afinal, quem seria mais bem qualificada para isso? Elas já passaram por aquilo.

Os círculos de apoio são muito comuns em diversas culturas; são como rituais que ajudam as mulheres ao longo da gravidez e do trabalho de parto, assim como tradições que honram sua fragilidade durante a difícil transição para a maternidade. As mães recebem cuidados físicos e emocionais, outras pessoas cozinham para elas e as alimentam, e elas são dispensadas das tarefas normais da casa, de modo que fiquem livres para cuidar do bebê e se recuperar do parto. Às vezes, como nos países árabes, a mãe do marido é designada para alimentar a nova mãe e cuidar dela.

Infelizmente, não há muitas comunidades na América nas quais se reproduza tal comportamento. Nos Estados Unidos, as mães raramente conseguem auxílio significativo dos vizinhos, e os parentes muitas vezes moram em outro estado. Se a mulher tem sorte, no entanto, alguns membros de sua família pelo menos vão visitá-la; ela também terá algumas amigas dispostas a levar-lhe tortas ou uma refeição quente. Às vezes, a mãe é membro de um grupo religioso ou de uma organização comunitária cujos participantes a ajudam. Em qualquer caso, é importante tentar criar seu próprio círculo de apoio ou pelo menos, contar com uma pessoa que a anime e a ajude a se acalmar.

Forme Seu Círculo de Apoio

Aqui vão algumas dicas de como obter o máximo de ajuda gratuita:

• Não espere que as pessoas leiam seus pensamentos – peça ajuda.

• Especialmente nas seis primeiras semanas, peça às pessoas que façam compras, cozinhem, façam a limpeza, lavem a roupa, de modo que você tenha tempo de ficar com o bebê e de conhecê-lo.

• Seja realista. Peça às pessoas apenas o que elas realmente podem fazer: não mande um pai esquecido para o supermercado sem uma lista; não peça para sua mãe cuidar do bebê em um horário em que sabe que ela estará ocupada.

• Anote os horários do bebê, de modo que os outros saibam como é o dia dele e possam se organizar a partir disso.

• Peça desculpas quando tirar uma soneca... Porque, sem dúvida, você o fará!

Avalie suas relações com diversos membros da sua família. Você se dá bem com sua mãe? Sim? Então não há ninguém que a conheça melhor. Ela adora o neto e, por isso, também tem a segurança do bebê como prioridade. Além disso, ela tem experiência. Quando trabalho em uma casa na qual a cooperação da avó ou do avô são aceitas, tudo é maravilhoso. Eu dou a eles uma lista de atividades, desde passar aspirador de pó até colocar selos nos envelopes – coisas com as quais a mãe recente não deve se preocupar.

No entanto, essa imagem idílica muda drasticamente quando a mãe não tem relações familiares harmoniosas. Os pais podem às vezes interferir ou criticar abertamente a nova geração. Em especial no que diz a despeito à amamentação, a avó pode ser tão inexperiente quanto a mãe. Sua crítica pode ser velada, em comentários como: "Por que você o está segurando no colo por tanto tempo?", ou "Eu não faria isso deste jeito". Qual é a utilidade de pedir ajuda sob essas circunstâncias? O estresse que você tem de enfrentar agora é muito maior do que aguenta. Eu não estou dizendo que você deva proibir sua mãe de entrar em sua casa, mas, nestes casos é uma boa ideia não depender dela e estabelecer limites (veja "Forme seu Círculo de Apoio", na página anterior).

As mães novas perguntam como lidar com os conselhos pelos quais não pediram, especialmente quando as relações não são estreitas. Eu recomendo que o conselho seja mantido em perspectiva, pois essa época da vida da mulher é muito sensível. Você está apenas descobrindo qual é o seu lugar. Se alguém sugere uma tática ou técnica diferente da que você está adotando, mesmo que a intenção seja boa, pode lhe *parecer* uma crítica. Portanto, antes de concluir imediatamente que está na linha de fogo, pense na pessoa que deu o conselho. Sempre existe a chance de essa pessoa estar sinceramente disposta a ajudar e a oferecer--lhe boas ideias. Escute todos os tipos de sugestão de sua mãe, sua irmã, sua tia, sua avó e seu pediatra, e também de outras mães. Leve todas em consideração e depois decida qual delas é melhor para você. Lembre-se: a maternidade não é uma questão de debate – *você não precisa apresentar argumentos nem defender seus atos*. Afinal, a forma pela qual você molda sua família é muito diferente daquela que eu usei. E é isso que torna cada família única.

> *DICA: Responda aos conselhos que não foram pedidos dizendo: "Bem, isso é realmente interessante, e parece que funcionou no seu caso", mesmo que, por dentro, você esteja dizendo: "Eu farei do meu jeito".*

Contrate Uma Babá, Não Uma Boba

Eu detesto ter de parecer uma nacionalista fanática neste capítulo, mas, comparado com o da Inglaterra, o serviço de babás nos Estados Unidos é cheio de falhas. Lá no meu país, ser uma babá – ou governanta, como nós as chamamos – é uma profissão reconhecida, regulada por leis estritas. Uma babá deve ser treinada por três anos em uma faculdade credenciada. Eu fiquei surpresa quando cheguei aqui e descobri que os americanos precisam de autorização para comprar pregos, mas nada é exigido das pessoas que cuidam das crianças. O processo de escolha é então deixado para os pais ou para as agências. Já que eu geralmente trabalho com os pais nas primeiras semanas, muitas vezes me envolvo na seleção da babá. Eu garanto que é uma questão muito difícil, e muito estressante.

> *DICA: Dê a si mesma no mínimo dois meses, melhor ainda três, para procurar uma babá. Se, por exemplo, planeja voltar ao trabalho quando o bebê tiver 6 ou 8 meses de idade, você deve começar a procurar quando ainda estiver grávida.*

Encontrar a babá certa é um processo árduo. Mas seu filho é sua posse mais preciosa e insubstituível; contratar alguém para cuidar dele deve ser uma prioridade máxima. Coloque todas as suas ideias e sua energia nessa busca. A seguir, estão alguns pontos que você precisará levar em consideração.

Do que você precisa? O primeiro passo, claro, é analisar sua própria situação. Você quer uma babá em tempo integral, que durma na sua casa, ou alguém que trabalha apenas meio período? Neste último caso, ela terá um horário regular ou trabalhará apenas quando você precisar? Pense também nos seus próprios limites. Se alguém estiver morando com você, existe alguma área da sua casa reservada para ela? Ela comerá sozinha ou na mesa da família? Você espera que ela "desapareça" quando o bebê estiver dormindo? Você dará a ela um quarto? Uma televisão? Privilégios ilimitados com o telefone e na cozinha? Uso das áreas de recreação, como os aparelhos de ginástica ou a piscina? Trabalho caseiro é a descrição do trabalho dela? Em caso positivo, o que ela se dispõe a fazer? Muitas babás altamente experientes não fazem nada além de manter as roupas do bebê limpas; algumas até se recusam a fazer isso. Ela precisa saber ler e escrever? No mínimo, ela precisará ser capaz de ler instruções, anotar os recados e preencher um diário (veja a página 263). Mas você também quer que ela saiba mexer no computador? Ela precisa saber dirigir? Ela terá o próprio carro ou usará o seu? Você gostaria de uma babá treinada em primeiros socorros e ressuscitação cardíaca? Alguém que entenda de nutrição? Quanto mais detalhes você souber antes de iniciar a busca, mais preparada estará para as entrevistas.

> *DICA: Escreva uma lista com tudo o que deseja que a babá faça. Assim, terá clareza sobre suas reais necessidades e, quando as possíveis babás forem entrevistadas, você pode conversar sobre os detalhes – não apenas as tarefas referentes ao bebê e à casa, mas também o salário, os dias de folga, as restrições, as férias, os bônus e as horas extras.*

As agências podem ser úteis ou não. Existem agências de boa reputação, mas elas geralmente cobram uma taxa que corresponde a 25% do salário anual da babá. As melhores agências selecionam com cuidado as babás e podem economizar o tempo que você gasta eliminando candidatas indesejáveis. No entanto, as agências menos qualificadas podem fazer mais mal que bem: eles não verificam as referências com cuidado e algumas chegam a mentir sobre as qualificações e o histórico das candidatas. A melhor forma de encontrar uma boa agência é pela propaganda boca a boca. Pergunte às amigas como foi a experiência delas. Se ninguém que você conhece utilizou os serviços de uma agência, procure nas revistas especializadas ou nas páginas amarelas. Pergunte na agência quantas babás eles empregam por ano (uma agência norte-americana de bom tamanho emprega entre 1.000 e 1.500 babás por ano). Pergunte quanto eles cobram e verifique todos os serviços incluídos; entre outros: eles verificam as referências anteriores da profissional por quantos anos? O que acontece se a babá não for qualificada? Existe alguma garantia? Se eles não encontrarem alguém que a satisfaça, você terá de pagar a taxa?

Preste muita atenção durante a entrevista. Descubra o que a babá procura no emprego. Os desejos dela condizem com sua solicitação? Se não, discuta as diferenças. Qual tipo de treinamento ela teve? Peça a ela para lhe contar sobre os empregos anteriores e porque ela os deixou (veja "Bandeiras Vermelhas Para as Babás", na página seguinte). O que ela pensa de afeto, de disciplina, de visitas? Tente perceber se ela é do tipo de pessoa que toma iniciativa ou fica esperando por ordens (ambas podem ser boas, depende do que você quer de uma babá); certamente você não ficará feliz se acabar com uma ditadora quando estava esperando apenas uma assistente. Além dos cuidados com o bebê, essa profissional tem as capacidades que você exige, como dirigir, e os atributos pessoais necessários para uma boa relação profissional? Pergunte sobre a saúde dela (principalmente se você tiver animais de estimação, as alergias podem ser um problema).

Ela é a pessoa certa para você? A química entre mãe e babá é importante. É por isso que aquela babá que sua amiga adorou pode não funcionar para você. Pergunte a si mesma: "Eu já tenho em mente um determinado tipo de pessoa?". Lembre-se de que, talvez com exceção da fictícia Mary Poppins, ninguém é perfeito. Entre os fatores que devem ser considerados, estão a idade e a agilidade. Se você mora em uma casa com muitas escadas ou em um apartamento de dois andares, precisará de alguém jovem e esperta. Talvez, por uma variedade de motivos, você prefira uma pessoa mais velha e estável. Você está procurando por alguém de um certo grupo étnico, parecido ou diferente do seu? Lembre-se de que as babás trazem consigo suas tradições culturais; as visões dela sobre a alimentação, a disciplina e a demonstração do afeto podem ser diferentes das suas.

Verifique você mesma as referências dela. Peça a cada candidata para dar no mínimo quatro referências de empregos anteriores, assim como os documentos pessoais, o que lhe dará uma ideia do quão responsável ela é. Ligue para todas as empregadoras anteriores, mas também visite pelo menos duas, para conhecê-las pessoalmente. Se alguém oferecer um testemunho muito exagerado, é melhor conhecer *essa* pessoa também.

Conheça a casa dela. Quando você já tiver reduzido o número de candidatas, faça uma visita à casa da sua preferida. Conheça os filhos dela, se possível, embora nem sempre seja uma indicação de como ela irá interagir com o seu bebê, especialmente se as crianças delas forem mais velhas, pelo menos você terá uma ideia da afetividade dela e de seus padrões de limpeza e cuidados.

Lembre-se das suas próprias responsabilidades. Trata-se de uma parceria profissional, você não está comprando uma escrava. A descrição inicial do trabalho é um parâmetro para vocês duas, por isso não apareça com responsabilidades adicionais. Se você não a contratou para fazer as tarefas de casa, por exemplo, não espere que ela o faça só

Bandeiras Vermelhas Para as Babás

- *Ela passou por muitos empregos recentemente.* Talvez ela costume trabalhar apenas por períodos curtos, mas talvez tenha problemas de relacionamento com seus patrões. Por outro lado, ter apenas um ou dois empregos em um período de três anos geralmente indica competência e compromisso.

- *Recentemente, ela não estava empregada.* Isso pode ser porque ela estava doente ou não tinha competência.

- *Ela fala mal das outras mães para as quais trabalhou.* Uma das babás que entrevistei me contou toda a história de sua última patroa, dizendo que ela era uma mãe ruim porque trabalhava até tarde todas as noites. Eu só não sei por que ela não discutiu tudo aquilo com a patroa dela.

- *Ela tem filhos pequenos.* Os filhos irão para o trabalho com ela ou ela poderá ter algumas emergências, deixando você na mão.

- *Você não tem um bom pressentimento* em relação à candidata. Confie em sua intuição. Não contrate alguém com o qual não simpatiza.

---

porque está no horário de serviço. Forneça todos os recursos de que ela precisa para executar bem o trabalho: instruções, dinheiro trocado, números de telefone do cotidiano e aqueles que devem ser usados em caso de emergência. Lembre-se de que ela é uma pessoa e tem necessidades como folgas e tempo com a família e os amigos. Se ela vem de outra cidade, ajude-a a cultivar uma vida social na sua vizinhança, oferecendo informações sobre igrejas, centros comunitários ou academias de ginástica, para que ela não se sinta solitária. Se o conceito de "tudo para o bebê, o tempo todo" não é bom para você, é óbvio que a sua babá também não deseja ser privada do contato com outros adultos.

Faça uma reavaliação periódica do desempenho da babá e corrija os erros imediatamente. A melhor forma de manter uma boa relação com qualquer pessoa é estabelecer uma comunicação honesta. No caso das babás, isso é fundamental. Peça a ela para fazer o que chamo de "Diário da Babá" (veja a página 263), de modo que você saiba o que aconteceu na sua ausência. Além disso, se seu bebê se comportar de modo estranho à noite ou tiver algum tipo de reação alérgica, você estará em melhor condição de avaliar o motivo da ocorrência. Seja honesta e direta sempre que fizer sugestões ou pedir que ela faça algo diferente. Converse com ela a sós e seja sensível enquanto falar. Em vez de dizer: "Não foi assim que eu mandei você fazer isto", você pode dar a mesma mensagem com uma frase mais positiva: "É assim que eu gostaria que você trocasse a fralda do bebê".

Analise suas próprias reações emocionais. O medo de permitir que outra pessoa cuide de seu bebê pode influenciar sua opinião sobre a conduta da babá. O ciúme é uma reação normal e comum. Mesmo quando a minha própria mãe cuidava de Sara, eu ficava com um pouco de ciúme da relação entre elas. Eu já ouvi de muitas mães que trabalham fora que, embora estejam muito felizes de ter encontrado uma babá tão maravilhosa e confiável, dói pensar que será ela a testemunhar o primeiro sorriso ou o primeiro passo do bebê. Meu conselho é que você converse sobre esses sentimentos com seu parceiro ou com uma boa amiga. Saiba que não é nenhuma vergonha sentir essas coisas; quase todas as mães já passaram por isso. Lembre-se de que você é a mãe e que não há substituta para isso.

Diário da Babá

Peça à babá para manter um registro diário bem simples de tudo o que acontece quando você não está em casa. Forneço aqui uma amostra; adapte esse modelo às circunstâncias. Arquive-o no computador, de modo que você possa alterá-lo à medida que o bebê cresce. Ele deve ser detalhado, mas breve, para que a babá não demore muito para preenchê-lo.

Alimentação
Horários das mamadeiras: _____ _____ _____
Alimento introduzido hoje: _____
Reação do bebê: ❑ Gases   ❑ Soluços   ❑ Vômito   ❑ Diarreia
Detalhes: _____

Atividades
Dentro de casa: ❑ Ginástica infantil por ___ minutos   ❑ Cercadinho
Outras: _____
Fora de casa: ❑ Passeio no parque   ❑ Aulas (p. ex., natação)
Outros: _____

Marcos do Desenvolvimento
❑ Sorriu   ❑ Levantou a cabeça   ❑ Rolou
❑ Sentou-se   ❑ Ficou em pé   ❑ Deu o primeiro passo
Outros: _____

Compromissos
Médico: _____
Festas: _____

Ocorrências Extraordinárias
Acidentes: _____
Crises de humor: _____
Qualquer evento fora do comum: _____

Capítulo Oito

Grandes Expectativas: Circunstâncias Especiais e Eventos Imprevistos

As grandes emergências e crises revelam como nossos recursos vitais são maiores do que supúnhamos.

— William James

Os Melhores Planejamentos

Quando planejamos a expansão da família, é claro que gostaríamos de contar com uma concepção fácil, uma gravidez tranquila, um parto sem esforços e um bebê sadio. Mas nem sempre é isso que a Mãe Natureza nos reserva.

O casal talvez enfrente problemas de fertilidade e tenha de adotar um filho ou recorrer a uma tecnologia de reprodução monitorada (TRM) – termo que cobre uma variedade de alternativas que ajudam ou simulam a concepção tradicional. Entre elas está a *mãe de aluguel*, uma mulher que, de acordo com um contrato, carrega o bebê de outra mulher até o nascimento. Contudo, a adoção de bebês tanto do próprio país quanto de país estrangeiro é mais prevalecente que a mãe de aluguel (veja o quadro "As Chances São...", nesta página, para conhecer as estatísticas norte-americanas), mas, durante toda a minha vida nos Estados Unidos, tive o privilégio de conhecer oito casais que recorreram a mães de aluguel.

Se você já está grávida, pode ter de enfrentar circunstâncias

---

As Chances São... *

Adoção: Na década de 1990, ocorreram aproximadamente 120 mil adoções por ano. Cerca de 40% são adoções por afinidade, 15% ocorrem através de agências públicas, 35% são particulares (agências, médicos, advogados) e 10% são de bebês estrangeiros.

Mães de Aluguel: Não existem registros oficiais, mas estima-se que entre 10 e 15 mil bebês, ou mais, tenham nascido por mãe de aluguel desde 1976.

Concepções Múltiplas: O índice de bebês gêmeos é de 1,2 a cada 100 nascimentos e de trigêmeos é de 1 a cada 6.889. Esses números aumentam drasticamente com o uso de drogas contra a infertilidade: com o Clomid, a chance de ter gêmeos aumenta para 8 a cada 100 e de ter trigêmeos para 0,5 a cada 100; com o Pergonal, os gêmeos representam 18 de cada 100 nascimentos e os trigêmeos 3 de cada 100.

Nascimentos Prematuros: Os registros oficiais apontam quase 300 mil nascimentos prematuros por ano, ou 10% de todas as concepções, ocorrendo em 37 ou menos semanas de vida do feto (40 semanas representa o normal). As chances de parto prematuro aumentam quando a mulher tem mais de 35 anos, está grávida de gêmeos ou apresenta uma ou mais das seguintes condições: estresse profundo, problema clínico crônico (como diabete), infecção ou complicação durante a gravidez (como placenta prévia).

*Todos os números deste quadro representam estatísticas norte-americanas.

---

não previstas, como a concepção de gêmeos ou trigêmeos – uma bênção, lógico, mas também uma notícia assustadora. Também podem ocorrer problemas durante a gravidez que exijam repouso absoluto. Se você tiver mais de 35 anos, especialmente se foi submetida a tratamentos de infertilidade, terá de tomar mais cuidados que uma mãe mais jovem. Uma condição preexistente, como a diabete, pode colocar a gravidez na categoria de alto risco.

Finalmente, o parto pode ser marcado por complicações. O parto pode ser prematuro ou apresentar uma ocorrência que exija internação mais longa no hospital. É uma situação frustrante quando a mãe não pode segurar seu bebê no colo imediatamente após o nascimento. Kayla, por exemplo, teve de sair do hospital de mãos vazias, porque Sasha nasceu três semanas antes da data prevista. Pequeno e muito frágil, esse bebê tinha líquido nos pulmões e foi colocado na unidade de terapia intensiva para neonatos (UTIN), onde ficou por seis dias. Kayla, uma atleta incansável, lembra: "Era como se você tivesse tudo pronto para a final do campeonato e alguém repentinamente lhe dissesse "Esqueça, o jogo foi adiado".

Existem diversos livros sobre assuntos como infertilidade, adoção, nascimentos múltiplos e problemas durante o parto. Aqui, no entanto, estou mais preocupada com a capacidade da mãe de aplicar os conceitos que expliquei, *independentemente* de como seu bebê foi concebido ou tenha nascido, ou de problemas clínicos que afetem a condição da mãe.

O Problema de Ter um Problema

Embora as situações que citei sejam extremamente diferentes (serão discutidas em separado nas próximas páginas), existem características comuns a todas as circunstâncias especiais e eventos imprevistos. A reação da mãe pode afetar suas decisões, influenciar a visão que tem do bebê e causar um impacto na sua capacidade de instituir uma rotina estruturada. Seja qual for o problema que você tenha de enfrentar, descreverei aqui alguns dos sentimentos mais comuns às mães que passam por circunstâncias extraordinárias. Saber o que esperar pode ajudá-la a ultrapassar os obstáculos.

É provável que você esteja fisicamente mais exausta e emocionalmente mais fragilizada e, portanto, mais ansiosa em relação a tudo. Se você tiver uma gravidez difícil ou um parto de alto risco, certamente estará mais estressada no momento em que o bebê chegar, muito mais do que a mãe que tem gêmeos ou trigêmeos. Quando ocorre um evento negativo e inesperado durante o parto, todo o corpo da mãe é acometido por ondas de choque, que reverberam por dias ou semanas. Assim, por mais natural que seja um certo grau de exaustão depois do parto, as circunstâncias imprevistas deixam a mãe ainda mais debilitada. O aumento do estresse e o esforço contínuo podem afetar não apenas a capacidade maternal mas também o relacionamento da mulher com o parceiro.

Não existe nenhum comprimido mágico que solucione tais situações; as emoções exacerbadas surgem em qualquer crise (veja o quadro "A Montanha-russa Emocional", na página 280). O antídoto é fazer o repouso necessário e aceitar toda a ajuda oferecida. Fique consciente de tudo o que está acontecendo com você e mantenha em perspectiva a transitoriedade da situação.

Provavelmente você experimentará, mais que outras mães, o medo de perder o bebê, mesmo depois do nascimento. Se você tentou a concepção durante longo tempo, ou a gravidez ou o parto foram muito difíceis, seu nível de ansiedade (que provavelmente já era alto desde o início) pode aumentar ainda mais quando o bebê chegar. Mesmo com a adoção, é provável que você interprete mal até mesmo os erros e acontecimentos normais, enxergando-os como verdadeiros desastres. Você pode ficar obsessiva em ouvir a babá eletrônica e dar um pulo a cada pequeno ruído emitido pelo bebê. Às vezes você se convence de estar "fazendo algo errado". Kayla e Paul tinham até medo de "matar o bebê", ela admite. No começo, Sasha não teve nenhum problema em se encaixar no seio. Porém, a partir de 3 semanas, ela começou a rejeitar o seio, mal-humorada. Na verdade, havia se tornado mais eficiente em sugar e esvaziava os seios com maior rapidez, mas a mãe imediatamente interpretou o comportamento como "um problema".

Mais uma vez, o remédio é a autoconsciência. É importante perceber que você está no limite, que talvez não esteja vendo as coisas com clareza. Antes de tirar conclusões precipitadas, analise a realidade. Telefone para o pediatra, para as enfermeiras da UTIN ou para amigas que têm bebês um pouco mais velhos do que o seu, para ver o que é "normal". Um pouco de senso de humor também é muito bom, no entanto. Kayla lembra: "Sempre que eu dizia algo totalmente neurótico para o Paul, como 'Você não pode trocar as fraldas dela deste jeito' ou gritava para ele 'Eu tenho de dar de mamar *agora*', mesmo quando Sasha não estava chorando nem com fome, ele dizia 'Você sintonizou o rádio naquela estação, querida'. O nome da 'estação' era: *Mamãe Está Histérica*. Geralmente, eu mesma me conscientizo do que estou dizendo e acabo me tranquilizando". Kayla tornou-se uma mãe mais relaxada quando a filha fez 3 meses, período que considero típico de muitas mães ansiosas.

Você talvez pense: "Será que fiz a coisa certa?" Grande parte de tudo o que você fez para ter esse filho foi um trabalho deliberado e difícil. Se você tentou engravidar por vários anos, sofreu através de um processo de adoção agonizante e longo ou teve decepções ao longo do caminho, quando você finalmente torna-se mãe, pode parar para pensar se todo o esforço realmente valeu a pena. Você acha que acabou arrumando um problema maior do que poderia abarcar, principalmente se teve gêmeos ou trigêmeos, um subproduto muito comum dos tratamentos contra infertilidade. Sophia, que teve um bebê por mãe de aluguel, estava muito feliz pela facilidade de todo o processo: encontrar a mãe de aluguel, Magda, colocar nela o esperma do marido Fred e acompanhá-la pelos nove meses. No entanto, assim que a realidade de cuidar do novo bebê tornou-se concreta, Sophia perdeu o rumo. Tecnicamente, os hormônios dela não haviam sido afetados pela gravidez, mas ela lembra: "Ficamos muito felizes com o nascimento de Becca, mas eu passei por muitas oscilações emocionais e experimentei diversas dúvidas".

A difícil experiência de Sophia é mais comum do que as mães costumam admitir. Elas podem ficar com vergonha desses sentimentos e relutarem em conversar sobre eles. Como resultado, muitas mães não percebem como suas emoções são típicas. No fundo, claro, ninguém realmente quer devolver o bebê. Todavia, as emoções podem ser absurdamente opressoras; e já que o muro do silêncio mantém a mulher isolada, é difícil acreditar que o negativismo e o medo serão superados. Na época em que Becca se aproximava do seu terceiro mês de vida, Sophia já estava mais confortável em relação à maternidade, vivendo um dia de cada vez.

Se você se identifica com a história de Sophia, preste atenção. Você pode eliminar esses sentimentos, especialmente se insistir em lembrar-se de que eles são passageiros. Busque apoio: um conselheiro, um grupo, outros pais que já passaram pela mesma situação. Seja o seu problema a adoção, o nascimento de bebês múltiplos, um parto difícil ou um bebê cujas necessidades parecem exceder os limites razoáveis, existem pessoas que podem ajudá-la.

Provavelmente você dependerá mais da aprovação dos outros do que de seu próprio julgamento. Se você frequentava uma clínica de fertilidade, provavelmente terá desenvolvido relacionamentos com diversos profissionais da área. Ou, se seu bebê nasceu com peso abaixo do normal, você pode ter ficado dependente das enfermeiras do hospital. Uma vez que o bebê chega em casa, se você for igual a muitas mulheres, ficará escrava do relógio e da balança. Você cronometrará cada refeição do bebê, perguntando-se: "Eu o estou alimentando o suficiente para sanar as suas necessidades?". E então, mede o progresso do bebê grama por grama. Já está acostumada a telefonar constantemente para os médicos em busca de instruções, mas agora você se sente isolada, como se estivesse numa ilha perdida no oceano.

Quando Você *Deve* Se Preocupar

Se o seu bebê apresenta qualquer um destes sintomas, telefone para o pediatra

- boca seca, ausência de lágrimas ou urina escura (podem ser sinais de desidratação);

- fezes contendo pus ou sangue ou de coloração verde persistente;

- diarreia que dura mais de oito horas ou é acompanhada de vômito;

- febre alta;

- dor abdominal muito forte.

Eu não estou dizendo que a ajuda profissional e as medidas precisas sejam desnecessárias; no começo, é importante verificar o progresso do bebê. Mas os pais tendem a continuar dependentes desse tipo de apoio muito tempo depois de o bebê já ter saído do perigo. Assim que verificar que ele está ganhando peso, pese-o apenas uma vez por semana, e não uma vez por dia. Não pare de telefonar para os outros em busca de ajuda, mas, antes de discar, faça uma pausa e tente descobrir o que *você* acha que está errado e qual seria uma boa solução na *sua* opinião. Recorra aos especialistas para confirmar, não para salvá-la, e isso lhe dará mais confiança em seu próprio julgamento.

Você pode ter dificuldades em ver o bebê como o ser humano único que ele é. Em algumas situações, os pais se prendem à noção de o bebê ser doente. O medo e a preocupação embaçam sua visão, e eles não conseguem enxergar além das emoções ou do parto prematuro ou difícil. Se você sempre se refere a seu filho como "o bebê", talvez esteja resistindo a enxergar seu filho como ser humano. Lembre-se de que, só porque teve de brigar para vir ao mundo, seu pequeno não deixa de ser um indivíduo. Bem, pode ser difícil lembrar-se disso quando você está olhando para um bebê de 1,5 ou 2 quilos, envolvido em cobertores dentro de uma incubadora da UTIN, com vários tubos conectados a seu corpo. Ainda assim, você deve começar um diálogo: converse com o bebê, perceba as reações dele e tente discernir quem ele é. Quando você o levar para casa, e especialmente quando chegar a data prevista para o nascimento normal (que geralmente é a base para a determinação da "idade verdadeira" de um prematuro), continue com a monitoração cuidadosa e lenta.

Fenômeno similar pode acontecer com os múltiplos: eles se transformam em "os bebês", "os gêmeos". Na realidade, estudos mostram que os pais de gêmeos tendem a olhar para um ponto *entre* os bebês, e não para eles. Tome o cuidado de não deixar de considerá-los como indivíduos; olhe-os nos olhos. Eu garanto que cada um deles terá personalidade e necessidades distintas.

Você pode estar resistindo à instauração de uma rotina estruturada. É claro que um prematuro ou um bebê que nasceu com baixo peso tem de comer com maior frequência e dormir mais do que um bebê normal. Certamente, queremos que o bebê melhore, por isso temos de administrar medicações. Mas chega aquele momento, em geral quando o bebê atinge os 2,5 quilos, em que não apenas é possível adaptá-lo à rotina E.A.S.Y., como também é recomendável. O problema é você insistir em ver seu bebê como um anoréxico. Meses depois do nascimento, você não percebe que ele já atingiu o mesmo grau de desenvolvimento que os bebês da mesma idade.

No caso da adoção, às vezes os pais também resistem a uma rotina estruturada porque têm medo de submeter o bebê a muitas mudanças. Eles tentam seguir a orientação do bebê – um caminho que invariavelmente leva ao caos. Como já disse antes, ele é apenas um *bebê*, pelo amor de Deus! Por que deixá-lo assumir o controle? Em alguns dos casos mais extremos de superproteção, o bebê é tão resguardado e idolatrado que se torna, como um casal costumava brincar, o "Rei Bebê".

Nem é necessário explicar que eu me oponho aos pais adorarem seus filhos, muito pelo contrário. Na realidade, detesto ver o equilíbrio da família perturbado por um bebê "tirano".

Esses obstáculos estão naturalmente presentes em qualquer casa; no entanto, há maior probabilidade de os pais tropeçarem neles quando os primeiros dias do bebê foram marcados por circunstâncias extraordinárias. Agora vamos examinar alguns dos problemas específicos que você poderá encontrar.

"Entregas Especiais":
Adoção e Barriga de Aluguel

Chamo de "entrega especial" àquilo que mamãe e papai recebem quando pegam um bebê no hospital, em uma agência de adoção, escritório de advocacia ou aeroporto. Em geral, esse momento representa o término de uma longa e árdua estrada, que inclui inscrições, entrevistas, telefonemas intermináveis, reuniões com a mãe natural e até mesmo decepções (quando o acordo não funciona ou é cancelado no último minuto).

> *DICA:* *Se você estiver adotando um bebê ou recorrendo a uma barriga de aluguel, peça à mãe natural ou à mãe de aluguel para, durante a gravidez, tocar uma fita para o bebê gravada com a sua voz, de modo que ele consiga ouvi-la no interior do útero.*

Quando a própria mãe gesta a criança, ela tem nove meses para se preparar para o impacto do nascimento. Embora possa ter suas dúvidas ao longo do caminho, o período de gestação lhe dá tempo para se acostumar com a ideia. O mesmo não acontece quando a notícia da "entrega especial" é repentina. A experiência de ter um bebê subitamente colocado nos braços é, às vezes, chocante: "Eu me lembro de ter visto duas mulheres entrando pelo portão", declarou uma mãe adotiva, "cada uma com um bebê nos braços. Eu então pensei: 'Ai, meu Deus! Um desses é *meu*!'". Também há um estresse adicional no fato de os casais adotivos geralmente precisarem viajar com os novos bebês, o que determina um duplo ajuste: o impacto do primeiro momento, seguido pela experiência maravilhosa de levar o bebê para casa.

É claro que a mãe adotiva não tem o choque físico da gravidez e do parto. No mínimo, ela poderá manter durante a gestação sua vida normal, aliviando a tensão por meio de um *cooper* ou de outra atividade relaxante. Charlotte, uma corretora imobiliária que teve gêmeos por uma mãe de aluguel, conseguia correr de um lado para outro até o momento em que os bebês nasceram. Ao mesmo tempo, já que a responsabilidade de cuidar dos bebês geralmente recai sobre os ombros da mãe, a carga emocional pode ser bastante pesada.

Embora todas as "entregas especiais" tenham em comum o fato de outra mulher ter gestado o bebê que a mãe adotará legalmente, existem algumas importantes diferenças entre os vários tipos de acordo. No caso da mãe de aluguel, por exemplo, o acordo legal pode ser mais difícil do que a adoção, para a qual existem décadas de precedentes. Além disso, você está jogando tudo numa cartada só: não apenas porque está contando com outra mulher, muitas vezes desconhecida, mas também porque uma em cada dez gestações de aluguel termina em aborto natural. No caso da adoção, você tem uma variedade maior de possíveis mães e pode negociar com agências nacionais ou estrangeiras. Embora ambos os planos envolvam gastos financeiros, aqueles associados à mãe de aluguel, a opção menos tradicional, podem ser mais altos do que os relativos a taxas de adoção, especialmente se a mãe de aluguel engravidar em laboratório, o que nem sempre é o caso. Sophia e Magda, por exemplo, se encontraram em um belo hotel com vista para o mar e tomaram juntas um chá da tarde; depois, Sophia usou um bulbo de sucção (*turkey baster)* para introduzir em Magda o esperma de Fred, seu marido!

A motivação da mãe que fornece o bebê também contribui para as diferenças nas situações. Uma mãe de aluguel toma uma decisão consciente de ajudar um casal com problemas de infertilidade, gestando o bebê. Com frequência, ela tem tanto a fazer no processo de seleção quanto os pais adotivos; às vezes, existe até uma ligação biológica, na qual uma irmã ou uma tia se apresenta como voluntária para engravidar. No caso da adoção, a mãe natural está desistindo do bebê, por ser muito jovem ou muito velha e/ou por não ter os recursos financeiros ou emocionais para cuidar do filho. Ela pode ou não ter uma relação contínua com os pais adotivos; pode também nem saber quem eles são.

No caso da barriga de aluguel, os pais adotivos geralmente estão envolvidos na gravidez e sabem exatamente quando o bebê irá nascer. Alguns, como no caso de Sophia, tornam-se amigos da mãe de aluguel, conhecem os outros filhos dela e as duas famílias acabam ficando unidas. "Eu fui a primeira a segurar Becca", lembra Sophia, que estava na sala de parto quando Magda deu à luz. "E, naquela noite, eu a levei para o hotel e dormi com ela."

O decorrer de um acordo bem-sucedido com uma mãe de aluguel pode tornar o processo bastante realista e ligeiramente mais previsível do que a adoção tradicional, na qual os pais muitas vezes não sabem com precisão para quando esperar seu "pequeno milagre". Eu me lembro de ter recebido um telefonema de Tammy em um domingo: ela havia se inscrito para a adoção de um bebê e queria saber da minha disponibilidade. Para mútuo choque, seu e meu, na quinta-feira seguinte (apenas quatro dias depois), ela ligou de novo: "Tracy, eles me disseram que vou pegar meu bebê amanhã!". Isso que é não ter tempo de preparar-se! Tammy teve de viajar 16 mil quilômetros para pegar o bebê num hospital, depois de uma série de testes médicos que geralmente são executados nos bebês adotados, para verificar se não existe nenhum problema. Ela nunca conheceu a mãe natural, e não tinha mais nada para levar para casa além do atestado de saúde e do amor que imediatamente nasceu em seu coração por aquele ser pequeno e indefeso que estava em seus braços.

Conhecendo o Bebê que Veio
na Sua "Entrega Especial"

Aqui teço alguns comentários sobre aspectos essenciais da situação da mãe que não gestou seu bebê.

Mantenha o diálogo. Uma das primeiras atitudes da mãe adotiva é a conversa com o bebê. Se ele já ouviu sua voz quando estava no útero de outra mulher, muito melhor; mas, em muitos casos, isso é impossível. Apresente-se a ele. Diga a seu filho como você tem sorte em tê-lo. Se você tiver adotado um bebê de outra cultura, ele pode demorar um pouco para se acostumar com sua fala: a modulação da voz, a entonação e o padrão de fala serão muito diferentes de tudo o que ele já ouviu. É por isso que sugiro que, sempre que possível, você encontre uma babá da mesma nacionalidade de seu bebê.

Espere encontrar dificuldades nos primeiros dias. Ir para "casa" pode ser algo muito desorientador para um bebê que sofreu os traumas naturais do nascimento e, além disso, foi bombardeado por vozes estranhas, muitas vezes durante uma longa viagem. Por isso, muitos bebês adotados são excepcionalmente mal-humorados quando chegam ao lar. Esse foi o caso de Hunter, a "entrega especial" de Tammy. Para aliviar o medo e deixar o bebê mais confortável em seu novo ambiente, Tammy ficou acordada pelas primeiras 48 horas que passou com o pequeno Hunter, dormindo apenas quando ele dormia. Ela conversava com ele sem parar e, no terceiro dia, ele já estava menos assustado. Bem, você pode atribuir o mau humor dele à longa viagem de avião, mas eu também acho que ele sentia falta da voz da mãe natural.

Não se sinta desencorajada porque não pode amamentar. Este é um ponto delicado para muitas mães adotivas, que gostariam de experimentar a sensação de oferecer ao bebê os benefícios nutritivos do leite materno, o que pode ser conseguido quando a mãe de aluguel ou natural está disposta a bombear o leite durante o primeiro mês. Eu conheço muitas famílias para as quais o leite materno foi congelado e depois transportado pelo país durante a noite. Se for a sensação da amamentação que a mãe adotiva deseja, ela pode pelo menos simular a experiência usando um sistema de alimentação suplementar (veja a página 142).

Dê início ao E.A.S.Y. apenas depois de alguns dias de observação do bebê. É importante adaptar o bebê a uma rotina estruturada o mais rápido possível, mas, no caso da adoção, você terá de passar alguns dias apenas observando o bebê. É lógico que isso também depende da idade do bebê. No caso da mãe de aluguel, é grande a probabilidade de você estar com o bebê imediatamente após o nascimento; neste caso, pode proceder como qualquer mãe natural o faria. Mas, nos outros tipos de adoção, geralmente há um intervalo, que pode durar vários dias ou até meses (ou ainda mais tempo, obviamente, se você adotar uma criança que já engatinha ou tem mais idade, mas aqui estamos tratando somente de bebês). Os bebês de 2, 3 ou 4 meses de idade quase sempre já estão adaptados ao programa da instituição em que viveram os primeiros dias de vida. Ainda assim, por causa do estresse adicional que sofrem, você precisará lhe dar tempo para se ajustar. Para isso, o mais importante é que você o escute: seu bebê lhe "contará" tudo de que precisa.

Mesmo um recém-nascido que chega direto do hospital, você precisa observar cuidadosamente, para saber do que ele gosta e do que ele precisa. No caso do filho de Tammy, por exemplo, no quarto ou quinto dia, Hunter começou a se sentir em casa e tornou-se claro que ele era um bebê Livro-texto. Ele comia bem, seu humor era consideravelmente previsível e ele dormia quase duas horas sem acordar; por isso, não foi difícil adaptá-lo à rotina E.A.S.Y.

Contudo, a experiência de cada bebê adotado é diferente. Você precisa levar em consideração tudo o que seu filho passou. Se o bebê parece particularmente desorientado, é bom ficar conversando com ele e manter bastante contato pessoal. Ande com ele no colo. Na realidade, nos primeiros quatro dias, você pode imitar o ambiente pré-natal colocando-o em um suporte para bebês ajustável a seu corpo, para mantê-lo literalmente perto do coração. Mas não faça isso por mais de quatro dias. Assim que o bebê parecer mais calmo e começar a responder à sua voz, você pode adaptá-lo ao programa E.A.S.Y. Do contrário, você corre o risco de sofrer os problemas da *maternidade acidental*, que descrevo no próximo capítulo.

Se o bebê for um pouco mais velho e estiver acostumado a outro programa, que envolva cair no sono depois de cada refeição, você pode acostumá-lo ao E.A.S.Y. com maior lentidão, mas, novamente, precisa dar a ele pelo menos cinco dias. Primeiro, faça uma pausa para ver quanto ele costuma comer. A maioria dos bebês adotados são criados com leite industrializado e mamadeira. Já que sabemos que o leite industrializado é comumente digerido na proporção de 30 ml por hora, você pode verificar se ele está tomando o suficiente a cada mamada, para examinar como é o período de três horas dele. Se ele dormir enquanto mama, porque foi treinado a isso, acorde-o (veja as dicas da página 113-4). Brinque um pouco com ele para mantê-lo acordado depois da mamada. Dentro de alguns dias, ele já estará acostumado ao E.A.S.Y.

Lembre-se de que você não é menos mãe de seu bebê que a mulher que deu à luz. Quando contrata uma mãe de aluguel ou faz uma adoção tradicional, a mulher pode, no início, sentir que não merece realmente aquele bebê ou que não sabe o que fazer com ele, mas, depois dos três primeiros meses, uma mãe adotiva não é nada diferente de uma mulher que tenha dado à luz. As mulheres não precisam pedir desculpas por ter adotado um bebê. Afinal, tornar-se mãe é uma *ação*, não um jogo de palavras. Se você fica com o bebê, senta-se ao lado do berço à noite quando ele está doente e cumpre todas as funções esperadas de uma mãe, não precisa de um laço biológico para merecer o título.

No fundo, muitos pais adotivos fazem a si mesmos a pergunta: "Será que esta criança irá querer conhecer sua mãe natural quando crescer?". Você deve estar preparada para isso, mas não se preocupe. Você precisa respeitar o direito de seu filho de conhecer seu próprio passado, e isso é uma decisão dele. Na realidade, eu garanto que, quanto mais você reprimir a curiosidade natural da criança, mais perguntas ela fará.

Mantenha a mente aberta. Transforme a ideia da adoção em parte regular da conversa com o bebê; assim, não terá de descobrir "a hora certa" para revelar a ele suas origens. No caso da mãe de aluguel, eu sugiro que você adote a analogia com uma planta transplantada: você tem um canteiro de concreto e a vizinha ao lado tem um jardim; você deu a ela as sementes e, quando a plantinha brotou, você a levou de volta para o seu canteiro; então, você continua regando a planta e ajudando-a a crescer.

Manter a mente aberta não significa manter contato com a mãe natural ou de aluguel. Essa é uma decisão complexa e muito pessoal, que deve ser tomada pelo casal após um exame cuidadoso da situação particular. Seja qual for sua conclusão, no entanto, é importante ser honesta com a criança em relação às suas origens. No caso de Charlotte, por exemplo, ela não manteve contato com a mãe de aluguel, que usou o óvulo de Charlotte e o esperma de Mack para conceber (um processo conhecido como *gestação substituta*, diferente da tradicional, na qual apenas o esperma do pai é usado). Assim que os bebês nasceram, Charlotte e Mack cortaram o contato com Vivian, a mãe de aluguel, porque achavam que ela fora apenas uma portadora. "Ela os carregou por nove meses, e agora eles são nossos", Charlotte explica. Ainda assim, existe uma foto de Vivian no quarto dos meninos e a família conversa sobre ela. "Seu pai e eu temos muita sorte", Charlotte diz para os filhos, "porque, mesmo eu não podendo carregar um bebê na minha barriga, encontramos Vivian, uma mulher maravilhosa que pôde carregar vocês na barriga dela e cuidou de vocês até que estivessem prontos para nascer." Ela conta para eles a história do nascimento desde o dia em que eles chegaram.

Não fique surpresa se você engravidar depois da adoção. Não, isso não é lenda. Embora ninguém saiba ao certo por que que as mulheres aparentemente inférteis de repente concebem após adotar um filho, isso acontece. Regina, que havia recebido a notícia de que nunca teria filhos, adotou um recém-nascido. Alguns dias mais tarde, adivinhe: ela ficou grávida. Talvez ela já não se sentisse mais pressionada a engravidar; talvez o diagnóstico tenha sido errado. Em qualquer caso, agora ela tem dois bebês – um nove meses mais velho do que o outro. Regina ficou tão grata a seu filho adotado, tão certa de que ele a "ajudou" a conceber, que o chama de "bebê milagroso".

Prematuros e Começos Difíceis

Falando em milagres, nada é tão maravilhoso quanto presenciar a transformação em um bebê normal daquele bebê prematuro ou com problemas clínicos, que você temia não sobreviver à primeira noite. Eu sei do que estou falando, porque minha filha mais nova nasceu sete semanas antes da data prevista. Ela ficou no hospital durante cinco semanas. Na Inglaterra, permite-se que a mãe fique junto com o bebê, de modo que fiquei lá pelas primeiras três semanas; nas duas semanas seguintes, eu ia e voltava para casa – ficava com Sara à noite, voltava para ver Sophie durante o dia.

Já que eu também estive nessa montanha-russa, meu coração realmente se derrete pelos pais de prematuros ou de bebês que, por outros motivos, também precisem ficar na UTIN. Em um dia, você está cheia de esperança; no outro, está paralisada de medo porque os pulmões dele pioraram. Eu conheço a obsessão por cada grama de peso ganho, as preocupações com as infecções, o medo do retardamento mental ou de problemas similares. Você vê seu bebê ali deitado na UTIN e se sente

A Montanha-russa Emocional de Um Nascimento de Alto Risco

Os estágios de aceitação da morte identificados por Elisabeth Kübler-Ross têm sido usados para explicar o curso normal de adaptação a qualquer crise.

Choque: Você fica tão surpresa que é difícil digerir os detalhes ou pensar com clareza. É melhor ter um amigo ou familiar a seu lado, para lembrá-la das informações e responder às perguntas médicas.

Negação: Você não quer acreditar no que está acontecendo – o médico deve estar errado. Ver o seu bebê na UTIN finalmente faz você encarar a realidade.

Tristeza: Você lamenta não ter o bebê perfeito ou o parto ideal. Sente pena de si mesma e fica mais triste ainda porque não pode levar o bebê para casa. A sensação queima por dentro; cada momento é uma tortura. O choro é frequente, e as lágrimas ajudam-na a se acalmar.

Raiva: Você se pergunta: "Por que nós?". Chega a sentir-se culpada, achando que poderia ter feito algo para evitar o problema. Você direciona a raiva ao parceiro ou à família, até que chega no próximo estágio.

Aceitação: Você percebe que a vida deve continuar. Sabe que existem coisas que pode mudar e coisas que não.

DICA: Lembre-se desta importante lição: o importante não é o que acontece na sua vida, mas sim como você lida com a situação.

absolutamente impotente. Você está se recuperando, seus hormônios estão fora de controle e, ainda assim, precisa enfrentar a possibilidade da morte de seu filho. Você se prende a cada palavra do médico, mas, metade do tempo, se esquece do que ele acaba de dizer. Você tenta se convencer de que todas as más notícias têm um lado bom, tenta nutrir um pouco de esperança. Mas toda hora se pega pensando: "Será que ele vai sobreviver?".

Obviamente, alguns bebês não sobrevivem – cerca de 60% das complicações sérias ou das mortes infantis são devidas às consequências do parto prematuro. Isso depende, é claro, de *quanto tempo antes* ele nasceu (veja o quadro da página seguinte). Além disso, os bebês que sobrevivem podem desenvolver problemas vitalícios ou precisar de uma cirurgia, o que contribui para aumentar a ansiedade. Porém, muitos dos bebês prematuros não apenas sobrevivem como também prosperam e, em poucos meses, é praticamente impossível apontar as diferenças entre eles e os bebês nascidos a termo. Ainda assim, quando os pais chegam em casa com um prematuro, embora já tenham escutado do médico que o pior já passou, os nervos estão tão abalados que é até difícil acreditar que a vida prosseguirá normalmente. Aqui seguem algumas normas para ajudar na sobrevivência de pais e bebê.

Esperem até a data prevista para o nascimento do bebê antes de tratá-lo como uma criança normal. O hospital permite que você leve o bebê para casa quando ele atinge o peso de 2,5 quilos, mas, se isso ocorrer antes da data originalmente marcada para o nascimento, você precisa continuar tratando dele com todo o cuidado. O objetivo é fazer o bebê comer e dormir o máximo e não ser estimulado. Essa é a única situação em que recomendo que o bebê seja amamentado de acordo com sua demanda.

Lembre-se: tecnicamente, seu bebê ainda deveria estar dentro de seu útero; por isso, o ideal é que você simule tal condição. Envolva-o em cobertores, na posição fetal. Mantenha a temperatura do quarto perto dos 22 °C. Você pode ter percebido que, na UTIN, às vezes cobrem os olhos dos bebês, para reduzir o estímulo visual. Em casa, portanto, é melhor manter o quarto escuro. Não exponha o bebê a brinquedos de coloração preta e branca – o cérebro dele ainda não está totalmente formado, não devendo ser muito estimulado. Embora todos os bebês não devam ser expostos às bactérias, no caso do prematuro é preciso ainda

Índice de Sobrevivência dos Prematuros

As semanas de gestação são contadas desde o último período menstrual. Com base nos bebês das UTINs, as estimativas de sobrevivência podem variar em casos individuais:

23 semanas: 10-35%;

24 semanas: 40-70%;

25 semanas: 50-80%;

26 semanas: 80-90%;

27 semanas: mais de 90%;

30 semanas: mais de 95%;

34 semanas: mais de 98%.

A chance de sobrevivência do bebê aumenta em 3-4% por dia entre as 23ª e a 24ª semanas; 2-3% por dia entre a 24ª e a 26ª. Depois da 26ª semana, como a taxa de sobrevivência já é alta, o índice diário não é tão significativo.

maior rigor em relação à limpeza: a pneumonia é um risco muito real. Esterilize todas as mamadeiras.

Alguns pais também costumam dormir com o prematuro encostado no peito à noite. O "tratamento de canguru", como é chamado, é comprovadamente benéfico aos pulmões e ao coração do prematuro. Um estudo conduzido em Londres observou que, comparados com os bebês colocados em incubadoras, os bebês que ficam em contato com a pele do peito da mãe ganham peso mais rápido e têm menos problemas de saúde.

Dê mamadeira ou combine-a com o aleitamento no seio. Antes de o bebê atingir os 2,5 quilos, seu regime alimentar é estabelecido pelo especialista em recém-nascidos. Quando o bebê vai para casa, no entanto, não há mais esse tipo de orientação. Uma das maiores preocupações da mãe é, lógico, o ganho de peso. Você precisa discutir o regime alimentar de seu filho com o pediatra. Mas o motivo pelo qual sugiro a administração de mamadeira, especialmente com leite materno bombeado, é a possibilidade

---

Quando o Bebê Não Pode Ir para Casa

Se o bebê chegou mais cedo ou apresentou algum tipo de problema ao nascimento, talvez você tenha de ir para casa antes dele. Aqui estão algumas estratégias para você se sentir mais envolvida e, espero, menos desesperada:

- Bombeie seu leite dentro de 6 a 24 horas e leve-o à UTIN. Independentemente de você planejar amamentar ou não, seu leite é sempre bom para o bebê. No entanto, se você ainda não tiver leite, seu bebê também pode ser alimentado por leite industrializado.

- Visite o bebê diariamente e tente estabelecer com ele um contato físico, mas não fique morando no hospital. Você também precisa descansar, especialmente para se preparar para a chegada dele em casa.

- Prepare-se para se sentir deprimida, é normal. Chore e converse sobre seus medos.

- Viva um dia por vez. Não adianta se preocupar com um futuro que você não pode controlar. Concentre-se naquilo que pode fazer hoje.

- Converse com outras mães que tiveram o mesmo problema. Seu bebê pode estar enfrentando dificuldades, mas ele não é o único que precisa de ajuda.

---

de ver quanto o bebê está ingerindo. Além disso, alguns bebês podem ter problemas com os seios. Dependendo de sua prematuridade, ele pode ainda não ter desenvolvido o reflexo de sucção, o que não acontece antes de 32 ou 34 semanas de gestação; portanto se ele nasceu antes desse prazo, não saberá mamar.

Avalie seu grau de ansiedade e encontre uma válvula de escape para ela. Você quer segurar o bebê no colo constantemente, tentando compensar o tempo que perdeu durante a internação na UTIN. Quando ele dorme, você morre de medo que ele não acorde. Esses sentimentos e outras incontáveis formas de proteção são compreensíveis, em virtude de tudo o que você passou. No entanto, a ansiedade não ajuda seu bebê. Muito pelo contrário: os estudos mostram que os bebês sentem intuitivamente a angústia emocional da mãe e podem ser negativamente afetados por ela. É fundamental que você busque apoio – pessoas que possam escutar seus medos mais profundos e que a encorajem a chorar. Pode ser seu parceiro. Afinal, quem conhece mais seus medos? Mas, quando ambos enfrentam as mesmas dificuldades, é útil que cada um deles encontre uma pessoa na qual possa confiar.

Os exercícios físicos também ajudam muito a aliviar o estresse. Ou, talvez, você seja o tipo de pessoa que se acalma com a meditação. Procure saber o que funciona melhor para você.

Quando levar o bebê para passear, relaxe; não o trate como prematuro ou doente. Se o bebê chegou mais cedo ou a gravidez chegou ao fim mas ele nasceu com algum problema, o maior obstáculo para a mãe pode ser a própria incapacidade de superar a sensação de limitação que acompanhou a experiência. Talvez você ainda esteja pensando como aquela mãe que teve uma criança fraca ou doente. Na realidade, quando os pais me telefonam no caso de problemas de alimentação ou de sono, a primeira pergunta que faço é: "Ele nasceu prematuro?". Minha próxima pergunta é: "Ele teve algum problema ao nascer?". Muitas vezes uma ou duas dessas respostas são positivas. Concentrados no ganho de peso, os pais tendem a alimentar demais o bebê, e continuam estimulando o aumento de peso muito depois de ele ter atingido o peso normal para a idade. Eu já vi bebês com até 8 meses que ainda dormem no peito do pai, ou acordam no meio da noite para uma mamada. O antídoto aqui é a adoção do programa E.A.S.Y. Adaptar o bebê a uma rotina estruturada é benéfico para ele e infinitamente bom para você. (No próximo capítulo, conto a história de alguns pais e explico como os ajudei a solucionar o problema.)

Alegria em Dobro

Felizmente, graças às maravilhas da tecnologia ultrassônica, as mulheres grávidas de mais de um bebê raramente são pegas de surpresa nos dias de hoje. Se você está grávida de gêmeos ou trigêmeos, existe uma boa chance de precisar de repouso na cama pelo menos no último mês da gravidez, se não no último trimestre. Além disso, os múltiplos têm uma probabilidade de 85% de nascer prematuramente. Por isso, aconselho os pais a começarem a preparar o quarto do bebê no terceiro mês. Mas existem casos em que o terceiro mês já é tarde demais. Recentemente, uma cliente minha foi colocada em repouso na cama na 15ª semana de gravidez. Ela teve de depender dos outros para preparar tudo para a chegada dos gêmeos.

Já que a gravidez é difícil e o nascimento frequentemente ocorre através de uma cesariana, as mães dos múltiplos têm duas ou três vezes mais trabalho a partir do momento em que os bebês chegam (nem vou falar dos quadrigêmeos!); além disso, elas também têm maior necessidade de recuperação. No entanto, posso garantir que a última coisa que uma mãe de gêmeos quer ouvir é: "Nossa, como deve ser trabalhoso!". Além do fato de comentários desse tipo em geral serem feitos por pessoas que tiveram apenas um bebê por vez, eles são absolutamente óbvios e não ajudam em nada. Eu prefiro dizer: "Você teve alegria em dobro e, além disso, seu filho já nasceu com alguém para brincar".

Quando os gêmeos são prematuros ou pesam menos de 2,5 quilos, são necessárias as mesmas precauções que sugeri para os prematuros. A única diferença, claro, é que você terá de se preocupar com dois bebês, e não apenas com um. Os gêmeos nem sempre nascem próximos um do outro, e um deles pode pesar menos ou ser consideravelmente mais fraco do que o outro. De qualquer modo, recomendo que os dois fiquem no mesmo berço. Gradualmente, quando eles tiverem cerca de 8 a 10 semanas, ou assim que começarem a explorar e segurar as coisas, incluindo o próprio irmão, eu sugiro o processo de separação. Os bebês devem ser afastados gradualmente, durante um período de duas semanas. Por fim, são colocados cada um em seu próprio berço.

Assim que os bebês passarem do ponto das possíveis complicações, é melhor estabelecer uma rotina. Lógico que é possível alimentar dois bebês de uma só vez, mas será mais difícil concentrar-se no bebê como um indivíduo. Além disso, você também terá mais dificuldades. E, embora seja possível amamentar os dois ao mesmo tempo, tarefas como fazê-los arrotar e trocar as fraldas têm de ser realizadas separadamente.

A questão mais interessante no caso de gêmeos ou trigêmeos é o trabalho aparentemente contínuo para a mãe e a necessidade de ela ficar com cada um dos bebês separadamente. Não é surpresa, então, que as mães de múltiplos sejam instantaneamente receptivas à ideia de uma rotina estruturada, porque ela simplifica muito sua vida.

Barbara, por exemplo, ficou maravilhada quando sugeri a adaptação de seus bebês, Joseph e Haley, ao E.A.S.Y. Joseph precisou ficar no hospital por três semanas, por causa do seu peso baixo. Por mais que fosse terrível deixar Joseph no hospital, Barbara teve uma oportunidade para adaptar Haley à rotina. Já que fora acostumado a um programa de amamentação a cada três horas no hospital, foi muito simples nós o mantermos nos eixos. Depois, quando Joseph chegou, começamos as mamadas dele quarenta minutos depois das do irmão, compondo o programa de cada um deles de acordo com essa diferença de tempo. Eu reproduzo a seguir, o programa E.A.S.Y. de Joseph e Haley.

	Haley	Joseph
Comer	6-6h30: mamada (à medida que o bebê cresce, a mamada demora menos; você pode acordar Joseph mais cedo e terminar com mais tempo para si mesma). 9-9h30 12-12h30 15-15h30 18-18h30 Até que ele durma a noite toda, mamadas dos sonhos às 21 e às 23 h.	6h40-7h10: mamada. 9h40-10h10 12h40-13h10 15h40-16h10 18h40-19h10 Mamadas dos sonhos às 21h30 e 23h30.
Atividade	6h30-7h30 Troca de fralda (10 minutos); brinca sozinho enquanto Barbara amamenta Joseph. 9h30-10h30 12h30-13h30 15h30-16h30 Depois das 18h, deixar Haley brincando enquanto Joseph janta.	7h10-8h10 Troca de fralda (10 minutos); brinca sozinho enquanto Barbara coloca Haley para dormir. 10h10-11h10 13h10-14h10 16h10-17h10 Banho para ambos às 19h10, quando Joseph termina a mamada.

	Haley	Joseph
Sono		
	7h30-8h45 – soneca. 10h30-11h45 – soneca. 13h30-14h45 – soneca. 16h30-17h45 – soneca. Para a cama logo depois do banho.	8h10-9h25 – soneca. 11h10-12h25 – soneca. 14h10-15h25 – soneca. 17h10-18h25 – soneca. Para a cama logo depois do banho.
Você	Ainda não, mamãe!	Depois de colocar Joseph para dormir, mamãe descansa pelo menos 35 minutos ou até que Haley acorde para a próxima mamada.

Embora Barbara tenha escolhido não suplementar as mamadas dos bebês com leite industrializado, eu sugiro que as mães o façam: é muito difícil ficar bombeando e amamentando quando você precisa se recuperar da cesariana. É lógico que é muito mais complicado quando os gêmeos chegam e você já tem um filho, como no caso de Candace, cujos gêmeos, um menino e uma menina, chegaram quando sua filha Tara tinha apenas 3 anos. Os gêmeos de Candace saíram do hospital antes da mãe, que teve parto normal e perdeu muito sangue durante o processo. O médico a fez ficar no hospital mais três dias, até que seu nível de plaquetas, perigosamente baixo, aumentasse. Então, a mãe de Candace e eu tomamos conta dos bebês, adaptando-os ao E.A.S.Y. imediatamente.

Quando Candace chegou em casa, já estava pronta para arregaçar as mangas: "Eu tive a sorte de eles nascerem de nove meses e de não terem nenhum problema de saúde". Candace também acredita que não foi vencida pelo estresse porque já tivera sua primeira filha. Ela também estava consciente das personalidades de Christopher e Samantha desde o começo e, portanto, foi capaz de lidar com eles como seres humanos diferentes. "Ele era muito doce, até mesmo no berçário do hospital; as enfermeiras tinham de fazer cócegas para que ele chorasse. Ela, por outro lado, parecia ter saído de uma fogueira. Até hoje, quando troco a fralda dela, Samantha age como se estivesse sendo submetida a uma tortura."

Candace ficou sem leite durante os dez primeiros dias e, depois de seis semanas, o suprimento ainda não era suficiente. Então os gêmeos foram alimentados com uma combinação de leite industrializado e leite materno, o que não causou nenhum problema a eles. É compreensível que, com a complicação adicional de ter outra criança ainda dependente dela, Candace tinha muito a fazer: "Eu reservei as quartas-feiras para ficar com Tara, mas, nos outros dias, tinha de ficar em casa o dia todo e era um ciclo interminável de amamentar, bombear, trocar fraldas e colocá-los para dormir, com um descanso de apenas meia hora – até que tudo começasse novamente".

Talvez o aspecto mais surpreendente dos múltiplos seja que, após o período inicial de adaptação, os gêmeos e trigêmeos são *mais fáceis* de cuidar, porque um distrai o outro. Ao mesmo tempo, Candace descobriu o que a maioria das mães de gêmeos devem aceitar: existem momentos em que você precisa deixar um dos bebês chorando. "Eu costumava pensar: 'Ai, não! E agora, o que eu faço?'. Mas é só cuidar de um de cada vez, porque é a única coisa que você pode fazer. E eles não morreram de tanto chorar."

Eu digo amém a tal atitude. Como nota final deste capítulo, vale a pena repetir este pensamento: *O que importa não é o que acontece na sua vida, mas sim como você lida com a situação.* Lembre-se também de que muitas situações inesperadas e traumas durante o nascimento tornam--se lembranças distantes em uma questão de meses. O segredo é a perspectiva, quando temos de lidar com questões normais da maternidade e também com circunstâncias incomuns, até mesmo com o trauma. No próximo capítulo, veremos alguns problemas que surgem quando os pais não conseguem manter uma atitude sadia e sensível.

CAPÍTULO NOVE

Mágica em Três Dias: o ABC da Cura para a Paternidade Acidental

> Se há algum aspecto da criança que nós desejamos modificar, devemos primeiro examiná-lo e verificar se não é algo que seria melhor modificar em nós mesmos.
>
> — Carl Jung

"Nós Não Temos Vida Própria"

Quando os pais não começam da maneira que desejam manter, acabam criando o que chamo de *paternidade acidental*. Veja o exemplo de Melanie e Stanley. Spencer, o filho, nasceu três semanas antes da data prevista e no início foi alimentado de acordo com a demanda. Embora ele tenha se recuperado rapidamente do trauma do nascimento, Melanie ainda estava muito preocupada com sua saúde nas primeiras semanas em casa. Ela colocou Spencer na cama do casal, porque assim era mais fácil amamentá-lo várias vezes durante a noite. Quando Spencer chorava de dia, os pais trabalhavam em equipe: eles o acalentavam e acalmavam até ele dormir, levando-o para passear de carro ou andando pelo quarto com ele no colo. Por fim, desenvolveram o hábito de acalmá-lo com o "tratamento de canguru", permitindo que Spencer adormecesse sobre um deles. Melanie se transformou em uma chupeta humana: sempre que Spencer parecia chateado, ela lhe oferecia o seio; é claro que ele parava com a inquietação imediatamente.

Oito meses depois, esses pais bem-intencionados perceberam que o seu adorável bebê havia assumido totalmente o controle de suas vidas. Spencer não conseguia dormir a menos que mamãe ou papai ficassem andando com ele pelo quarto – e agora ele já pesava cerca de 13 quilos, e não 3! O jantar era sempre interrompido. Melanie e Stanley nunca descobriram qual era o momento "certo" de tirar Spencer da cama deles e colocá-lo no berço. Uma noite Melanie dormia na cama com o bebê e Stanley ia para o quarto de hóspedes, a fim de recuperar o sono; na noite seguinte, Stanley ficava com Spencer. Compreensivelmente, Melanie e Stanley nunca retomaram sua vida sexual.

Claro que esse casal não pretendia que a vida familiar se transformasse em um caos (por isso o termo "paternidade acidental"). O pior é que eles às vezes brigavam por causa da situação, um culpando o outro pelo que havia acontecido. Outras vezes eles até sentiam raiva do bebê;

mas, afinal, a criança estava fazendo apenas o que eles a haviam treinado para fazer. Na época em que visitei a casa deles, a tensão era tanta que parecia difícil até respirar. Ninguém estava feliz, muito menos Spencer. Afinal, ele nunca pedira para ser colocado no controle!

A história de Melanie e Stanley é típica das chamadas que recebo – cerca de cinco a dez por semana – de pais que não começam do jeito que pretendem continuar. Eles fazem comentários como "Ele não quer sair do colo" ou "Ele só mama dez minutos por vez", como se o bebê estivesse deliberadamente resistindo ao que é melhor para ele. O que aconteceu na realidade foi que os pais, inadvertidamente, reforçaram um comportamento negativo.

Minha finalidade neste capítulo não é fazer você se sentir mal, mas sim ensiná-la a voltar no tempo e a anular as consequências indesejáveis da paternidade acidental. E, acredite em mim, se o bebê faz algo que perturba a tranquilidade da sua casa, interrompe seu sono ou a impede de ter uma vida normal, geralmente existe algo que você possa fazer a respeito. No entanto, vamos começar com as três premissas básicas.

1. *Seu bebê não está se comportando mal de propósito ou por maldade.* Os pais frequentemente não têm consciência do impacto que causam sobre os filhos e do fato de que são eles quem estabelecem as expectativas do bebê, sejam elas boas ou ruins.

2. *Você pode destreinar o bebê.* Analisando seu próprio comportamento – o que você faz para encorajá-lo –, será capaz de descobrir como mudar qualquer mau hábito que, sem querer, você tenha estimulado.

3. *É necessário tempo para modificar o hábito.* Se seu bebê tem menos de 3 meses, você normalmente precisará de apenas três dias, ou até menos para modificar o mau hábito. Mas, se ele já é mais velho e determinado padrão está persistindo, você terá de fazer as mudanças passo a passo. Neste caso, é necessário mais tempo – geralmente, cada *passo*

demora três dias – e uma dose considerável de paciência da sua parte, para "eliminar" o comportamento que está tentando modificar, seja a resistência à hora da soneca, sejam as dificuldades alimentares. No entanto, você deve ser *persistente*. Se desistir muito cedo ou se for incoerente, tentando uma estratégia em um dia e outra no próximo, acabará reforçando o comportamento que deseja mudar.

O ABC da Mudança dos Maus Hábitos

Em geral, os pais que estão em situação similar à de Melanie e Stanley sentem-se desesperados. Eles não sabem por onde começar. Por isso, criei uma estratégia para a análise de seu papel no problema. Com tal análise acabam descobrindo como mudar o padrão indesejável. É uma técnica simples: o ABC (A = antecedente; B = *behavior*, ou comportamento; C = consequências).

O "A" de *antecedente*: O que veio primeiro. O que vocês estavam fazendo na época? O que vocês fizeram ou não fizeram para o bebê? O que mais estava acontecendo no ambiente?

O "B" de *behavior* (comportamento): O papel do bebê no que está acontecendo. Ele chora muito? Ele parece nervoso? Assustado? Faminto? O que ele faz já se transformou em um costume?

O "C" de *consequências*: Que tipo de padrão foi estabelecido como resultado de A e B. Os pais acidentais, inconscientes de estar reforçando um padrão, continuam fazendo o que sempre fizeram – por exemplo, acalentam o bebê até ele dormir ou enfiam o seio em sua boca a cada manifestação de inquietação. A ação pode então interromper o comportamento no momento, mas reforça o hábito a longo prazo. O segredo para mudar as consequências, portanto, é *fazer algo diferente*, introduzir um novo comportamento, a fim de permitir a eliminação do antigo.

Deixe-me dar um exemplo concreto. Melanie e Stanley admitiam ter um caso muito difícil, porque Spencer já tinha 8 meses e estava acostumado à atenção dos pais no meio da noite. A fim de reconquistar sua vida, o casal teve de dar vários passos para anular os efeitos da paternidade acidental. Aplicando o método ABC, no entanto, eu os ajudei a analisar a situação.

O *antecedente* deste caso era o medo persistente, e compreensível, que surgiu das preocupações iniciais de Melanie e Stanley com o bebê prematuro. No intuito de cuidar bem de Spencer, um dos pais sempre o acalentava ou o colocava sobre o próprio peito para dormir. Além disso, para acalmá-lo, a mãe sempre lhe oferecia o seio. O *comportamento* de Spencer também era consistente: ele estava frequentemente mal-humorado e cheio de exigências. O padrão tornou-se cada vez mais incisivo, porque, quando Spencer chorava, os pais entravam no quarto correndo e repetiam o que sempre haviam feito. A *consequência* foi que Spencer, aos 8 meses de idade, não conseguia acalmar-se nem dormir sozinho. Com certeza, não era assim que Melanie e Stanley haviam planejado criar o filho. Mas, a fim de mudar a situação, um subproduto da sua paternidade acidental, eles precisavam fazer algo diferente.

Dando Um Passo de Cada Vez

Precisei ajudar Melanie e Stanley a lembrar uma série de antecedentes que haviam contribuído para o comportamento de Spencer, e depois dividir a solução em vários passos. Em outras palavras, começamos do fim para poder anular tudo o que já havia sido feito. A seguir, explico todo o processo.

Observar e eleger uma estratégia. Primeiro, apenas observei. Eu prestei atenção ao comportamento de Spencer à tarde, depois do banho, quando Melanie tentava colocá-lo no berço depois de trocar a fralda e vestir o pijama. Ele ficava agarrado à mãe, aterrorizado, quando ela simplesmente se aproximava do berço com ele nos braços. Eu expliquei a Melanie que ele estava tentando lhe dizer: "O que você está fazendo? Não é aqui que eu costumo dormir. Eu não vou entrar *aí*".

"Por que você acha que ele sente tanto medo?", ela perguntou. E eu perguntei: "O que aconteceu antes?". O antecedente do pânico de Spencer era óbvio: Melanie e Stanley estavam desesperados para eliminar seu hábito de dormir sobre o peito. Depois de ler todos os livros sobre o sono do bebê que poderiam comprar e de conversar com amigos cujos bebês haviam tido problemas para dormir, os pais decidiram aplicar a técnica de Ferber a Spencer, não uma, mas três vezes: "Nós tentamos deixá-lo chorando, mas ele chorava tanto e por tanto tempo que eu e meu marido acabávamos chorando junto com ele". Na terceira vez, quando Spencer chorou tanto que chegou a vomitar, os pais sabiamente abandonaram essa estratégia.

A primeira coisa que precisávamos fazer – ou, melhor dizendo, desfazer – era clara: ajudar Spencer a sentir-se seguro no berço. Uma vez que nós compreendemos porque ele tinha tanto pavor de ficar sozinho no berço, eu disse a Melanie que deveríamos ser muito pacientes e cuidadosos para não fazer algo que o lembrasse do trauma. Apenas depois disso é que poderíamos lidar com o comportamento noturno de Spencer e com sua necessidade de mamar a cada duas horas.

Dê um passo de cada vez; você não pode acelerar o processo. No caso de Spencer, demorou quinze dias para ele superar o pânico de ficar sozinho no berço. Nós também tivemos de dividir o processo em passos mais curtos, começando com as horas da soneca. Primeiro, fiz Melanie entrar no quarto do bebê, fechar as persianas e tocar uma música suave. Ela depois ficava na cadeira de balanço, segurando-o no colo. Na primeira tarde, embora a cadeira nem estivesse perto do berço, Spencer ficava olhando na direção da porta.

"Isto nunca irá funcionar", Melanie disse, ansiosa.

Eu afirmei a ela: "Sim, claro que irá, mas nós temos um longo caminho a percorrer. Nós precisamos dar passos curtos".

Durante três dias, fiquei ao lado de Melanie e repetimos a mesma sequência: entrar no quarto, fechar a persiana e colocar música suave. Primeiro, Melanie ficava apenas na cadeira de balanço, cantando para Spencer; a canção o ajudava a distrair-se do medo, mas ele mantinha os olhos cravados na porta. Depois, ela ficava um pouco em pé com Spencer nos braços, tomando o cuidado de não o assustar (ou seja, sem chegar muito perto do berço). Nos próximos três dias, Melanie chegou cada vez mais perto do berço, até que ficou bem ao lado dele, sem Spencer nem mesmo contorcer o corpo. No sétimo dia, ela o colocou no berço mas ficou inclinada na sua direção e bem próxima do corpo dele – era quase como se o estivesse segurando, mas agora ele já ficava deitado.

Aquilo foi realmente um enorme progresso. Três dias depois, Melanie já conseguia entrar no quarto com Spencer, escurecer o ambiente, colocar a música suave, sentar-se na cadeira de balanço e logo em seguida se aproximar do berço e colocá-lo para dormir. Mas ela continuava inclinada sobre ele, para garantir que estava por perto e que ele estava seguro. No começo, ele ficava bem próximo da grade do berço, mas, depois de alguns dias, relaxou. Ele até mesmo chegava a distrair-se e a afastar-se de nós, indo na direção do seu coelho de pelúcia. No momento em que sentia ter ido muito longe, no entanto, Spencer retornava rapidamente a seu "posto de sentinela", junto à grade do berço, sempre vigilante.

Repetimos o ritual por dias, dando um passo de cada vez. Melanie, em vez de segurá-lo no colo, ficava em pé ao lado do berço; finalmente, começou a sentar-se. Depois de quinze dias, Spencer já ia para o berço mais disposto e se deitava. Assim que começava a adormecer, no entanto, acordava e sentava-se. Todas as vezes, nós apenas o deitávamos novamente. Ele recomeçava a relaxar e ainda chorava um pouco, mesmo quando estava passando pelos três estágios do sono (veja a página 201). Eu orientei Melanie a não atendê-lo de imediato, pois poderia interromper o processo do sono e ele iria começar tudo de novo. Por fim, Spencer aprendeu a fazer sozinho a viagem para o mundo dos sonhos.

Resolva um problema de cada vez. Entenda bem: nós ajudamos Spencer a superar seu medo, mas apenas durante o dia. Nós ainda nem havíamos tentado trabalhar os problemas noturnos – ele ainda dormia com mamãe e papai, e ainda acordava para mamar. Quando você está lidando com uma questão que comporta vários aspectos, como nesse caso, é necessário tempo e paciência. Como dizemos na Inglaterra: "Uma andorinha só não faz verão". Mas, percebendo que Spencer já não considerava o berço um local desconhecido, sabíamos que ele já se sentia seguro o suficiente para que cuidássemos dos outros problemas.

"Eu acho que já chegou a hora de parar de amamentá-lo à noite", eu disse a Melanie. Spencer já estava comendo alimentos sólidos e normalmente mamava às 19h30, ia para a cama dos pais e depois dormia mais ou menos até a 1 da manhã; a partir daí, acordava a cada duas horas para dar uma mamada curta. O *antecedente* aqui era que, sempre que Spencer se mexia no meio da noite, mamãe, achando que ele estava com fome, lhe dava de mamar: não importava o fato de ele tomar apenas 30 ou 50 ml de leite por vez. O *comportamento*, o fato de ele acordar várias vezes no meio da noite, foi reforçado pelo fato de a mãe, ingenuamente, oferecer-lhe sempre o seio. A *consequência* foi que Spencer esperava mamar a cada duas horas – um regime mais apropriado a um prematuro que a um bebê de 8 meses.

Mais uma vez, tivemos de dividir a solução em estágios. Nas primeiras três noites, a regra era não alimentar Spencer até as 4 da manhã, e depois apenas às 6 horas, quando ele tomava uma mamadeira (felizmente, esse menino estava acostumado ao seio e à mamadeira, por isso aceitou facilmente a mudança). Uma vez que os pais obedeceram ao plano, dando a ele a chupeta quando acordava, e não o seio, e adaptando-o à mamadeira das 6 da manhã, Spencer já estava bastante adaptado ao plano na quarta noite.

Depois de uma semana, disse ao casal que já era hora de eu passar algumas noites na casa deles, de modo que eles pudessem descansar e que Spencer aprendesse a dormir sozinho no berço, sem mamãe, papai *ou* mamadeira. Ele já comia alimentos sólidos e tomava bastante leite durante o dia, por isso sabíamos que ele não precisava de comida durante a noite. Além disso, suas sonecas já eram estáveis há dez dias. Agora, seria possível introduzir a ideia de dormir sozinho – e a noite inteira.

Espere uma certa regressão, já que é difícil mudar hábitos; você precisa se comprometer com o plano. Na primeira noite em que colocamos Spencer no berço depois do banho, cumprimos o mesmo ritual que seguíamos durante o dia. Funcionou perfeitamente... ou foi o que pensamos. Ele parecia cansado quando foi colocado no berço, mas, assim que o encostamos no colchão, seus olhos se abriram e ele começou a ficar inquieto. Ele ficou em pé na lateral do berço e nós o deitamos; depois, ficamos sentadas na cadeira ao lado do berço. Ele chorou novamente e ficou em pé. Nós o deitamos mais uma vez. Depois de deitá-lo mais trinta e uma vezes, ele finalmente permaneceu deitado e adormeceu.

Naquela primeira noite, Spencer acordou exatamente à 1 da manhã, chorando. Quando entrei no quarto, ele já estava em pé. Eu o deitei delicadamente; para não o estimular, eu não disse nenhuma palavra, e nem mesmo o olhei nos olhos. Alguns minutos depois, ele ficou inquieto e novamente se levantou. E assim foi a noite inteira. Ele chorava e levantava; eu o deitava. Depois de executar essa pequena dança quarenta e três vezes, ele estava exausto e finalmente voltou a dormir. Às 4 da manhã, chorou novamente – Spencer era tão fiel a seu padrão que eu podia até acertar meu relógio de acordo com ele. E novamente eu o deitei. Dessa vez, meu bonequinho levantou-se apenas vinte e três vezes. (Sim, querida, eu realmente *conto* quando faço isso. Sou muito solicitada para lidar com problemas de sono e, quando as mães me perguntam quanto tempo vai demorar, gosto de apresentar uma estimativa acurada. Eu já cheguei a contar até mais de cem com alguns bebês.)

Na manhã seguinte, quando contei a Melanie e a Stanley tudo o que acontecera, Stanley mostrou-se cético: "Isto nunca irá funcionar, Tracy. Ele não fará isso por nós". Eu dei uma piscada e aquiesci com a cabeça, prometendo que voltaria nas próximas duas noites. "Acreditem ou não", eu os tranquilizei, "nós já passamos pelo pior". Então, na segunda noite, precisei deitar Spencer apenas seis vezes antes de ele adormecer. Às 2 horas da manhã, ele se mexeu e eu entrei no quarto; quando ele estava começando a erguer os ombros do colchão, eu já o deitei novamente. Eu tive de fazer isso apenas cinco vezes e, então, ele dormiu até as 6h45 da manhã, coisa que nunca fizera. Na noite seguinte, Spencer se mexeu às 4 da manhã, mas não acordou, e dormiu até as 7h. Desde então, ele vem dormindo doze horas seguidas todas as noites. Melanie e Stanley finalmente tiveram sua vida de volta.

"Ele Não Quer Sair do Colo"

Vamos examinar outro problema comum pela aplicação do método ABC: o bebê que precisa ficar no colo o tempo todo. Este foi o caso de Teddy, que já apresentei no Capítulo 2 (página 54), o filho de 3 semanas de Sarah e Ryan. "Teddy não quer sair do colo", Sarah lamentava. O *antecedente* era que Ryan, que viajava muito a trabalho na época em que Teddy nasceu, ficava tão maravilhado de estar com o filho que, sempre que retornava ao lar, carregava-o o tempo todo no colo. Além disso, Sarah contratara uma babá nascida na Guatemala, uma cultura na qual os bebês ficam muito tempo no colo. O *comportamento* do pequeno Teddy era previsível, e eu já vi centenas de bebês exatamente iguais a ele: eu o coloco no ombro e ele está feliz como um raio de sol. Mas, no momento em que começo a afastá-lo (entenda bem, ele não está a mais de 20 ou 30 centímetros do meu peito), ele começa a chorar. Se eu paro, inverto a direção e o reaproximo do meu ombro, ele imediatamente para de chorar. Sarah sempre cedia, pensando que Teddy não "a deixava" tirá-lo do colo; assim, ela apenas reforçava o padrão. A *consequência*, como você pode adivinhar, foi que Teddy sempre queria ficar no colo.

Não, não há nada errado em pegar o bebê no colo ou em acalentá-lo. E é óbvio que o bebê que está chorando deve ser adequadamente acalmado. O problema é, como já mencionei, que os pais com frequência não sabem quando interromper o conforto, e o mau hábito começa. Eles continuam segurando o bebê no colo muito depois de satisfazer à sua necessidade. Então, o bebê forma, em sua mente infantil, a segunda noção: "Ah, então a vida é assim: mamãe e papai me carregam no colo o tempo todo". Mas o que acontece quando o bebê começa a ficar mais pesado ou quando os pais têm outros compromissos e é impossível ficar com ele no colo? O bebê reclama seu direito adquirido: "Ei, espere um minuto! Você deveria ficar me segurando. Eu não vou ficar aqui deitado sozinho".

O que você faz? Altera a consequência, mudando o que você costuma fazer. Em vez de segurá-lo continuamente, pegue-o quando ele começar a chorar, mas devolva-o ao berço assim que ele se acalmar. Se ele chorar de novo, pegue-o; quando ele parar, deite-o novamente. E assim por diante. Às vezes, você precisará fazer essa dança mais umas vinte ou trinta vezes. Basicamente, você está comunicando ao bebê: "Você está bem, eu estou aqui. Não tem nenhum problema em ficar sozinho". Eu prometo que a dança não continuará para sempre, *a menos* que você retome a sua prática de confortá-lo além das necessidades dele.

O Segredo da Mágica dos Três Dias

Embora muitos pais pensem que o que faço tem algo a ver com magia, na realidade apenas uso o bom-senso. Como você viu na situação de

Melanie e Stanley, às vezes são necessárias semanas para efetivar uma transição. Por outro lado, conseguimos mudar a necessidade de colo constante do pequeno Teddy em apenas dois dias, porque o *antecedente* – o fato de papai e babá pegarem-no no colo excessivamente – estava ocorrendo havia apenas algumas semanas.

Eu emprego a estratégia do ABC para determinar com precisão de qual tipo de "mágica em três dias" precisarei. Frequentemente, minhas opções se reduzem a apenas uma ou duas técnicas, ambas envolvendo a necessidade de encorajar o abandono do antigo comportamento. Em incrementos de três dias, você deixa de fazer o que fazia antes (desaparece o padrão antigo) em favor de algo que estimula a independência de seu filho e sua confiança nos próprios recursos. Os bebês mais velhos, obviamente, enfrentarão maior dificuldade para eliminar um comportamento cristalizado. Na realidade, a maioria das chamadas que recebo é feita por pais de bebês com 5 meses ou mais.

No "Guia Geral para a Solução de Problemas com Bebês" (veja as páginas 313-6), ofereço uma análise suscinta dos maus hábitos mais comuns nas reclamações dos pais que procuraram meu auxílio. Você verá que, apesar das especificidades de cada situação, todos os casos possuem características comuns.

Problemas de sono. Independentemente de o problema ser o bebê não dormir a noite toda (depois de 3 meses de idade) ou não conseguir adormecer sozinho, é sempre uma questão de, primeiro, acostumá-lo ao berço e, depois, ensiná-lo a dormir sem precisar ser acalmado. Nas situações mais graves, comumente quando a paternidade acidental já está instaurada por vários meses, o bebê pode ter medo do berço, por estar acostumado a ficar no colo ou a ser acalentado. A consequência é ele não ter aprendido a dormir sozinho.

Um dos bebês que ajudei a criar, Sandra, estava totalmente convencido de que sua "cama" devia ser o peito de um ser humano: quando eu a segurava, era como se houvesse um ímã entre meu peito e a orelha dela. A cada vez que tentava colocá-la no berço, Sandra chorava. Era uma forma de me dizer: "Não é assim que eu durmo". No início era impossível deitá-la, mesmo que eu ficasse a seu lado na cama. Minha tarefa foi ensinar a Sandra um novo jeito de dormir, e foi o que eu disse a ela: "Eu ajudarei você a aprender como se dorme sozinha". É claro que, no início, ela não acreditou nem estava particularmente interessada em aprender. Precisei pegá-la no colo e colocá-la no berço 126 vezes na primeira noite, 30 na segunda e 4 na terceira. Eu nunca a deixei "chorando", tampouco recorri à "técnica de canguru" que os pais usavam para acalmá-la e que havia perpetuado suas dificuldades de sono.

Problemas alimentares. Quando os maus hábitos alimentares são o problema, o antecedente é, em geral, a interpretação incorreta das dicas do bebê por parte dos pais. Gail, por exemplo, reclamava que Lily demorava uma hora para mamar. Mesmo antes de visitá-las, suspeitei que o bebê, na época com 1 mês de idade, não ficava realmente mamando por todos os sessenta minutos – ela usava o seio como uma chupeta, para se acalmar. Gail achava tão relaxante amamentar – provavelmente ela tinha um alto nível de oxitocina – que geralmente também caía no sono. Ela adormecia no meio da mamada e acordava com um sobressalto depois de dez minutos: então, via que a filha ainda estava sugando. Embora eu tenha feito muitas mães jogarem o despertador no lixo, neste caso recomendei um deles e sugeri que a mãe o ajustasse para tocar dali a 45 minutos. O mais importante: pedi a ela que observasse cuidadosamente o padrão de sucção da filha. Prestando muita atenção, Gail percebeu que Lily usava o seio como chupeta ao final de cada mamada. Por isso, quando o despertador tocava, substituíamos o mamilo da mãe por uma chupeta. Dentro de três dias, também nos livramos do despertador, porque Gail já estava mais sintonizada com as necessidades do bebê. Enquanto foi crescendo, Lily também deixou a chupeta, porque começou a preferir os próprios dedos.

Nos problemas alimentares, o comportamento do bebê pode ser a sucção contínua, muito tempo depois de já ter suprido suas necessidades alimentares, como no caso de Lily. Ele também pode pegar e depois rejeitar o seio, o que é uma forma de comunicar algo como: "Mamãe, agora já sei comer melhor e preciso de menos tempo nos seus seios". Se você não entende o que ele está dizendo, irá tentar colocá-lo de volta no seio e ele continuará sugando, porque é isso que os bebês fazem. Ou, então, acordará no meio da noite em busca da mamada quando, na realidade, não precisa mais dela. Em qualquer uma dessas situações, o bebê aprende a usar o seio ou a mamadeira como uma chupeta, uma consequência indesejável tanto para a mãe quanto para o bebê.

O ABC da Mudança

Lembre-se: qualquer que seja o mau hábito que estiver tentando eliminar, ele é uma **consequência (C)** de algo que você anda fazendo, isto é, de um **antecedente (A)**, que inadvertidamente causou o **comportamento** (*behavior*, B), o qual agora você quer extinguir. Se continuar fazendo a mesma coisa, apenas reforçará a mesma consequência. Somente quando fizer algo diferente, ou seja, quando mudar o que você costuma fazer, é que seu filho perderá o hábito.

Seja qual for o comportamento, minha primeira sugestão é a adequação de uma rotina estruturada. Com o E.A.S.Y., não é preciso seguir à base de adivinhações, porque os pais sabem quando o bebê está com fome e, então, podem procurar outros motivos para o mau humor do filho. Mas eu também encorajo os pais a observarem o que está acontecendo, a analisarem se o bebê realmente precisa comer e, se este não for o caso, a eliminarem gradualmente as mamadas adicionais desnecessárias e a ensinarem ao filho outras formas de relaxamento. Também posso reduzir o tempo das mamadas adicionais, permitindo que o bebê primeiro passe menos tempo no seio ou tome menos leite. Em outras ocasiões, substituo o leite por água ou recomendo uma chupeta para completar a transição. No final, o bebê nem mesmo se lembra do hábito antigo; é por isso que parece magia.

"Mas Meu Bebê Tem Cólica"

É nesses casos que minha mágica dos três dias é realmente colocada em teste. Seu bebê chora e puxa as pernas de encontro ao peito? Ele tem constipação? Ele tem gases? Às vezes, ele parece estar sentindo tanta dor que você sente seu coração se despedaçar? O pediatra e outras mães que já passaram por essa experiência dizem que é cólica – e todo mundo lhe diz de modo sombrio: "Não há nada que você possa fazer". Em parte, isso é verdade: a cólica não tem uma cura real. Ao mesmo tempo, *cólica* se transformou em um termo excessivamente usado, uma palavra que descreve quase todas as situações difíceis – e a maioria delas pode ser modificada.

Eu garanto que, se seu bebê sofre de cólica, pode ser um pesadelo, para o bebê e para você. Estima-se que 20% dos bebês sofram de algum tipo de cólica e, entre estes, 10% são considerados casos severos. Em um bebê que tem cólica, o tecido muscular que cerca os minúsculos tratos gastrintestinal ou geniturinário começa a sofrer contrações espasmódicas. Os sintomas normalmente começam com a inquietação, seguida de prolongadas crises de choro, às vezes por horas a fio. Quase sempre, os episódios ocorrem aproximadamente na mesma hora do dia. Os pediatras às vezes usam o termo "regra de três" para diagnosticar a cólica: três horas de choro por dia, três dias por semana, por três semanas ou mais.

Em se tratando de Nadia, um bebê com um caso clássico de cólica, ela ficava sorrindo a maior parte do dia e depois chorava das 6 às 10 da noite, alternando choros ritmados com choros irregulares. A única coisa que lhe oferecia alívio era sentar-se com ela dentro de um armário escuro, o que interrompia os estímulos externos.

A pobre mãe de Nadia, Alexis, ficava quase tão desesperada quanto o bebê, e seu sono era ainda mais comprometido que o sono das mães de bebês normais. Ela precisava de tanta ajuda quanto Nadia. A simples necessidade de controlar as próprias emoções demanda esforço em período integral. Às vezes, o melhor conselho que ofereço aos pais de um bebê com cólica é: "Sejam bons consigo mesmos" (veja o quadro da página 308).

A cólica surge repentinamente na terceira ou quarta semana de vida e parece desaparecer da mesma forma misteriosa perto dos 3 meses. (Na verdade, não há nenhum mistério. Na maioria dos casos, o sistema digestivo amadurece e os espasmos cessam. Na idade de 3 meses, os bebês também já têm maior controle sobre os membros e já encontraram seus dedos para chupar.) No entanto, de acordo com minha experiência, algumas condições que são rotuladas como cólica podem ser resultado da maternidade acidental: a mãe (ou o pai) fica desesperada para acalmar o recém-nascido que está chorando e insere o padrão de acalentá-lo até o adormecimento ou de silenciá-lo com o seio ou a mamadeira, o que parece "curar a criança", pelo menos por um tempo. Desse modo, o bebê começa a esperar esse tipo de conforto sempre que está perturbado. Quando já tem algumas semanas de idade, a consequência é que nada mais o acalmará, e então todo mundo pensa que ele sofre de cólica.

Muitos pais que acreditam que seu bebê tem cólica têm histórias parecidas com a de Chloe e Seth, casal que você conheceu no Capítulo 2 (página 58). Pelo telefone, Chloe me disse que Isabella sofria de cólica: "Ela chora quase o tempo todo". Seth foi me receber na porta com um bebezinho de rosto arredondado, que parecia um querubim e logo pulou para os meus braços nos quais ficou alegremente pelos quinze minutos seguintes, enquanto eu conversava com os pais.

Como você deve lembrar, Chloe e Seth, um casal muito amável, eram absolutamente improvisadores. Quando sugeri que uma rotina poderia ajudar muito sua filha, de 5 meses, a eliminar o mau humor, eles quase fizeram o sinal da cruz, tentando se proteger da "vampira" que os atacava! Eles não queriam fazer nenhum tipo de intervenção, mas sugeri que examinassem as consequências de impor o estilo de vida livre deles à pequena Isabella.

"Ela está um pouco melhor agora", replicou Chloe, "talvez finalmente esteja sarando da cólica". Chloe explicou que Isabella dormia na cama dos pais desde que nascera e que ainda acordava regularmente durante a noite, chorando. De dia era a mesma coisa. Isabella chorava até durante a mamada que, de acordo com Chloe, acontecia a cada duas horas. Eu perguntei o que os pais faziam para acalmá-la.

"Às vezes nós vestimos um casaco de frio bem apertado nela, porque assim ela para de ficar se movimentando tanto. Ou então eu a coloco no balanço e toco o CD do *The Doors*. Se a situação está muito ruim, nós a levamos para passear de carro, esperando que o movimento a acalme. Quando nada disso funciona, eu simplesmente coloco o seio na sua boca." E Seth acrescentou: "Às vezes ela também relaxa quando mudamos a atividade".

Esses pais maravilhosos e bem-intencionados não tinham ideia de que quase tudo o que estavam fazendo por Isabella funcionava *contra* o que tentavam conseguir. A aplicação da técnica do ABC revelou a situação que fora construída e reforçada por um período de cinco meses. Já que Isabella não contava com nada remotamente semelhante a uma rotina estruturada, os pais quase sempre interpretavam suas dicas de forma incorreta, como se cada choro dissesse: "Eu estou com fome". O antecedente era a alimentação e a estimulação excessivas; o comportamento do bebê – o seu papel na perpetuação do padrão – era o choro. A consequência era um bebê supercansado que não tinha ideia de como se acalmar. Com a interpretação incorreta das dicas e a ideia de que precisavam inventar novas formas de "acalmá-la", os pais haviam, inadvertidamente, contribuído para a angústia do bebê e apenas aumentaram o problema.

A essa altura da conversa, Isabella começou a emitir sons semelhantes a uma tosse, obviamente, para mim pelo menos, estava tentando dizer: "Mamãe, eu já estou cheia".

"Está vendo só?", disse Chloe.

"A-há!", ajudou Seth.

"Esperem um pouco, mamãe e papai", eu interrompi, imitando a voz de um bebê: "Eu estou apenas cansada".

Depois expliquei: "O truque é colocá-la para dormir agora, antes que fique muito perturbada." Chloe e Seth me levaram até o quarto do bebê: um cômodo ensolarado, com uma cama imensa e um monte de quadros na parede.

O problema estrutural tornou-se ainda mais aparente: o quarto era muito claro e comportava muitos estímulos, e por isso Isabella não conseguia relaxar. "Vocês têm um cesto ou um carrinho de bebê?", eu perguntei. "Vamos colocá-la para dormir nele."

Eu mostrei a Chloe e Seth como eles deveriam envolver Isabella em um cobertor (veja a página 209). Deixei um dos braços de Isabella para fora, explicando que, aos 5 meses, ela já o controla o suficiente para encontrar seus dedos e chupá-los. Então, saí do quarto e, com o bebê bem envolvido no cobertor em meus braços, recebendo tapinhas rítmicos nas costas, fui para um corredor escuro. Com voz bem suave, acalmei Isabella: "Tudo bem, pequenina, você está apenas cansada". Em alguns momentos, ela relaxou.

A surpresa dos pais se transformou em ceticismo quando coloquei Isabella no cesto, continuando com os tapinhas. Ela ficou quieta por alguns minutos e depois começou a chorar. Então eu a peguei no colo, acalmei-a e coloquei-a de volta no cesto quando ficou quieta. Isso aconteceu mais duas vezes e, depois, para a perplexidade do casal, Isabella adormeceu.

"Não acho que ela dormirá por muito tempo", eu disse ao casal, "porque está acostumada a tirar sonecas. Agora, o trabalho de vocês é ajudá-la a estender essas sonecas." Eu expliquei que os bebês passam por um ciclo de sono de aproximadamente 45 minutos, bem parecido com o dos adultos (veja a página 214). Uma criança como Isabella, no entanto, cujos pais sempre correm para atender cada ruído seu, ainda não desenvolvera a capacidade de voltar a dormir. Eles precisavam ensiná-la. Se ela acorda depois de apenas dez ou quinze minutos, em vez de presumir que ela já tirou uma soneca e agora está acordada, os pais devem enviá-la delicadamente de volta ao mundo dos sonhos, como eu fizera. Por fim, ela aprenderá a dormir sozinha e suas sonecas se tornarão mais longas.

"Mas, e a cólica?", Seth perguntou, preocupado.

"Eu acho que seu bebê não sofre de cólica", expliquei, "mas, se tiver, existem alguns recursos para lidar com ela."

Tentei ajudar o casal a perceber que, se Isabella realmente tivesse cólica, a ausência de estrutura da casa apenas intensificaria seu problema físico. Eu estava convencida de que o desconforto de Isabella era causado pela paternidade acidental. A consequência de ser alimentada a cada vez que chorava foi ter aprendido a usar o seio da mãe como chupeta. E, pelo fato de se alimentar com tanta frequência, ela acabava apenas "beliscando" e, como resultado, tomava apenas a parte de soro do leite (rica em lactose) de Chloe, que pode provocar gases. "O bebê faz até mesmo um 'lanchinho' à noite", eu apontei, "o que significa que seu delicado sistema digestivo nunca descansa."

Além de tudo isso, eu expliquei, Isabella não estava conseguindo ter um repouso bom e restaurador, durante o dia ou durante a noite, e por isso estava sempre cansada. E o que um bebê supercansado faz para bloquear o mundo? Ele chora. E, quando chora, engole ar, o que causa ainda mais gases ou agrava a sensação de ter algo preso no estômago. Finalmente, esses pais bem-intencionados ofereciam a seu bebê estimulação excessiva: passeios de carro, balanço, música (*The Doors*!). Em vez de ajudar Isabella a se acalmar, eles haviam, sem querer, eliminado sua capacidade de relaxar sozinha.

Dei a Chloe e Seth o seguinte conselho: adaptem Isabella à rotina E.A.S.Y. e sejam persistentes e coerentes. Continuem envolvendo-a no cobertor (aos 6 meses, era apropriado liberar os dois braços de Isabella, porque, nessa idade, seria menor a probabilidade de ela usar as mãos livres para arranhar ou beliscar o próprio rosto). Deem a mamada quantificada às 6, às 8 e às 10 da noite, de modo que ela ingira calorias suficientes para dormir a noite toda. Se acordar novamente, não deem leite, é hora da chupeta. Confortem-na quando chorar, mas também a façam relaxar.

Eu sugeri que essas mudanças fossem empreendidas a passos, primeiro cuidando do sono diurno, para que Isabella não ficasse tão cansada e mal-humorada. Às vezes, o simples fato de organizar as sonecas diurnas exercem efeito benéfico sobre o sono noturno. Em qualquer caso, avisei que eles poderiam ter de passar por várias semanas de choro durante essa transição. Dada a atual situação, no entanto, o que eles tinham a perder? Já haviam sofrido vários meses de agonia, vendo o bebê sofrer tal desconforto. Pelo menos agora eles poderiam vislumbrar um raio de esperança.

E se eu estivesse errada? E se Isabella realmente tivesse cólica? A verdade é que isso não importa. Embora os pediatras às vezes prescrevam um antigases suave para aliviar as dores do bebê, nada cura realmemte a cólica. Contudo, minha experiência mostra que um controle alimentar adequado e a instituição do que chamo sono sensível geralmente aliviam o desconforto do bebê.

Além disso, a alimentação excessiva e o sono inadequado podem gerar comportamentos

Mamãe, Dê Um Tempo a Si Mesma

Em uma sala repleta de mães, mesmo que nenhum dos bebês esteja chorando, é fácil reconhecer a mãe cujo bebê tem cólica: é a que parece mais exausta. Ela se sente culpada, de alguma forma, por seu bebê não ser "bom". Besteira! Se o bebê tem cólica, é um problema, mas tenha certeza de que não foi você quem o causou. E, para solucioná-lo, você precisa de tanto apoio quanto o bebê.

Em vez de ceder à culpa – o que, infelizmente, acontece com alguns casais – você e seu parceiro precisam ajudar um ao outro. O choro de muitos bebês parece regulado por um relógio – digamos, ele chora das 3 às 6 todos os dias. Por isso, estabeleçam turnos. Se mamãe cuida dele num dia, papai assume o comando no próximo.

Se você for mãe solteira, tente recrutar um parente, uma irmã ou uma amiga para visitá-la na hora em que a cólica ataca. E, quando a ajuda chegar, não fique ali ouvindo seu bebê chorar. Saia de casa. Dê um passeio ou faça qualquer coisa que afaste sua cabeça daquele ambiente.

Ainda mais importante: embora pareça que a cólica de seu bebê irá durar para sempre, eu garanto que tudo isso vai passar.

semelhantes ao da cólica. O que importa se é cólica "real"? O bebê está sentindo desconforto da mesma forma. Pense como se ele fosse um adulto. Como você se sente após ter passado quase a noite toda sem dormir? No mínimo, mal--humorada. E o que acontece com um adulto que não tolera a lactose quando ele toma leite? Os bebês são seres humanos e sofrem dos mesmos problemas gastrintestinais dos adultos. Se a flatulência é um pesadelo para o adulto, imagine para um bebê, que não pode massagear a própria barriga ou expressar em palavras o que há de errado. Na rotina E.A.S.Y., os pais podem pelo menos deduzir o que está ocorrendo com o bebê.

No caso de Chloe e Seth, expliquei a eles que, dando a Isabella as mamadas adequadas, em vez de permitir que ela "beliscasse" o dia todo, poderiam analisar melhor as necessidades dela. Quando o bebê chora, os pais estão capacitados para uma análise mais lógica: "Ah, ela não pode estar com fome; nós demos de mamar há meia hora. Provavelmente, está com gases". E, quando começam a interpre-

Técnicas Contra a Dor de Barriga

O controle alimentar é a melhor forma de evitar os gases, mas, em algum ponto da vida, seu bebê terá dor de barriga. Aqui estão as estratégias que considero mais eficazes:

- O melhor modo de fazer qualquer bebê arrotar, especialmente o que retém gases, é esfregar o lado esquerdo da barriga, de baixo para cima (onde o estômago se localiza), usando a parte inferior da palma da mão. Se depois de cinco minutos o bebê ainda não conseguiu arrotar, deite-o. Se ele começar a ofegar, contorcer o corpo, girar os olhos e fazer uma expressão semelhante a um sorriso, ele está com retenção de gases. Pegue-o no colo, coloque os braços dele por cima do seu ombro e estique as pernas dele, e então tente fazê-lo arrotar novamente.
- Com o bebê deitado de costas, empurre as pernas dele para cima e faça um movimento suave de bicicleta.
- Deite o bebê sobre seu antebraço, com o rosto virado para baixo, e use a palma da mão para fazer uma pressão suave no estômago dele.
- Faça um cinto dobrando um pano em uma faixa de 10 ou 12 centímetros e depois enrole-o firmemente ao redor da cintura do bebê, tomando o cuidado de não prender a circulação dele (se ele ficar azulado, o cinto está apertado demais).
- Para ajudar o bebê a expelir os gases, segure-o contra você e dê tapinhas no bumbum dele, isso o ajuda a concentrar-se e a saber onde deve exercer a força.
- Massageie o estômago dele em um movimento de C invertido (não em círculos), de modo que você trabalhe o cólon – da esquerda para a direita, para baixo e depois da direita para a esquerda.

tar a expressão facial e a linguagem corporal do bebê, os pais reconhecem as diferenças entre um choro de desespero (ele está fazendo caretas e erguendo as pernas) e um choro de fadiga (ele já bocejou duas vezes). Em uma rotina estruturada, garanti a eles, os padrões de sono de Isabella irão melhorar, e ela já não será um bebê mal-humorado o tempo todo. Afinal, estará tendo um repouso adequado e os pais saberão identificar as necessidades dela *antes* do choro sair de controle.

"Nosso Bebê Não Quer Parar de Mamar no Seio"

Essa é uma queixa frequente dos homens, especialmente quando perdem a excitação em decorrência da amamentação ou quando a esposa continua amamentando depois de o filho já ter completado 1 ano. A situação da família pode ficar muito ruim se a mãe não perceber que ela é o motivo pelo qual o bebê teima em mamar no seio. Eu sinto que as mães que prolongam a amamentação quase sempre o fazem por si mesmas, e não pelo bebê. A mulher em geral gosta dessa atividade tanto pela proximidade que proporciona como pela ideia secreta de que apenas *ela* consegue acalmar o bebê. Ou seja, além de achar a amamentação relaxante ou pessoalmente satisfatória, a mãe pode apreciar a ideia de o filho ser tão dependente dela.

Adrianna, por exemplo, ainda dava de mamar a Nathaniel, que já tinha 2 anos e meio. O marido Richard estava totalmente desolado: "O que eu posso fazer, Tracy? Sempre que Nathaniel está irritado, ela lhe oferece o seio. Ela não gosta de falar comigo sobre isso e argumenta que a La Leche League disse a ela que é natural e bom confortar uma criança com o seio".

Então, eu perguntei a Adrianna como se sentia. "Eu só quero confortar Nathaniel, Tracy. Ele precisa de mim", ela explicou. No entanto, devido ao fato de saber que o marido estava cada vez menos tolerante, ela admitiu que começou a fazê-lo escondida dele. "Eu disse a ele que Nathaniel já está desmamado. Mas, recentemente, quando estávamos em um churrasco na casa de amigos, Nathaniel começou a puxar meu seio, dizendo: 'tata, tata' (que é a palavra que ele usa para o seio). Richard já me deu aquela olhada. Ele entendeu que eu havia mentido e ficou furioso."

Agora, meu trabalho não é mudar o que a mulher pensa em relação à amamentação. Como já disse no começo do livro, essa é uma questão muito particular. Mas eu aconselhei Adrianna a, no mínimo, ser honesta com o marido. Enfatizei que minha principal preocupação era a *família como um todo*. "Não sou eu quem dirá se você deve ou não desmamar Nathaniel, mas veja como isso está afetando todo mundo", eu disse. "Você tem de pensar no bebê *e* no seu marido, mas parece que o bebê está ganhando dele." Depois eu completei: "Se, escondida de Richard, você está reforçando em Nathaniel a ideia de que ele pode mamar, você também o está ensinando a mentir".

Isso que é maternidade acidental! Eu sugeri a Adrianna que pensasse em tudo o que estava acontecendo, considerasse seus próprios motivos, e depois tentasse vislumbrar o futuro. Ela realmente queria correr os riscos das consequências de mentir para Richard e dar o mau exemplo para Nathaniel? É claro que não. Ela simplesmente não havia pensado em tudo aquilo. "Eu não tenho certeza de que é Nathaniel quem precisa da amamentação", eu falei a ela, honestamente. "Eu acho que é você. E acho também que você precisa pensar bastante a respeito."

Devo admitir que Adrianna examinou a fundo sua própria alma. Ela percebeu que estava usando Nathaniel como desculpa para não tomar decisões em relação ao trabalho. Ela sempre dizia a todo mundo como estava "ávida" para voltar ao escritório, mas, secretamente, sua fantasia era bastante diferente. Ela queria tirar mais alguns anos de folga para ficar com o filho, talvez para ter outro bebê. Finalmente,

Adrianna conseguiu conversar com Richard sobre o assunto. "Ele me deu um apoio incrível", mais tarde ela contou. "Disse que não precisava do meu salário e que, além disso, estava muito orgulhoso de mim como mãe. Mas ele também queria fazer parte da família." Desta vez, Adrianna falou sério quando disse a Richard que iria desmamar Nathaniel.

Então, parou de amamentá-lo durante o dia. Ela simplesmente disse para ele: "Agora chega de *tata*, só na hora de dormir". Sempre que Nathaniel tentava erguer sua blusa, o que fez várias vezes por dia no início, ela repetia "Não, agora chega", e dava-lhe um copo com canudinho. Depois de uma semana, ela parou de amamentar à noite. Nathaniel tentou convencer a mãe pedindo: "Só um pouquinho". Mas ela respondia: "Chega de *tata*". Demorou mais duas semanas para Nathaniel desistir, mas, quando isso aconteceu, o problema terminou. Adrianna me contou um mês depois: "Eu estou muito surpresa. É como se ele nem se lembrasse que mamava. Nem posso acreditar". Ainda mais importante, Adrianna tem sua família de volta: "Parece que Richard e eu estamos em uma segunda lua de mel".

Adrianna aprendeu uma lição muito importante sobre introspecção e equilíbrio. Ser mãe requer ambas as atitudes mentais. Muitos dos problemas na criação de um bebê surgem porque os pais não percebem como se projetam nos filhos. Sempre é importante perguntar a si mesmo: "Estou fazendo isso por meu filho ou por mim?". Eu vejo os pais segurando os bebês no colo quando eles não precisam disso, amamentando-os muito depois de cessada a necessidade de leite materno. No caso de Adrianna, ela estava usando o filho para esconder-se de si mesma; sem perceber, ela também estava se escondendo do marido. Uma vez que se tornou capaz de realmente ver o que estava acontecendo, de ser honesta consigo mesma e com o companheiro e de enxergar que, na realidade, o poder de mudar aquela situação ruim estava em suas mãos, automaticamente se tornou uma mãe melhor, uma esposa melhor e um ser humano mais forte.

Guia Geral para a Solução de Problemas com Bebês

Não pretendo desenvolver aqui uma abordagem exaustiva de todos os problemas que você pode encontrar na criação de seu bebê. Apresentarei apenas as dificuldades mais comuns para cuja interpretação e correção meu auxílio costuma ser solicitado. Se seu bebê enfrenta mais de uma delas, lembre-se de cuidar de uma por vez. Como orientação, pergunte a si mesma: "O que desejo mudar?" e "O que quero em lugar disso?". Problemas de alimentação e de sono frequentemente estão interligados, mas é possível trabalhar com apenas um deles (por exemplo, quando se identifica que o aspecto principal da questão é o modo de o bebê ficar sozinho no berço). Para descobrir o que resolver primeiro, use o bom-senso – a solução é geralmente mais óbvia do que você imagina.

Consequência	Antecedente Provável	O Que Fazer
"Meu bebê quer ficar no colo o tempo todo."	Você (ou a babá) provavelmente gostava de segurá-lo no colo, pelo menos no começo... Agora ele está acostumado, e você está pronta para seguir adiante com sua vida.	Quando o bebê precisar de conforto, pegue-o no colo e acalme-o, mas coloque-o no berço assim que parar de chorar. Diga: "Eu estou bem aqui, não fui a lugar nenhum". Não fique com ele no colo depois de já ter satisfeito suas necessidades.
"Meu bebê demora quase uma hora para mamar."	Ele pode estar usando você como chupeta humana. Você fala ao telefone enquanto amamenta ou não presta atenção a como ele está mamando?	No começo da mamada a sucção é geralmente forte e rápida, e você pode ouvir o bebê engolindo o leite. Depois ele passa para uma sucção mais delicada e prolongada. Quando, porém, o bebê está apenas usando seu seio como chupeta, você vê o queixo dele se mexendo, mas não o sente sugar. Preste atenção para conhecer bem o padrão alimentar dele. Não deixe a mamada durar mais que 45 minutos.

Consequência	Antecedente Provável	O Que Fazer
"Meu bebê tem fome a cada 60 ou 90 minutos."	Você pode estar interpretando mal as dicas dele, pensando que toda inquietação representa fome.	Em vez de dar a mamadeira ou o seio ao bebê, mude-o de ambiente (ele pode estar apenas entediado) ou lhe ofereça a chupeta (para satisfazer a necessidade de sucção).
"Meu bebê precisa da mamadeira (ou do seio) para adormecer."	Você pode ter condicionado seu bebê a esperar por uma mamada antes de dormir.	Adapte o bebê à rotina E.A.S.Y., para ele não associar sono a seio ou mamadeira. (Leia as páginas 212-5 para dicas sobre como ensinar o bebê a adormecer sozinho.)
"Meu bebê tem 5 meses e ainda não dorme a noite inteira."	Seu bebê pode ter trocado o dia pela noite. Lembre-se da sua gravidez: se ele chutava muito à noite e dormia durante o dia, esse padrão faz parte do biorritmo dele. Ou, então, você permitia que ele tirasse sonecas longas durante o dia nas primeiras semanas e agora ele está acostumado.	É importante descondicionar o bebê, acordando-o a cada três horas durante o dia (veja a página 212). No primeiro dia, ele ficará algo letárgico; no segundo, um pouco mais alerta; e, no terceiro, terá seu relógio biológico adaptado.

Consequência	Antecedente Provável	O Que Fazer
"Meu bebê não consegue adormecer sem que eu o acalente."	Você está perdendo as dicas dele em relação ao sono (veja as páginas 203-4) e ele está muito cansado. Como você o acalenta para acalmá-lo, ele ainda não aprendeu a adormecer sozinho.	Preste atenção aos primeiros bocejos (consulte a página 203). Se já foi acalentado há algum tempo, ele inevitavelmente associa sono a acalento. Para eliminar o acalento, você terá de substituí-lo por outro comportamento: com o bebê no colo fique em pé, imóvel, ou sente-se em uma cadeira, sem o acalentar. Estimule-o com voz suave e tapinhas nas costas, e não com movimentos.
"Meu bebê chora o dia todo."	Chorar o dia todo, literalmente, pode ser sinal de alimentação excessiva, fadiga e/ou superestimulação.	Os bebês raramente choram tanto assim, por isso é melhor consultar o pediatra. Se for cólica, certamente não é sua culpa: você terá de se acalmar. Mas, se não for cólica, é preciso mudar os métodos (leia nas páginas 303-10 uma história que talvez lhe seja familiar). Em todo caso, geralmente ajuda adaptar o bebê à rotina E.A.S.Y. e promover um sono sensível (páginas 194-202).

Consequência	Antecedente Provável	O Que Fazer
"Meu bebê sempre acorda mal-humorado."	Temperamento à parte, o constante mau humor ao acordar é sinal de quantidade inadequada de sono. Se você pega o bebê no colo quando ele está apenas mudando de estágio de sono (veja a página 214), ele não tem descanso suficiente.	Não entre no quarto correndo no momento em que o bebê faz o primeiro ruído. Espere um pouco, para permitir que ele adormeça sozinho. Estenda as sonecas dele durante o dia – acredite ou não, isso melhora a qualidade do sono noturno, porque ele já não se sente tão cansado.

Algumas Considerações Finais

Trilhe seu caminho com discrição e cuidado, e lembre-se de que a vida é a Grande Arte do Equilíbrio.
Nunca se esqueça de ser hábil e sagaz.
E *nunca* confunda o pé direito com o esquerdo.
Você terá êxito?
Sim! Lógico que sim!
(98 e 3/4 por cento garantido.)
— Dr. Seuss, em *Oh, the places you'll go!*.

Eu quero terminar este livro com um lembrete muito importante: divirta-se. Todos os conselhos do mundo sobre o "encantamento de bebês" são inúteis se você não estiver se divertindo como mãe. Sim, eu sei que pode ser difícil, especialmente nos primeiros meses e quando você está exausta. Mas você nunca deve se esquecer do presente especial que um filho representa.

Lembre-se também de que criar um filho é um compromisso que dura a vida toda, é algo que se deve levar mais a sério que qualquer outra missão assumida na vida. Você é responsável pela orientação e formação de *outro ser humano*, e não existe tarefa maior e mais elevada do que essa.

Quando as coisas ficam particularmente complicadas (e eu garanto que às vezes ficarão, mesmo com um bebê Anjo), tente não perder a perspectiva. A infância de seu filho é uma época extraordinária – assustadora, preciosa e absolutamente efêmera. Se você duvidar por um momento que um dia sentirá saudade dessa época doce e simples, converse com os pais de crianças maiores; eles, sem dúvida, irão concordar: cuidar de um bebê é como um minúsculo pontinho no radar da sua vida – brilhante, nítido e (infelizmente) irrecuperável.

Meu desejo é que você curta cada momento, até mesmo os mais difíceis. E meu objetivo não é apenas fornecer informações ou desenvolver habilidades, mas algo muito mais importante: incutir em você autoconfiança para descobrir sua própria capacidade de resolver os problemas.

Sim, querida leitora, você pode ampliar seu poder. Mamãe ou Papai, Vovó ou Vovô – quem quer que esteja lendo este livro – estes segredos já não são somente meus. Faça bom uso deles e desfrute as maravilhas de acalmar seu bebê e de estabelecer com ele uma relação de saudável afeto.